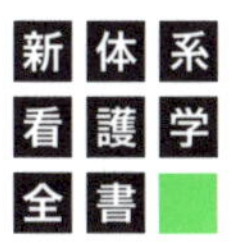

疾病の成り立ちと回復の促進 ❽ 疾病と治療 5

血液・造血器

まえがき

『疾病と治療』の目的

教科書シリーズ「新体系看護学全書」の中の一角を占めることになった『疾病と治療』全 10 巻は，看護に必要な疾病と治療についての最新の知識を系統臓器別にまとめて，看護学生用の教材としたものである。看護基礎教育の位置づけで言えば，専門基礎分野の一つ「疾病の成り立ちと回復の促進」に含まれる。

なぜ疾病と治療を学ぶのか？

医療者が相手にするのは，心をもち社会活動を行う多面的で複雑で興味尽きない「人間」であるが，人が医療の対象になるのは，主として身体に健康問題を生じたときである。

人間の活動は，精神活動も社会活動もすべて身体を基礎としており，解剖生理学で学ぶ様々な身体の機能がなければ，いかなる活動も成り立たない。それだけに，疾病により身体の機能に異常が生じることは人間の生活に深刻な影響を及ぼす。そのような状態の人々が患者と呼ばれ，医療の対象となる。

医療チームのメンバーは，医師，看護師，理学療法士など職種によって患者を見る角度は異なるが，共通して目指すのは，患者の希望に沿って，病気を治し，社会復帰を支援することである。

疾病の治療という共通の目的のために最も重要なものが，「人体の構造と機能」についての理解と，その異常の理解，さらにその異常を克服して生命を維持し，生活を続けることを可能にするために，科学と試行錯誤によって人類が積み上げてきた，そして今も日進月歩で進歩している治療方法についての知識である。

看護師は患者を「全人的にみる」職種であり，疾病と治療だけに目を向けるものではないが，疾病と治療についての知識は必須である。看護師が行う患者の療養上の世話，回復過程や異常の有無の観察，機能低下の予防，急変時の対応など多くの場面で，どのような行為，どのような見方が正しいのかを考える際に，人体，疾病，治療についての医学的知識こそが，確実な根拠を与え，看護師を助けるのである。

このように人体，疾病，治療についての知識は，医療チームが共通の目的を果たすために共有していなければならない知識，いわば共通言語であるとともに，看護師が独自の業務を行っていくうえでも必要な知識なのである。

編集方針

『疾病と治療』全 10 巻の編集において私たちが最も重要だと考えたのは，レベル感をどこに置くかであった。看護師に疾病と治療についての知識が必要な理由は述べたとおりであるが，ではどのレベルの医学的知識が看護師に求められるのか。

それは医療現場の変化とともに変化してきている。

近年，看護師の活躍の場は多様化し，その役割は顕著に拡大し，これに伴い求められる知識・技能も高度専門的なものになってきた。特定行為研修が制度化されたこともその一環であり，この傾向はさらに強まっていくものと予想される。このような時代の看護基礎教育の教材に必要なことは，卒業後もさらにその上に積み上げていけるだけの，しっかりした基礎を据えることだけでなく，記述内容も臨床での傾向に合わせレベルアップすることである。そのため，卒業後のレファレンスとしての使用にもある程度耐えるレベル感を目指すこととした。

なお，学生の一つの指針となるよう，また教育にあたる医師講師の便宜ともなるよう，各章末に当該章で学んだ事項がどのように看護師国家試験に出題されているかの実例を示すこととした。これは看護師として備えるべき最低限のレベルを示すものであり，その意味で参照されたい。

『疾病と治療』の構成

『疾病と治療』各巻（各診療科）の基本的な構成は下記のとおりとした。また，診療科によっては，その特性に合わせて理解しやすい構成とした。

第1章＝当該系統臓器の構造と機能のおさらいである。もちろんただのおさらいでなく，スムーズに以下の章の学習ができるよう，また以下の章の学習から戻って参照できるよう，根拠とつながりを意識してまとめた。

第2章＝その症状が起こるメカニズムに焦点を当て当該疾患群の症状をまとめた。メカニズムを理解することは，看護を考えるうえでも大切である。

第3章＝当該疾患群に関する今日の診断と治療についての共通事項をまとめた。

第4章＝主な疾患の病態・診断・治療などについてまとめた。看護師国家試験出題基準で特に名指しされている疾患については，その疾患の記述箇所の冒頭で「疾患Digest」と称する要点まとめを掲載したので，お役立ていただきたい。

＊＊＊

看護師として学ぶべきことは多い。求められる事項を求められるレベルで身につけることは，相応に困難を伴うであろう。しかし，困難の大きい学びは見返りも大きい。学んだ知識は必ずや，医療チームの一員としての活動の基礎として生き続けるはずである。本書『疾病と治療』が，そのための学習の一助になれば幸いである。

2018年11月

編者ら

執筆者一覧

編集

泉二登志子　　東京女子医科大学名誉教授

執筆（執筆順）

田中　淳司　　東京女子医科大学医学部血液内科学教授・講座主任

泉二登志子　　東京女子医科大学名誉教授

志関　雅幸　　東京女子医科大学医学部血液内科准教授

吉永健太郎　　東京女子医科大学医学部血液内科講師

森　　直樹　　東京女子医科大学医学部血液内科准教授

目次

本書では，看護師国家試験出題基準に掲載されている疾患について，当該疾患の要点をまとめた Digest を掲載しました。予習時や試験前の復習などで要点を確認する際にご活用ください。

第1章

血液・造血器の構造と機能

この章では

- 血液，血漿，造血器の果たす役割について理解する。
- 赤血球の形態と機能について理解する。
- 白血球の種類と，それぞれの形態と機能について理解する。
- 血小板の形態と機能について理解する。
- 血漿成分の働きについて理解する。
- 赤血球，白血球，血小板の産生のしくみを理解する。

I 血液の組成

血液は細胞成分（**血球**）と液体成分（**血漿**）に分けられる。血球は赤血球，白血球，血小板からなり，血漿は水分，たんぱく質，電解質，脂質，糖質などからなる（図 1-1）。

血液の機能は，物質の運搬（栄養素，酸素，二酸化炭素，老廃物，ホルモンなど），免疫機能（細胞性免疫，液性免疫，補体など），血液凝固機能，血管内凝固阻止，線維素融解，体温の維持，血圧の維持，恒常性（ホメオスタシス）の維持などである（表 1-1）。これらの機能を司るために，血液は血球と血漿成分から構成されている。

血液は成人体重の約 8%，80mL/kg を占めている。血液は血管内と組織に分布するが，血管内を循環している分画を循環血液量*とよぶ。

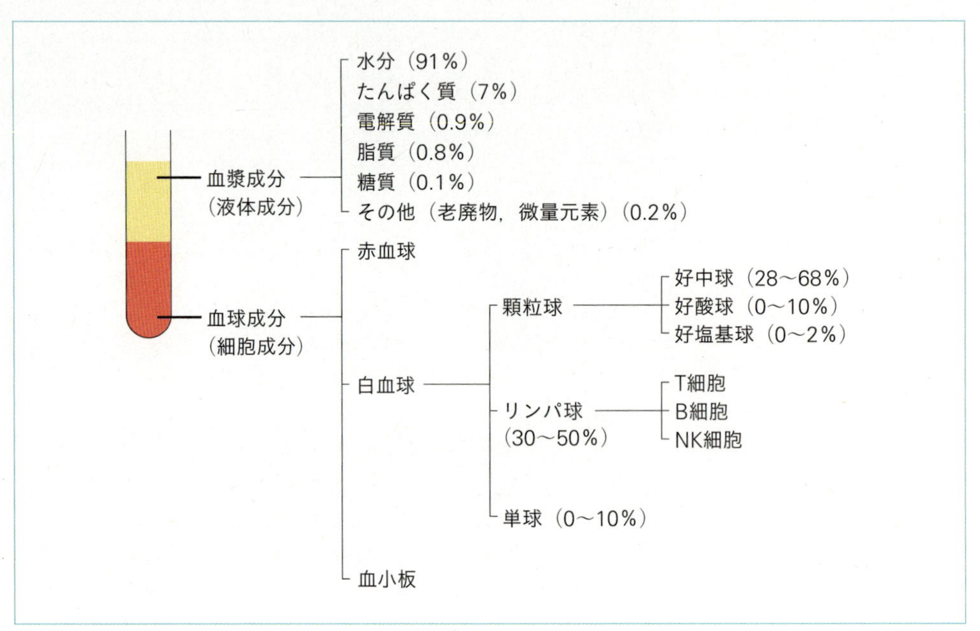

図 1-1 血液の成分

表 1-1 血液の機能

- 物質の運搬：栄養素，酸素，二酸化炭素，老廃物，ホルモンなど
- 免疫機能：細胞性免疫，液性免疫，補体など
- 血液凝固機能
- 血管内凝固阻止
- 線維素融解
- 体温の維持
- 血圧の維持
- 恒常性（ホメオスタシス）の維持

＊ **循環血液量**：血液中の血球成分量と血漿成分量を合計したものである。循環血液量は，大量出血で低下する。循環血液量のなかで，循環赤血球量が減少するのが貧血で，増加するのが赤血球増加症である。

1. 血球

血球には**赤血球**，**白血球**（**顆粒球**，**リンパ球**，**単球**），**血小板**がある。顆粒球には好中球（分葉核球で 28 ～ 68％），好酸球（0 ～ 10％），好塩基球（0 ～ 2％）がある。単球（0 ～ 10％）があり，リンパ球（15 ～ 57％）には T 細胞（T リンパ球），B 細胞（B リンパ球），NK（natural killer）細胞などがある（図 1-1）。それぞれの血球には独自の成分と機能があり，その増加や減少が様々な疾患の病態に直結している。血球の成分と機能については後述する。

2. 血漿

血漿は成人体重の約 4.5％を占めている。血漿成分は水分（91％），たんぱく質（7％），電解質（0.9％），脂質（0.8％），糖質（0.1％），その他（老廃物，微量元素など [0.2％]）で構成されている（図 1-1）。

血漿（plasma）と**血清**（serum）の違いは，血漿とは採血時に血液凝固阻止薬（EDTA [エチレンジアミン四酢酸]，クエン酸）を加えて遠心分離したものをいい，血清（液体部分）は血漿からフィブリン，フィブリノゲン，凝固因子の一部，血小板の一部を除いた部分をいう。また，**血餅**（血球塊）はフィブリノゲンがフィブリンとなって血球にからまった，いわば血球の塊である。

❶血漿中の電解質

電解質は，Na^{+}（ナトリウムイオン），Cl^{-}（クロールイオン）が主体で，K^{+}（カリウムイオン），Ca^{2+}（カルシウムイオン），Mg^{2+}（マグネシウムイオン），HCO_3^{-}（重炭酸イオン），HPO_4^{2-}（リン酸水素イオン），$H_2PO_4^{-}$（リン酸二水素イオン）などがあり，血漿と組織間液で電解質の組成はほぼ一致している。

❷血漿たんぱく質

血漿たんぱく質*1 は，荷電と分子量の差から電気泳動法により容易に分画できる（図 1-2）。アルブミン / グロブリン比（A/G 比）は 1.0 ～ 1.5，**アルブミン**は血漿たんぱく質の 50 ～ 65％を占めている。**グロブリン**は α_1，α_2，β，γ に分類される。γ グロブリンには**免疫グロブリン***2（抗体ともいう）がある。アルブミンの生理作用としては，①担体として物質を移動・運搬する，②組織にアミノ酸を補給する，③**膠質浸透圧***3 を発生させて毛細血管と組織間の微循環を可能にするなどの働きがある。

血液の粘度は，血液中のヘマトクリットに比例して高くなる。血漿の粘度は，血漿たんぱく質，特に γ グロブリンやフィブリノゲンと正の相関を示す。原発性マクログロブリン

***1 血漿たんぱく質**：100 種類以上の成分があり，主なものとしてアルブミン，γ グロブリン（免疫グロブリン），リポたんぱく質，糖たんぱく質，補体，血液凝固因子などがある。

***2 免疫グロブリン**：免疫グロブリン（immunoglobulin：Ig）には IgG，IgA，IgM，IgD，IgE の 5 種類がある。

***3 膠質浸透圧**：血漿中のたんぱく質による浸透圧を膠質浸透圧という。血漿中のたんぱく質濃度が高ければ膠質浸透圧が増加し，血管内に水分が保持される。浸透圧とは，水分子は通過できるが溶質は通過できない半透膜に隔てられた状態で，水分子が拡散しようとする圧力をいう。

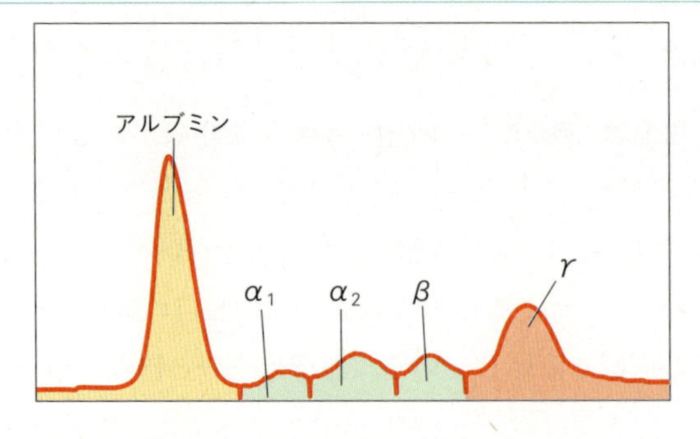

電気泳動で分離した血清中のたんぱく質の分画
アルブミン分画：アルブミン
α_1グロブリン分画：α_1アンチトリプシン，α_1アンチキモトリプシン，α_1酸性糖たんぱく
α_2グロブリン分画：α_2マクログロブリン，ハプトグロビン，セルロプラスミン
βグロブリン分画：トランスフェリン，βリポプロテイン，補体C3，補体C4
γグロブリン分画：IgG，IgA，IgM，IgD，IgE

図 1-2　血漿たんぱく質の電気泳動法による分画

血症や多発性骨髄腫などでγグロブリンが著明に増加すると過粘稠度症候群を呈し，循環障害のために頭痛，四肢冷感，意識障害などが現れる。

II　血液の成分と機能

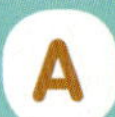 赤血球の形態と機能：酸素の運搬

1. 赤血球の形態と機能

赤血球数（red blood cell［count］；RBC）は末梢血 1μL 中に含まれる赤血球の数，ヘモグロビン（hemoglobin；Hb）濃度は末梢血 100mL 中に含まれるヘモグロビン量，ヘマトクリット（hematocrit；Ht）値*は赤血球の全容積が全血液に占める割合（%）をいう。それぞれの値は表 1-2 に示す。

❶赤血球の構造

赤血球は直径約 7 ～ 8μm，厚さ約 2μm の大きさで，核はなく，たんぱく質合成系がない。その主な機能は**酸素の運搬**であり，赤血球は 120 日間にわたって機能するとされ，老化した赤血球は主に脾臓で処理される。

網赤血球（reticulocyte）は，骨髄中の赤芽球から核が脱核して細胞質の細胞小器官が網

* **ヘマトクリット値**：「赤血球容積 / 全血液容積」で示される。全血比重は主として赤血球内ヘモグロビン量に相関する。

表 1-2 赤血球の形態と機能および基準範囲

形態	特徴	基準範囲	主な機能	寿命
	円盤状で核はなく，中央がくぼんでいる	赤血球数　男性：440万～560万/μL 女性：390万～490万/μL	酸素の運搬	約120日

赤血球に関する数値	基準範囲
ヘモグロビン濃度（Hb）	男性：13.5～17g/dL 女性：11.5～16g/dL
ヘマトクリット値（Ht）	男性：40.5～50% 女性：35～44.5%
平均赤血球容積（MCV）	成人：81～100fL
平均赤血球ヘモグロビン量（MCH）	成人：27～33pg
平均赤血球ヘモグロビン濃度（MCHC）	32～35g/dL（%）
網赤血球数	比率：0.5～1.5% 絶対数：2.4万～8.4万/μL

状構造として残った大型の赤血球で，超生体染色*により染色される。網状構造は約1日で消失するため，網赤血球の増加は骨髄における赤血球産生の亢進を示し，逆に低下は赤血球産生の低下を示すことになる。

❷エネルギー供給のしくみ

赤血球にはミトコンドリアがないため，そのエネルギー供給に際して，生体において主なエネルギー源であるTCA（tricarboxylic acid；トリカルボン酸）サイクル（クエン酸回路，クレブス回路）によるATP（adenosine triphosphate；アデノシン三リン酸）供給が不可能である。そこで，赤血球においてはブドウ糖の**嫌気性解糖**による**ATP産生**（約90%はエムデン-マイヤーホフ［Embden-Meyerhof］回路により，あとの約10%は五炭糖リン酸回路［ペントースリン酸回路，ヘキソースリン酸回路］）によってエネルギー供給が行われている。

❸ヘモグロビンの合成と分解

ヘモグロビンは，骨髄内で赤芽球によって別々に産生される**ヘム**と**グロビン**からなるたんぱく質である。グロビンは，それぞれ1つのヘムを組み込んだ4つのポリペプチド鎖からなる四量体である（図1-3）。成人のヘモグロビンの95%を構成するヘモグロビンAはα鎖とβ鎖からなり（$\alpha_2\beta_2$），2.5%余りを構成するヘモグロビンA2鎖はα鎖とδ鎖からなる（$\alpha_2\delta_2$）。また，胎生期の主たるヘモグロビンであるヘモグロビンFはα鎖とγ鎖からなる（$\alpha_2\gamma_2$）。

ヘム合成はミトコンドリア内で行われ，できあがったヘムが細胞質でグロビンと結合する（図1-4）。

老朽化した赤血球は脾臓（ひぞう）でマクロファージにより貪食（どんしょく）されて崩壊し，ヘモグロビンはへ

＊ **超生体染色**：生体から細胞を取り出し，生きている状態の細胞を色素で染色する方法をいう。細胞の機能，構造を生きたままの状態で観察できる。

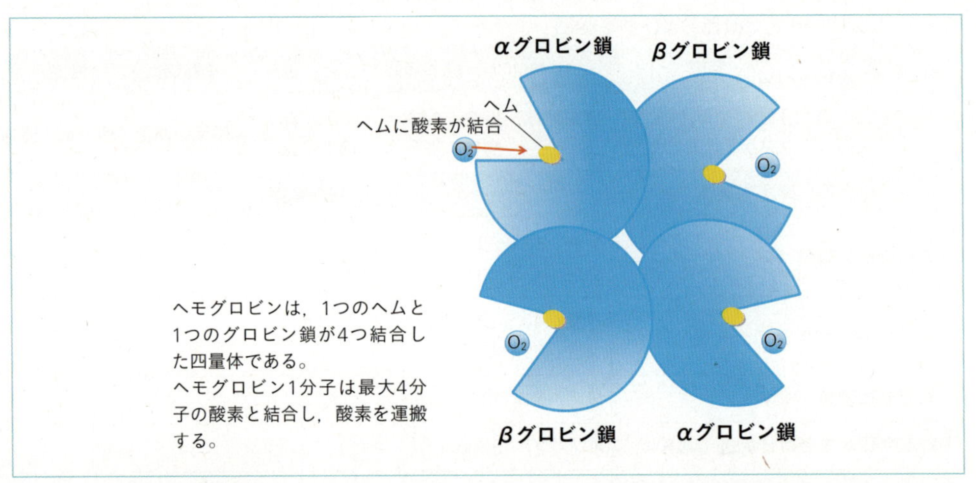

図1-3 ヘモグロビンの構造

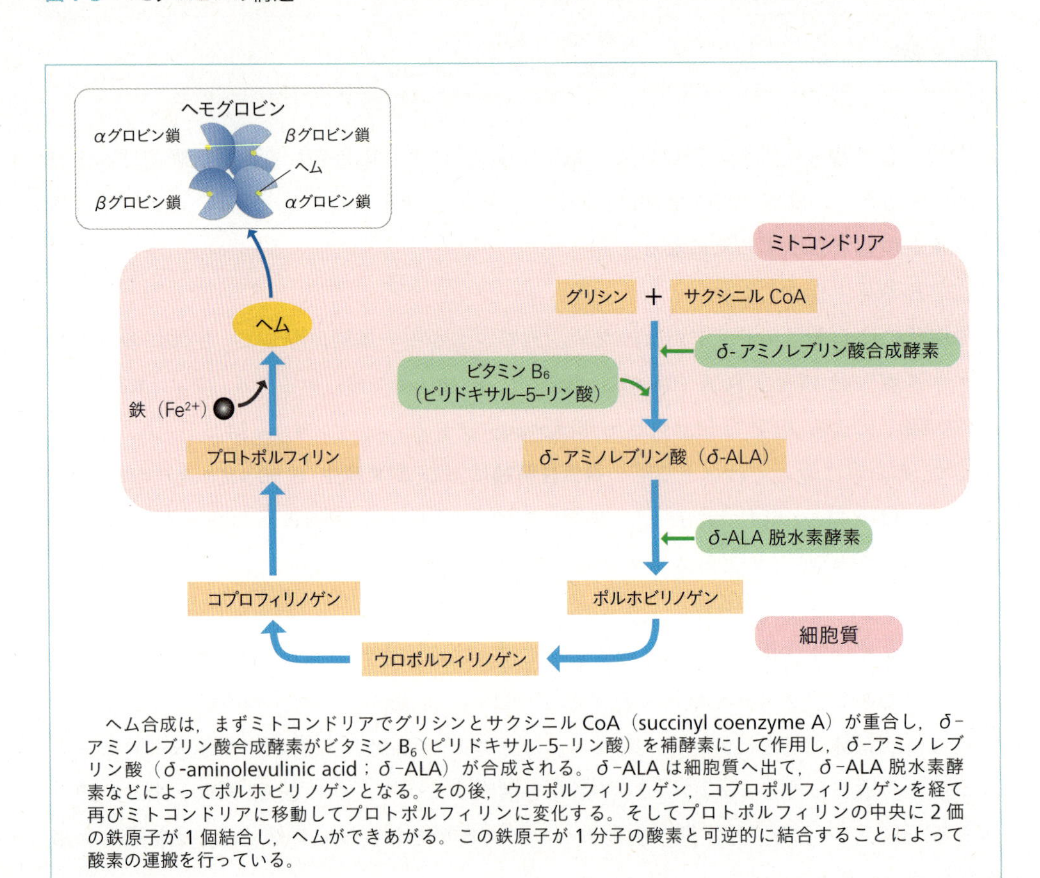

ヘム合成は，まずミトコンドリアでグリシンとサクシニル CoA（succinyl coenzyme A）が重合し，δ-アミノレブリン酸合成酵素がビタミン B_6（ピリドキサル-5-リン酸）を補酵素にして作用し，δ-アミノレブリン酸（δ-aminolevulinic acid；δ-ALA）が合成される。δ-ALA は細胞質へ出て，δ-ALA 脱水素酵素などによってポルホビリノゲンとなる。その後，ウロポルフィリノゲン，コプロポルフィリノゲンを経て再びミトコンドリアに移動してプロトポルフィリンに変化する。そしてプロトポルフィリンの中央に2価の鉄原子が1個結合し，ヘムができあがる。この鉄原子が1分子の酸素と可逆的に結合することによって酸素の運搬を行っている。

図1-4 ヘモグロビンの合成

ムとグロビンに分解される。ヘムのポルフィリン環は，ヘム酸化酵素によりビリベルジンと鉄に分解され，鉄は再利用あるいは貯蔵される。また，グロビンはアミノ酸に分解され，再利用されることとなる。

2. 酸素の運搬

ヘモグロビンは分子量64.5kDa（キロダルトン）のたんぱく質で，楕円形構造をしている。ヘモグロビン1分子はヘム4個を含み，各ヘムはFe^{2+}（鉄イオン）1分子を含み酸素1分子と結合する（図1-3）。静脈血の赤血球ヘモグロビンの大部分は酸素と結合していない還元型ヘモグロビン（脱酸素ヘモグロビン；deoxyhemoglobin）で，肺胞の毛細血管を通過するときに二酸化炭素（CO_2）を放出して酸素（O_2）と結合し，酸化ヘモグロビン（oxyhemoglobin：HbO_2）となる。

ヘモグロビンと酸素の親和性には特徴があり（**酸素解離曲線**），酸素分圧の高い肺胞の毛細血管ではヘモグロビンは酸素と高率に結合し，酸素分圧が低い組織では酸素を解離し組織へ放出するという，生体にとって好都合な特性を有する（図1-5）。

また，ヘモグロビンの**酸素親和性**はpHが上昇すると増加し，pHが低下すると減少する（ボア［Bohr］効果）。したがって，肺胞では血液から二酸化炭素が放出されて血液pHが上昇し，酸素が結合しやすくなり，一方で組織では二酸化炭素が多いため血液pHが低下し，酸素を放出しやすくなるのである。

赤血球の2,3-DPG（2,3-diphosphoglycerate）は糖代謝の中間産物で，増加するとヘモグロビン酸素親和性が低下し，減少すると上昇するという特性を有する。重症貧血では，赤血球内の2,3-DPG濃度が増加してヘモグロビンの酸素親和性が低下し，組織への酸素供給が増加して貧血症状をある程度は軽減させるという作用がある。

赤血球は，**二酸化炭素の運搬**にも重要な役割を果たしている。二酸化炭素の約20％はヘモグロビンと結合して**カルバミノヘモグロビン**（$HbCO_2$）となる。約70％は炭酸脱水酵素

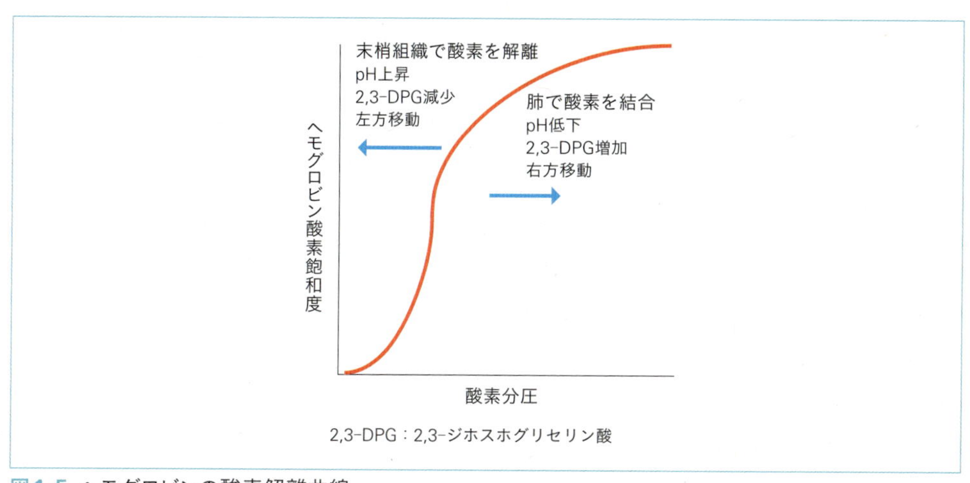

図1-5 ヘモグロビンの酸素解離曲線

の作用で炭酸（H_2CO_3）に変わり，さらに炭酸水素イオン（重炭酸イオン；HCO_3^-）となる（分離した水素イオンH^+が酸の役割をする）。炭酸水素イオンの約1/3は赤血球内に，約2/3は血漿中に流出し，血液のpHの維持にかかわり，残り約10％は血漿中に二酸化炭素のまま溶解した状態で運搬される。

B 白血球の形態と機能：生体防御

1. 白血球の種類と機能

白血球は核を有し，血液1μLに3500～8500個存在する（表1-3）。

好中球（こうちゅうきゅう）（neutrophil），**好酸球**（こうさんきゅう）（eosinophil），**好塩基球**（こうえんききゅう）（basophil），**単球**（monocyte，組織に移行すると**マクロファージ**となる），**リンパ球**（lymphocyte）があり，異物の貪食・消化，免疫（めんえき）反応などの生体防御に中心的な役割を果たしている。

白血球の種類と主な機能，基準範囲を表1-3に示す。

❶好中球

好中球は桿状（かんじょう）（桿状核球）または分葉状（分葉核球）の核をもち，顆粒（かりゅう）は微細な淡褐色の好中性顆粒（ピンクの砂粒状の顆粒）で，大きさは12～15μmである。分葉核球で白血球の28～68％を占め，寿命は約1～2日間，細菌や異物を**貪食**・**殺菌**することにより感染防御に重要な役割を果たしている。

❷好酸球

好酸球は分葉した核をもち（多くは2分葉），顆粒は粗大な橙（だいだい）色の好酸性顆粒で，大きさは13～18μm，白血球の0～10％を占め，寿命は1～数日である。顆粒に存在するMBP（major basic protein；主要塩基性たんぱく質）などには寄生虫の傷害作用がある。好酸球表面にIgE受容体があり，**アレルギー反応**や**炎症反応**に関与する。貪食・殺菌作用もあるが，好中球より弱いとされている。サイトカインのIL-5（表1-4）は，好酸球の増殖・分化を促進する。

❸好塩基球

好塩基球は核が分葉することが多いが，顆粒のため不明瞭で，粗大な暗紫色の顆粒が核の上にも存在する。大きさは10～15μmで，白血球の0～2％を占め，寿命は数時間程度である。顆粒中のヒスタミン，ロイコトリエン，ヘパリンが細胞外へ放出されて**即時型アレルギー反応**や炎症反応を引き起こす。

❹単球

単球は腎臓形や馬蹄形（ばていけい）など，不規則な形の核と赤紫色のアズール顆粒*をもつ。大きさはやや大きく，約15～20μmで，白血球の2～8％を占め，寿命は1日から数か月とい

---

* **アズール顆粒**：塗抹標本を普通染色した場合に，塩基性色素のアズールにより染まる青紫色の顆粒である。

表1-3 白血球の種類と機能および基準範囲

形態		特徴	基準範囲	主な機能
白血球数の基準範囲：3500～8500/μL				
顆粒球	**好中球** 分葉核球　桿状核球	細胞質に細かいピンク色の顆粒がある	分葉核球 28～68% 桿状核球 0～10%	貪食，殺菌
	好酸球	細胞質に大きな橙色の顆粒がある	0～10%	寄生虫を傷害，アレルギー反応抑制
	好塩基球	細胞質に大小様々な暗紫色の顆粒がある	0～2%	即時型アレルギー反応
単球		核は腎臓形，馬蹄形を呈する	0～10%	マクロファージへの分化，貪食，抗原提示
リンパ球		丸い核を有する	15～57%	T細胞：細胞性免疫 B細胞：液性免疫 NK細胞：腫瘍細胞・ウイルス感染細胞を非特異的に傷害

われる。

組織中に入ると**マクロファージ**とよばれる細胞になり，遊走・貪食・殺菌能をもつ。さらに，T細胞に抗原を提示する**抗原提示能**を有し，免疫応答に重要な役割を果たす。また，様々なサイトカインを分泌し，免疫応答に関与する。

❺リンパ球

リンパ球は円形の核を有し，少数のアズール顆粒がみられる。大きさは約5～15μm，白血球の15～57%を占める。寿命は数日～数年である。サイトカインの産生を介して，種々の免疫応答の主役を担っている。

T細胞，B細胞，NK細胞に区分され，T細胞は細胞性免疫に，B細胞は抗体産生などの液性免疫に，NK細胞は自然免疫に関与する（図1-6）。

2. 免疫の主役

白血球は，生体防御に重要な免疫応答の主役である。

好中球は，細菌や異物を貪食・殺菌することにより感染防御に重要な役割を果たしている。単球も遊走・貪食・殺菌能をもち，さらにT細胞に抗原を提示する抗原提示能を有し，免疫応答に重要な役割を果たしている。単球は，組織へ移行すると**マクロファージ**とよばれる（図1-6）。

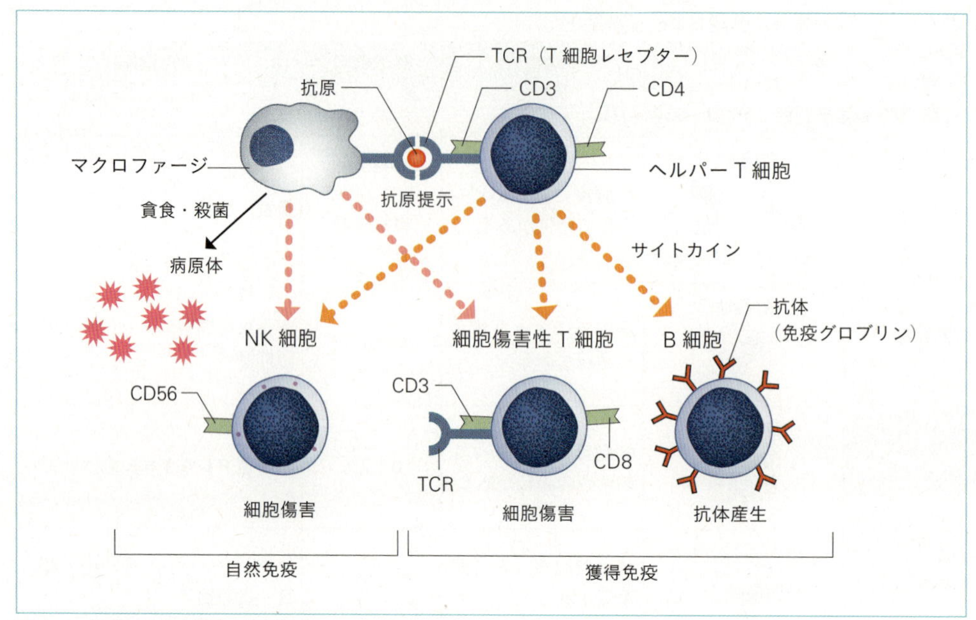

図1-6 免疫応答に関与する細胞

リンパ球は**T細胞，B細胞，NK細胞**に区分され，B細胞は免疫（めんえき）グロブリン（抗体のこと）産生などの**液性免疫**に関与する。

T細胞は胸腺によって分化・成熟し，**細胞性免疫**に関与する。T細胞には腫瘍（しゅよう）細胞やウイルス感染細胞を直接攻撃する細胞傷害性T細胞と，T細胞の反応性を調節し亢進（こうしん）するヘルパーT細胞などが存在する。

NK細胞は**自然免疫**に関与し，腫瘍細胞やウイルス感染細胞を前感作*1なしに直接攻撃することができる。

サイトカイン（cytokine）は細胞が産生するたんぱく質で，それに対するレセプター（受容体）をもつ細胞に働き，細胞の増殖・分化・機能発現を行う生理活性物質である。**インターフェロン**（interferon；IFN），**インターロイキン**（interleukin；IL），**TNF**（tumor necrosis factor；腫瘍壊死因子）などがある。特に，IL-2は主にT細胞によって産生され，B細胞の増殖，抗体産生能の亢進，T細胞の増殖促進・活性化など，免疫応答において重要な役割をもっている（表1-4）。

様々な細胞起源を示す細胞表面形質*2は国際的に統一されて，CD（cluster of differentiation）分類として用いられている（表1-5）。

＊1 前感作：ウイルスや細菌などの抗原に接して免疫系が刺激されることを感作といい，前感作とは先に抗原で刺激しておき，同じ抗原の二度目の刺激に免疫系（獲得免疫）がすぐに反応できる状態にしておくこと。

＊2 細胞表面形質：細胞表面に存在する糖とたんぱく質からできている分子で，受容体（レセプター）の役割をもち，抗原抗体反応では特異的な「抗原」（標的）となる。

表 1-4 サイトカインの種類と働き

サイトカイン	主な働き	主な産生細胞
EPO（エリスロポエチン）	成熟赤血球系幹細胞（CFU-E）の増殖・分化促進	尿細管間質細胞
G-CSF（顆粒球コロニー刺激因子）	好中球系造血前駆細胞の増殖・分化促進，成熟好中球の機能亢進	ストローマ細胞
TPO（トロンボポエチン）	巨核球系造血前駆細胞の増殖・分化促進，血小板機能の亢進	肝細胞
IL-2（インターロイキン 2）	B 細胞の増殖，抗体産生能の亢進，T 細胞の増殖促進・活性化	T 細胞
IL-5（インターロイキン 5）	好酸球の増殖・分化促進	T 細胞
IL-6（インターロイキン 6）	造血幹細胞の増殖促進，血小板産生促進，B 細胞の増殖・分化促進	T 細胞，ストローマ細胞 マクロファージ

表 1-5 細胞起源を示す細胞表面形質

造血前駆細胞	CD34
骨髄系細胞	CD13，CD33
単球系細胞	CD14
赤芽球系細胞	CD235a（グリコホリン A）
巨核球系細胞	CD41，CD42
T 細胞	CD3，CD4，CD8
B 細胞	CD19，CD20
NK 細胞	CD16，CD56

C 血小板の形態と機能：止血

血小板は淡紅色の小さな細胞で，細胞内に微細なアズール顆粒(かりゅう)を有する。無核で大きさは約 2 ～ 4μm，絶対数は 15 万～ 35 万 /μL，寿命は約 10 日とされる（表 1-6）。

骨髄(こつずい)において巨核球の細胞質の一部がちぎれて産生される。体内の血小板の約 2/3 は血液中を循環し，残り 1/3 は脾臓に貯蔵されている。老朽化した血小板は脾臓のマクロファージに捕捉・破壊され，一部は肝臓や骨髄でも破壊される。

血小板の産生には，主に肝臓や腎臓で生成されるトロンボポエチンや IL-11，IL-6 などのサイトカインが関与している（表 1-4）。

血小板の表面には血小板膜があり，糖たんぱく質が存在する。血小板のなかには α 顆粒，濃染(のうせん)顆粒が存在しているが，α 顆粒が最も多く，β トロンボグロブリン，血小板第 4 因子（platelet factor 4；PF4），フォン・ウィルブランド因子（von Willebrand factor；vWF），フィブリノゲンなどが含まれる。

濃染顆粒は特に黒く染まる顆粒で，ADP（adenosine diphosphate；アデノシン二リン酸），ATP（アデノシン三リン酸），セロトニン，Ca^{2+} などが含まれる。

血小板の主な役割は，血栓を形成して出血を止める**止血機能**である。損傷した血管内皮への血小板の粘着・凝集によって一次止血血栓が形成され，引き続き凝集した血小板表面

表 1-6 血小板の形態と機能および基準範囲

形態	特徴	基準範囲	主な機能	寿命
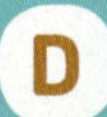	巨核球の細胞質のかけら，粘着作用時に偽足を出す	15 万～35 万 /μL	止血作用	約 10 日

での凝固反応による二次止血血栓が形成されて止血が完成する。本節 E「止血機構」において凝固因子と併せて説明する。

D 血漿の成分と機能

1. 運搬機能

生体外の物質あるいは生体内で産生された物質は，血液を介して生体内を運搬される。それらの物質は，組織に運ばれ毛細血管をとおして組織に移行したり，体外へ排出される。

たんぱく質，糖質，ビタミン，電解質は，小腸粘膜から吸収され血液中に入る。内分泌器官から分泌されたホルモンは血液中に入り，アルブミンなどのたんぱく質と結合した状態か，あるいは遊離した状態のまま標的臓器に運搬される。代謝によってつくられた老廃物も，血液によって運搬される。

生体にとって必要不可欠な酸素は，肺胞から毛細血管内の赤血球のヘモグロビンと結合して全身に運ばれ，組織において毛細血管から放出される。

2. 恒常性の維持

血液は，**体温調節**，**酸塩基平衡の調節**，**体液量の調節**などを介して生体の恒常性を維持している。

血液は体内臓器から熱を受け取り，全身を循環して均等に熱を分散する。また，体表面を循環するときには，熱を放散することによって体温の恒常性を維持している。

血液の pH は 7.3 ～ 7.4 に維持されているが，これはヘモグロビンやそのほかのたんぱく質によるたんぱく緩衝系，重炭酸やリン酸緩衝系，さらに肺からの二酸化炭素排出や腎臓における酸，アルカリ排泄などの臓器緩衝系による。

体液量は飲水，代謝水による増加を尿や皮膚からの汗や肺からの不感蒸泄(ふかんじょうせつ)による体外への排出によって調節している。

また，アルブミンを中心とする血漿たんぱく質による膠質(こうしつ)浸透圧や毛細血管透過性などによって，組織と血液の間で水分が出入りすることで体液量が調整され，恒常性が維持されている。

3. 止血機能

外傷やそのほかの原因によって血管が損傷し大量出血をきたすと生命の危険が生じるため，血液には出血を止める機構として凝固反応にかかわる**凝固因子**が血漿に存在する（本節 E-2「凝固因子の活性化による血液凝固」参照）。損傷した血管内皮への血小板の粘着・凝集により一次止血血栓が形成され，さらに凝集した血小板表面での凝固反応により二次止血血栓が形成され止血が完成する。

4. 生体防御機能

血液中の好中球や単球は，遊走・貪食・殺菌能をもつ。単球は組織中に入るとマクロファージとなり，貪食・殺菌能を発揮するとともにT細胞に抗原を提示する。リンパ球のなかで，B細胞は血漿中の免疫グロブリン（抗体）による液性免疫に，T細胞は細胞性免疫に，NK細胞は自然免疫に関与し，生体防御に重要な働きをする（図 1-6）。

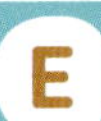 止血機構：血管壁，血小板，凝固因子の共同作用

1. 血小板の粘着と凝集

❶一次凝集

血小板は，破綻した血管を修復し出血を止める（止血する）ために，最初に必要な因子である。血小板は，損傷を受けて露出した血管内皮下のコラーゲンに粘着する。この際，血管内皮細胞から分泌される**フォン・ウィルブランド因子**（vWF）が粘着するための糊のような役割をする。ADPの刺激を受け血小板が活性化すると，それに伴い血小板膜糖たんぱく質（glycoprotein；GP）Ⅱb/Ⅲa複合体の形態が変化してフィブリノゲン（fibrinogen）*と結合し，フィブリノゲンを架橋として血小板どうしが凝集する。この過程を**一次凝集**とよび，ここまでの過程は可逆性である（図 1-7）。

❷二次凝集

細胞膜のリン脂質からアラキドン産酸代謝でトロンボキサンA_2（thromboxane A_2；TXA_2）が生じる。TXA_2は血小板の凝集を促進し，血管の収縮を促す。TXA_2や動員されたCa^{2+}（カルシウムイオン）が加わると，血小板から顆粒（ADP，セロトニン）が放出される。この凝集は不可逆的であり，凝集塊をさらに強固にするため**二次凝集**とよばれ，血小板血栓が形成され出血局所の血管壁を閉鎖する（図 1-7）。

血小板は様々な化学物質を含んでおり，第Ⅲ因子はADPなどによって血小板が活性化されると膜表面に現れて血液凝固を促進する。

* **フィブリノゲン**：血漿たんぱく質の一つで，傷口に付着するフィブリンの前駆物質。血液凝固因子の「第Ⅰ因子」。

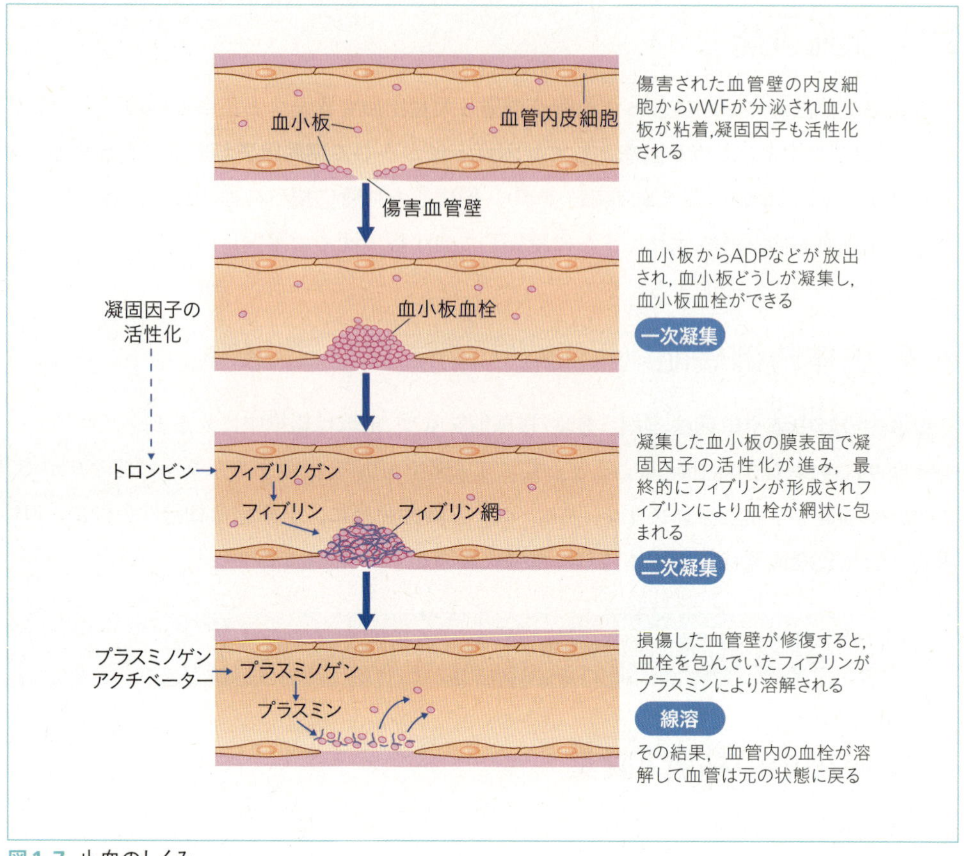

図 1-7　止血のしくみ

❸血小板凝集の抑制

一方，プロスタサイクリン（＝プロスタグランジン I_2〔prostaglandin I_2：PGI_2〕）は血管内皮細胞で産生され，局所血管を拡張させる。血小板の凝集を阻害するが，内皮への粘着は阻止しない。

少量（81～100mg/日）アスピリン療法は，シクロオキシゲナーゼをアセチル化，不活性化し，血小板の TXA_2 産生，ADP 放出反応を抑制して血小板凝集を抑制するため，動脈血栓の予防薬として広く用いられている。しかし，鎮痛薬として使用する量（330～1500mg/1回）では PGI_2 産生抑制も起こり，抗血栓作用はないとされている。

血管内皮細胞からの PGI_2 の産生・分泌，一酸化窒素（NO）などの血管内皮細胞由来弛緩因子（endothelium-derived relaxing factor：EDRF）の産生・分泌，ADP 分解酵素（こうそ）（ecto-ADPase*CD39）の発現などが血小板の凝集抑制に関与している。

＊ **ecto-ADPase**：ecto は「外の」を意味し，細胞外に存在する ADP の分解酵素で，血管内皮細胞の表面に発現している。ATP も分解するとされる。

2. 凝固因子の活性化による血液凝固

血液凝固に関連する血小板以外の因子を**凝固因子**とよぶ。凝固因子は階段状の滝(cascade)のように次々と化学反応が起こるため，**凝固カスケード**とよばれる(図1-8)。

一次血栓(**血小板血栓**)は，血管内皮下コラーゲンに血小板が粘着・凝集して形成される。**二次血栓**(**フィブリン血栓**)は，凝固系の機能によりフィブリンが形成されることによってできる。凝固因子は，最終的にフィブリンを析出させ二次血栓を形成させるために必要である。

❶血液凝固第I相

第I相はプロトロンビナーゼ生成までで，内因系と外因系に分けられる。

内因系凝固は，第XII因子が血管内皮の障害で異物と接触して活性化*されることから始まる。活性化されたXIIaは，第XI因子を活性化する。XIaは第IX因子を活性化し，IXaは活性化された第VIII因子(VIIIa)と複合体を形成し，第X因子を活性化する。Xaは活性化された第V因子(Va)と複合体を形成し，これがプロトロンビナーゼとして作用する。

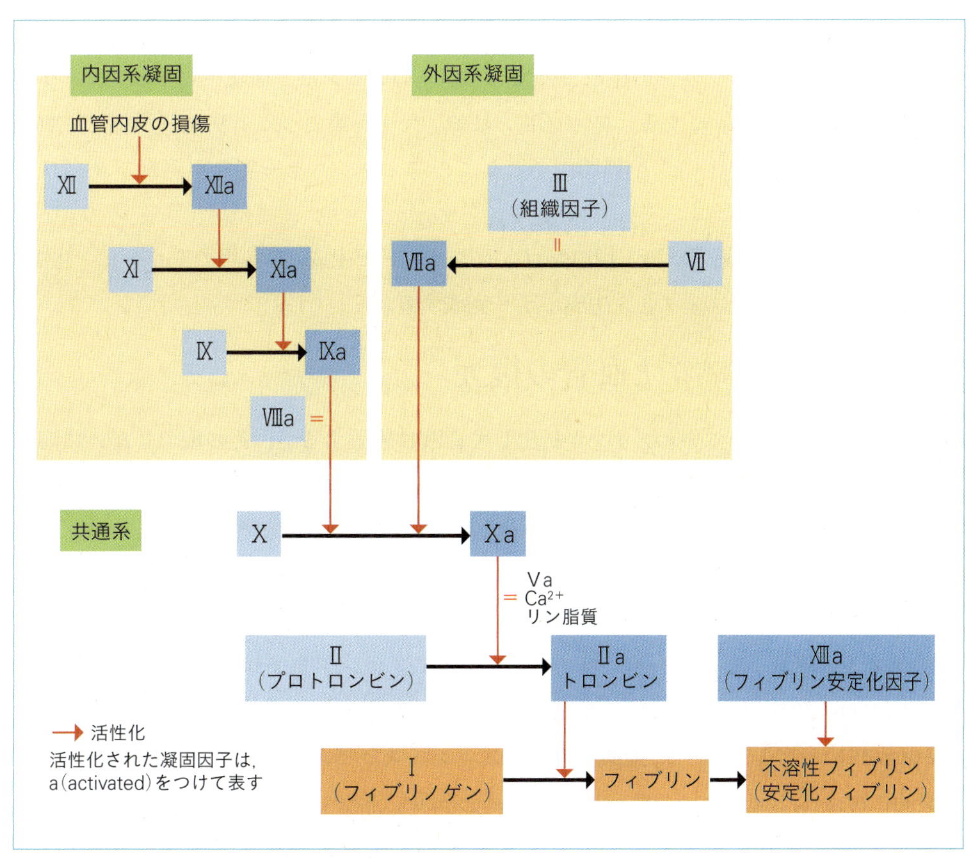

図1-8 二次止血における血液凝固反応

* 活性化された凝固因子は，a(activated)をつけて表す。

これらの反応にはCa^{2+}（カルシウムイオン）が重要な働きをしている。

活性化部分トロンボプラスチン時間（activated partial thromboplastin time；**APTT**）は，内因系凝固因子（Ⅷ，Ⅸ，Ⅺ，Ⅻ）の量と質的異常に反応する。測定される凝固因子が30％以下で延長する。

外因系凝固は，血管の破綻により血管内皮組織と血液が接触し，活性化された第Ⅶ因子が第Ⅲ因子（組織因子）と結合して第Ⅸ因子や第Ⅹ因子を活性化する。以降の反応は内因系と共通である。

プロトロンビン時間（prothrombin time；**PT**）では，外因系凝固因子のⅦ因子のほかに，共通系のⅡ（プロトロンビン），Ⅴ，Ⅹを測定する。測定される凝固因子が30％以下で延長する。

❷血液凝固第Ⅱ相

第Ⅱ相はトロンビンの生成までであり，第Ⅰ相で産生されたプロトロンビナーゼ（Ⅹa-Ⅴa-リン脂質［phospholipid；PL］-Ca^{2+}複合体）は，血漿中のプロトロンビン（Ⅱ）をトロンビン（Ⅱa）にする。トロンビンはセリンプロテアーゼの一種で，フィブリンに作用して第Ⅲ相を形成する。

❸血液凝固第Ⅲ相

第Ⅲ相は不溶性フィブリンの生成までである。**トロンビン**は，血漿（けっしょう）中の**フィブリノゲン**（Ⅰ）を**フィブリン**（Ⅰa）にする。フィブリンはモノマーが集まってポリマーとなり，ⅩⅢa（フィブリン安定化因子）はCa^{2+}を補助因子として，フィブリンを安定な不溶性フィブリンに変える。

以上のように，血液凝固は第Ⅰ相のプロトロンビナーゼ生成，第Ⅱ相のトロンビン生成，そして第Ⅲ相の不溶性フィブリン生成に至り完成する。

3. 線溶（線維素溶解）と血管の復元

血液凝固反応によってフィブリンが析出して血液は凝固するが，その後でしだいに溶解する。この現象を**線維素溶解**（**線溶**（せんよう））とよぶ。生理的にはフィブリン形成後に二次的に線溶が起こる（二次線溶）が，病気などによって血管内血液凝固がなくフィブリノゲンが溶解することもある（一次線溶）。線溶系は血栓による血管閉塞を防ぐ生理的な機序であるが，線溶系が病的に亢進すると出血傾向をきたす。

プラスミノゲン（plasminogen；**PLG**）は**プラスミノゲンアクチベーター**（plasminogen activator；**PA**）の作用を受け，線溶系たんぱく質分解酵素（こうそ）（プロテアーゼ）である**プラスミン**（plasmin；**PL**）となる。一方で，血漿中のプラスミンインヒビター（plasmin inhibitor；PI）は，即時的に複合体（plasmin-α_2 plasmin inhibitor complex；PIC）を形成してプラスミンを失活させ，プラスミノゲンのフィブリンへの結合を阻害する。血液凝固により生じたフィブリンは，**プラスミンで分解**され**フィブリン・フィブリノゲン分解産物**（fibrin fibrinogen degradation products；**FDP**）となる。FDPは一次線溶と二次線溶の両者で産生されるが，

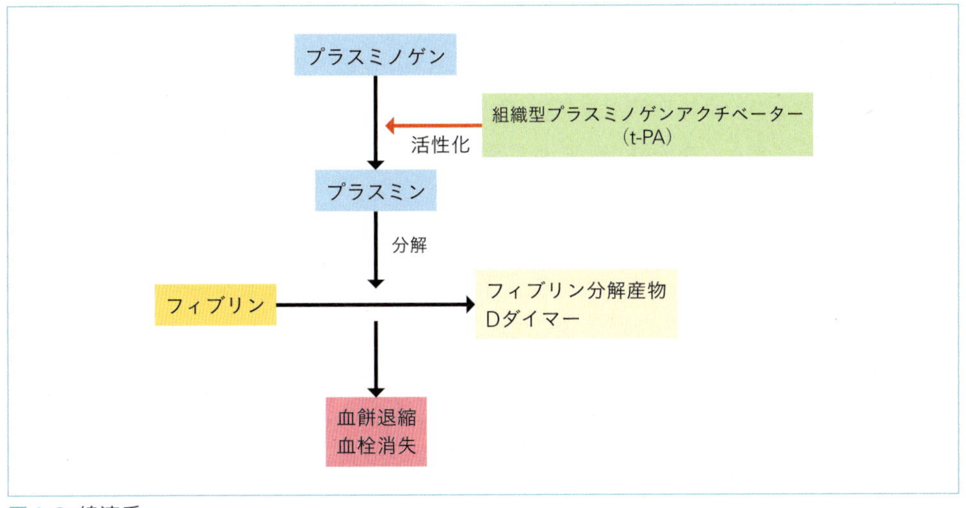

図1-9 線溶系

Dダイマーはフィブリンの分解である二次線溶のみで産生される（図1-9）。

XⅢaは，フィブリンを架橋結合させて過剰な線溶を阻害し，止血および組織修復の完成までを行い，血栓の溶解を防ぐ。

組織型プラスミノゲンアクチベーター（tissue plasminogen activator；**t-PA**）は血管内皮で産生され，トロンビンの刺激で放出される。特に，フィブリン血栓上でプラスミノゲンに直接作用する。t-PAは，子宮，前立腺，肺などに多量に含まれ，それらの臓器の手術時などに放出される。

4. 凝固-線溶機構の制御

血液凝固が亢進しすぎても，あるいは線溶が亢進しすぎても出血や止血の制御が困難になるため，凝固-線溶機構を制御するための機構も存在している。

❶アンチトロンビンによる凝固抑制

血漿中の**アンチトロンビン**（antithrombin；**AT**，従来のATⅢ）は，血管内皮細胞上のヘパリン様物質（ヘパラン硫酸）を補助因子としてトロンビンやXaを不活化することにより**凝固を抑制**する。

❷プロテインCによる凝固抑制

血漿中の**プロテインC**（protein C）は，血管内皮細胞上の**トロンボモジュリン**（thrombomodulin；TM）に結合したトロンビンにより活性化し，活性化したプロテインCは**プロテインS**（protein S）を補助因子としてVaやⅧaを不活性化する。活性化プロテインCは，プロテインCインヒビターやα_1アンチトリプシンによってその活性が制御されている。このような凝固抑制が不十分なときは，**静脈系血栓症**を発症しやすくなる。

❸フィブリン血栓による凝固抑制

血液凝固開始後の抑制機構としては，フィブリン血栓が血流と血管内皮下の組織因子の接触を阻害し，またフィブリンはトロンビンを吸着して，新たなフィブリン形成を防ぐ。

❹凝固因子減少による凝固抑制

活性型凝固因子の一部は血液で流され，希釈され，肝臓やそのほかの組織のマクロファージで処理される。また，血液凝固によって凝固因子が消費され減少，枯渇することも血液凝固に抑制的に作用する。

❺プラスミンインヒビターによる線溶制御

線溶機構を制御するうえで重要なのは（血漿）**プラスミンインヒビター***である。肝臓で産生される1本鎖糖たんぱく質で，血小板にも存在する。血漿中で，プラスミンと1：1で特異的に結合する。フィブリンに対する結合は，プラスミンやプラスミノゲンと競合的であり，フィブリンに結合しているプラスミンには反応しにくい。プラスミンのフィブリンとの結合を阻害するα_2マクログロブリンは，線溶の制御に補助的に作用する。

❻プラスミノゲンアクチベーターインヒビター1による線溶制御

プラスミノゲンアクチベーターインヒビター1（plasminogen activator inhibitor-1；**PAI-1**）は，通常，血漿中に存在し，血管内皮細胞，巨核球，肝細胞，脂肪細胞で産生され，血小板にも存在する。生理的には，血漿中ではプラスミノゲンアクチベーターよりも多く存在し，血管内の血栓の溶解の制御に主体的に関与している。血漿中（液相）の組織型プラスミノゲンアクチベーター（t-PA）やウロキナーゼ型プラスミノゲンアクチベーター（urokinase-type plasminogen activator；u-PA）と複合体を形成し，その活性を即時に失活させる。

血中濃度が高値になると，線溶が抑制されすぎて**血栓傾向**となる。

以上のように，凝固-線溶機構の制御には様々な因子が関与しており，出血と止血を巧妙に制御している。

III 造血：血球産生の機序

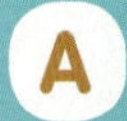 造血器官：骨髄

血球を産生することを造血という。造血は，胎生初期にまず卵黄嚢で始まり，次いで胎生中期になると肝臓，脾臓で，胎生後期には骨髄で行われるようになる。

骨髄は骨の内腔に存在する組織であり，海綿骨という海綿状の骨で仕切られた空間である。出生時はほとんどの骨の骨髄で造血しているが，成人になると主に胸骨，肋骨，脊椎，骨盤など体幹にある骨の骨髄のみで造血が行われるようになる。造血機能のある骨髄は赤

＊ プラスミンインヒビターは，従来のα_2プラスミンインヒビター（α_2-PI），またはα_2アンチプラスミンである。

色を呈するため**赤色骨髄**とよばれ，加齢とともに造血機能を失い脂肪組織に置き換わった骨髄は黄色を呈するため**黄色骨髄**とよばれる。

肝臓，脾臓での造血は生後には行われないが，骨髄での造血が欠落した際には造血が行われるようになり，これを**髄外造血**という。

骨髄には白血球，赤血球，血小板のすべての血球をつくる能力をもつ細胞が存在する。この細胞を**造血幹細胞**という。造血幹細胞は一生涯死滅することなく血球をつくり続ける。つくられた血球は骨髄の中にある毛細血管（類洞）の中に移動し，骨髄を出て全身の血管内へと流れていく。

B 造血幹細胞と造血因子, 支持細胞

血液中に存在する赤血球，白血球，血小板は形態も機能も異なっているが，これらの細胞の起源は同一であり，すべて骨髄に存在する**造血幹細胞**から産生される（図 1-10）。血球の寿命は短く，それを補うために毎日 5×10^{11} もの膨大な数の血球が骨髄で産生されている。この膨大な血球産生を維持し，血球数を一定に保つために，様々な制御機構が存在している。造血幹細胞やそれより少し分化した造血前駆細胞は，**造血因子**や**支持細胞**により分化・増殖が制御されている。

1. 造血幹細胞

造血幹細胞は，すべての血球に分化する能力をもつ細胞である。この細胞は一生涯，血球を産生し続ける役目を担っている。細胞分裂をした場合に，自己と同じ造血幹細胞を常に自己複製する能力があり（**自己複製能**），またより分化した前駆細胞になる能力（**分化能**）も有する。このため，造血幹細胞は一生涯枯渇することはない。すべての血球へ分化する能力がある造血幹細胞を**多能性幹細胞**といい，1 種類の血球にしか分化できない造血幹細胞を**単能性幹細胞**という。

2. 造血因子

造血因子とは，血球の分化・増殖を刺激する液性因子の総称である。主に造血幹細胞や造血前駆細胞に働き，様々な血球への分化および増殖を促す作用をもつ。

エリスロポエチン（erythropoietin ; **EPO**）は，赤血球の前駆細胞に作用し，赤血球への分化・増殖を誘導する。**顆粒球コロニー刺激因子**（granulocyte colony-stimulating factor ; **G-CSF**）は，好中球系前駆細胞に作用し，好中球への分化・増殖を誘導する。これらの因子は，すでに腎性貧血や化学療法後の好中球減少症の治療薬として臨床の場で使用されている。**トロンボポエチン**（thrombopoietin ; **TPO**）は巨核球系前駆細胞に作用し，巨核球への分化・増殖を誘導し，血小板産生を増加させる。トロンボポエチン受容体作動薬が臨床で血小板を増やす目的に用いられている。T 細胞を増殖させる代表的な造血因子としては

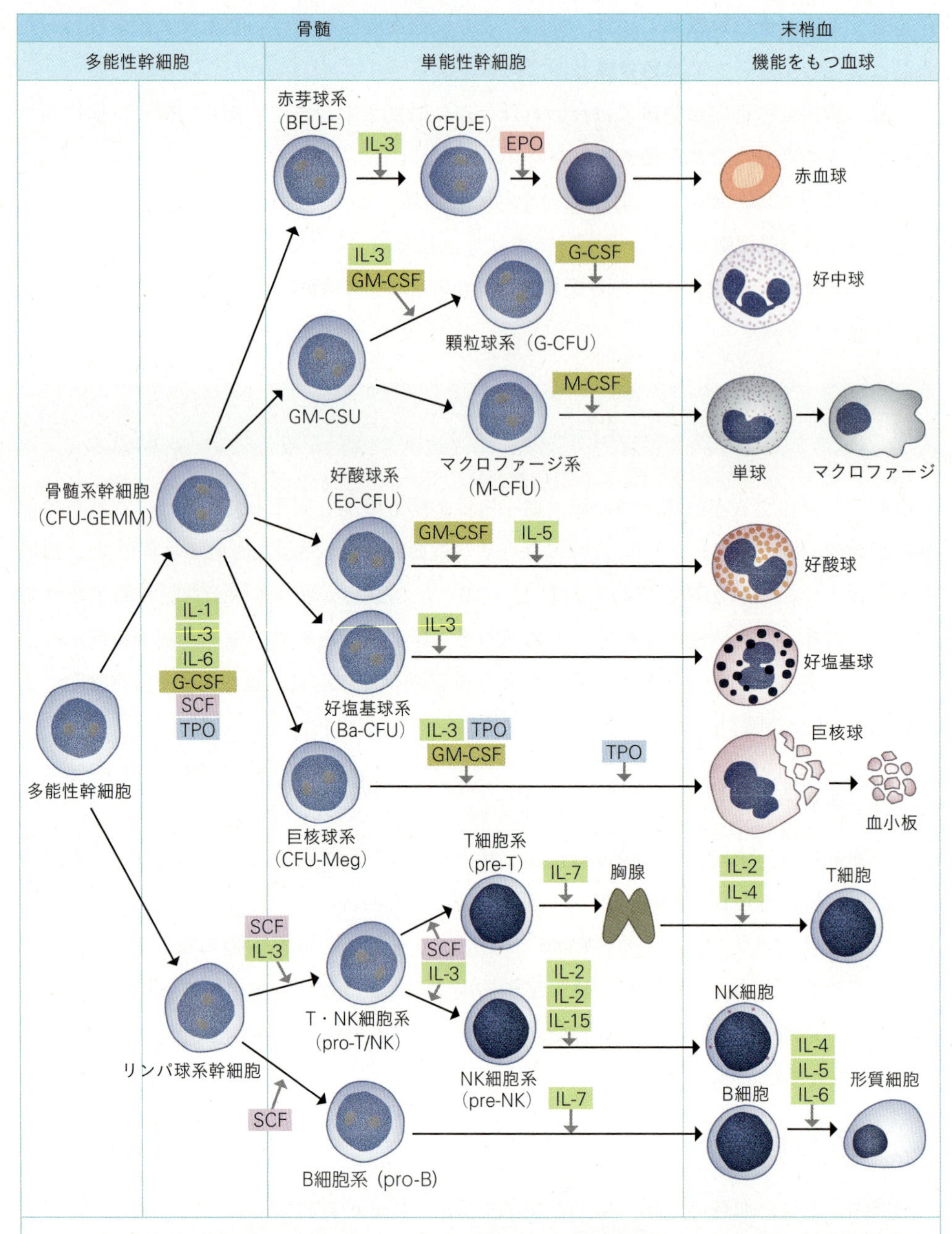

CFU-GEMM：好中球・赤血球・マクロファージ・巨核球に分化し得る幹細胞，BFU-E：未熟な赤血球系幹細胞，CFU-E：成熟した赤血球系幹細胞，GM—CFU：顆粒球・マクロファージに分化し得る幹細胞，G-CFU：顆粒球に分化し得る幹細胞，M-CFU：マクロファージに分化し得る幹細胞，Eo-CFU：好酸球に分化し得る幹細胞，Ba-CFU：肥満細胞に分化し得る幹細胞，CFU-Meg：巨核球に分化し得る幹細胞，SCF：幹細胞因子，EPO：エリスロポエチン，GM-CSF：顆粒球マクロファージコロニー刺激因子，G-CSF：顆粒球コロニー刺激因子，M-CSF：マクロファージコロニー刺激因子，IL：インターロイキン，TPO：トロンボポエチン，pro：progenitor（前前駆細胞），pre：precursor（前駆細胞）

図1-10 血球産生の模式図

インターロイキン2（interleukin 2；IL-2），B細胞ではインターロイキン7（IL-7）があげられる。

3. 支持細胞

支持細胞は，骨髄組織を構築している細胞であり，**ストローマ細胞**ともよばれる。支持細胞は造血幹細胞に接着して直接的に，あるいは造血因子の産生を介して間接的に造血幹細胞の分化・増殖を制御している。ストローマ細胞の本態は**骨芽細胞**などである。

C 幹細胞の分化による血球産生とその調節

1. 赤血球産生の機序

骨髄には，前述した造血幹細胞から分化した赤血球系前駆細胞とよばれる細胞が存在する。この細胞が分化・増殖することにより，最終的に赤血球が産生される（図1-11）。

未成熟な赤血球系細胞は**赤芽球**とよばれる。赤芽球は，前赤芽球から好塩基性赤芽球，多染性赤芽球になるまで増殖と分化を繰り返し，正染性赤芽球とよばれる赤芽球に成熟する。

正染性赤芽球にまで成熟すると，赤芽球は核が失われ（**脱核**），網赤血球*とよばれる細胞となり，骨髄から血液中に入る。その後，網赤血球は約1日で成熟赤血球となる。赤血球の寿命は**約120日**である。

赤血球の産生は，主に**腎臓**で産生される造血因子の**エリスロポエチン**で調節されている。すなわち，貧血のため腎臓が低酸素状態になると，エリスロポエチンの産生が高まる。増

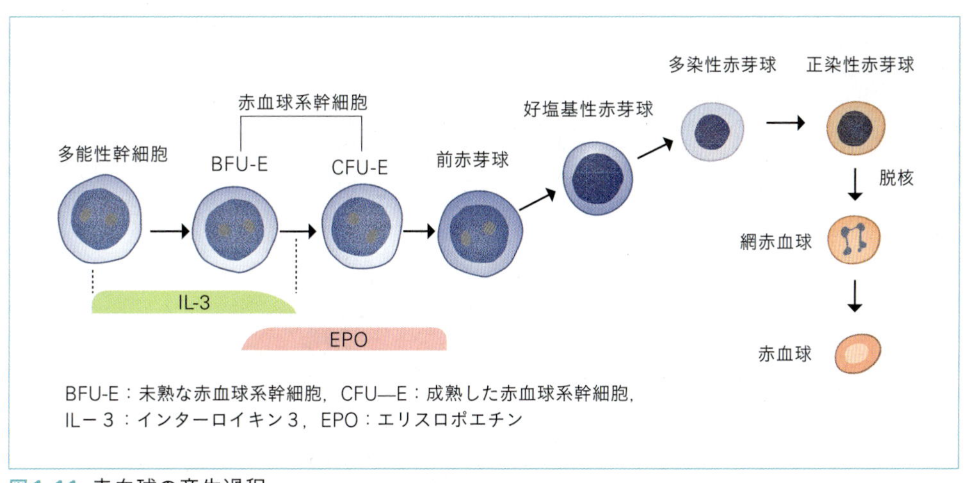

図1-11 赤血球の産生過程

＊ **網赤血球**：超生体染色をすると，細胞内に網目状の構造物が見えることから，網赤血球とよばれ，血液中の赤血球の約1%を占める。網目状構造物の本態はRNA（ribonucleic acid）である。

加したエリスロポエチンは，骨髄の赤血球前駆細胞に作用して赤血球産生を亢進させる。その結果，赤血球数が増加し貧血が改善すると，腎臓でのエリスロポエチンの産生が減少し，赤血球産生の亢進が解除される。このような機序により，赤血球産生は調節されている。

赤血球前駆細胞が減少すると，赤血球の産生が低下するため貧血が起こる。そのような疾患を赤芽球癆とよぶ（第４章Ⅰ-E「赤芽球癆」参照）。

2. 白血球産生の機序

❶顆粒球

顆粒球は，造血幹細胞由来の顆粒球系前駆細胞から産生される。顆粒球は，形態学的には**骨髄芽球**とよばれる未熟な細胞から**前骨髄球**，**骨髄球**まで増殖・分化を繰り返し，その後は**後骨髄球**，**杆状核球**，**分葉核球**の順に成熟する（図1-12）。通常，杆状核球にまで成熟すると血液中に入る。顆粒球は最終的に**好中球**，**好酸球**，**好塩基球**になる。

好中球は**顆粒球コロニー刺激因子**，好酸球は**インターロイキン5**（IL-5），好塩基球は**インターロイキン3**（IL-3）などの造血因子により，その産生が調節されている。

先天性好中球減少症は，種々の遺伝子変異によって好中球産生に異常をきたし，好中球

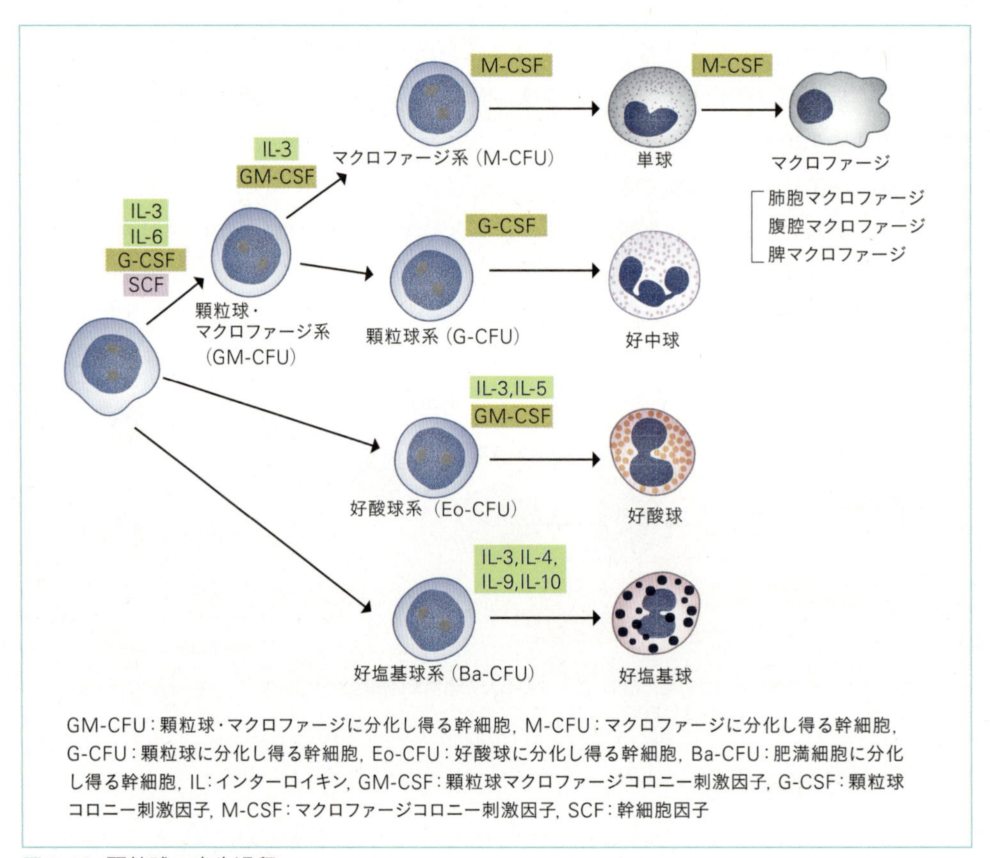

GM-CFU：顆粒球・マクロファージに分化し得る幹細胞，M-CFU：マクロファージに分化し得る幹細胞，G-CFU：顆粒球に分化し得る幹細胞，Eo-CFU：好酸球に分化し得る幹細胞，Ba-CFU：肥満細胞に分化し得る幹細胞，IL：インターロイキン，GM-CSF：顆粒球マクロファージコロニー刺激因子，G-CSF：顆粒球コロニー刺激因子，M-CSF：マクロファージコロニー刺激因子，SCF：幹細胞因子

図1-12　顆粒球の産生過程

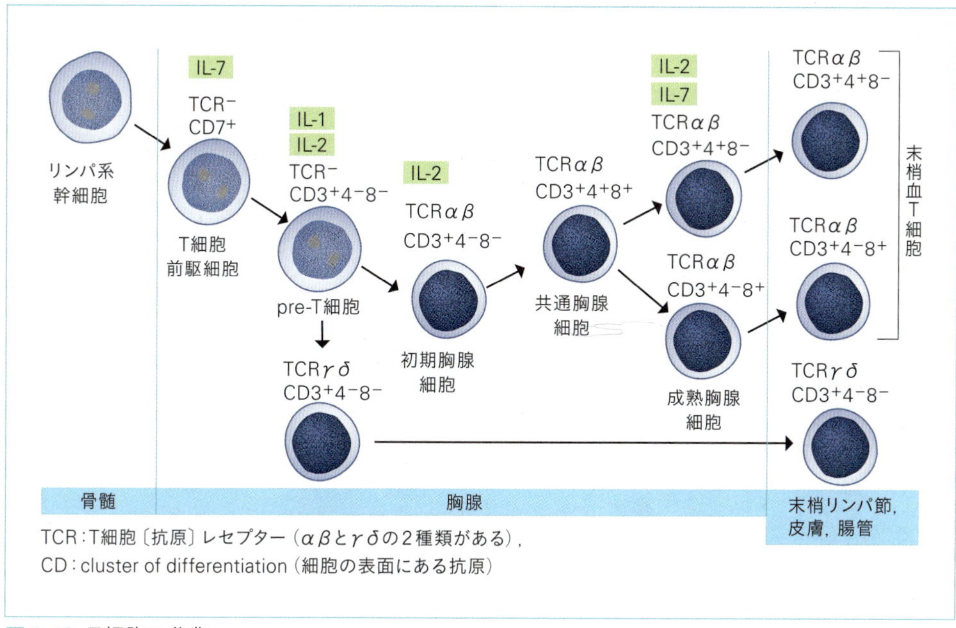

図 1-13 T細胞の分化

減少が認められる疾患群である。重症細菌感染症をきたしやすいのが臨床的特徴である。

❷単球 - マクロファージ

単球は，マクロファージ系前駆細胞から産生されるが，**マクロファージコロニー刺激因子**（macrophage colony-stimulating factor；**M-CSF**）とよばれる造血因子によって産生が調節されている。組織へ移行するとマクロファージとよばれる。

❸リンパ球

リンパ球は，造血幹細胞から分化したリンパ球系前駆細胞から産生される。骨髄から**胸腺**に移行したT細胞前駆細胞は，**T細胞受容体**（T cell receptor；**TCR**）を発現し，いくつかの段階を経て成熟した**T細胞**となり，末梢血（まっしょうけつ），リンパ節，脾臓（ひぞう）に分布する。

NK（natural killer）**細胞**は，骨髄のT細胞と共通の前駆細胞から産生される（図 1-13）。未熟なB細胞前駆細胞は，骨髄で**免疫グロブリン遺伝子**の再構成をきたし，いくつかの段階を経て**B細胞**に成熟し（図 1-14），末梢血，リンパ節，脾臓に移行する。一部は**形質細胞**[*1]へと分化する。リンパ球はリンパ節，脾臓，末梢血間を循環する。

3. 血小板産生の機序

血小板は，骨髄中にある**巨核球**とよばれる大型細胞から産生される。巨核球は巨核球系前駆細胞から産生されるが，**トロンボポエチン**という造血因子により，その産生が調節されている。巨核球系前駆細胞は，多倍体化して**巨核芽球**（きょかくがきゅう）となる[*2]。

*1 **形質細胞**：B細胞に由来し，抗体（免疫グロブリン）の産生と分泌を行う。
*2 一般的には細胞は2倍体の細胞であるが，巨核球は細胞内で核分裂が繰り返され，8～64倍体の多倍体細胞となる。

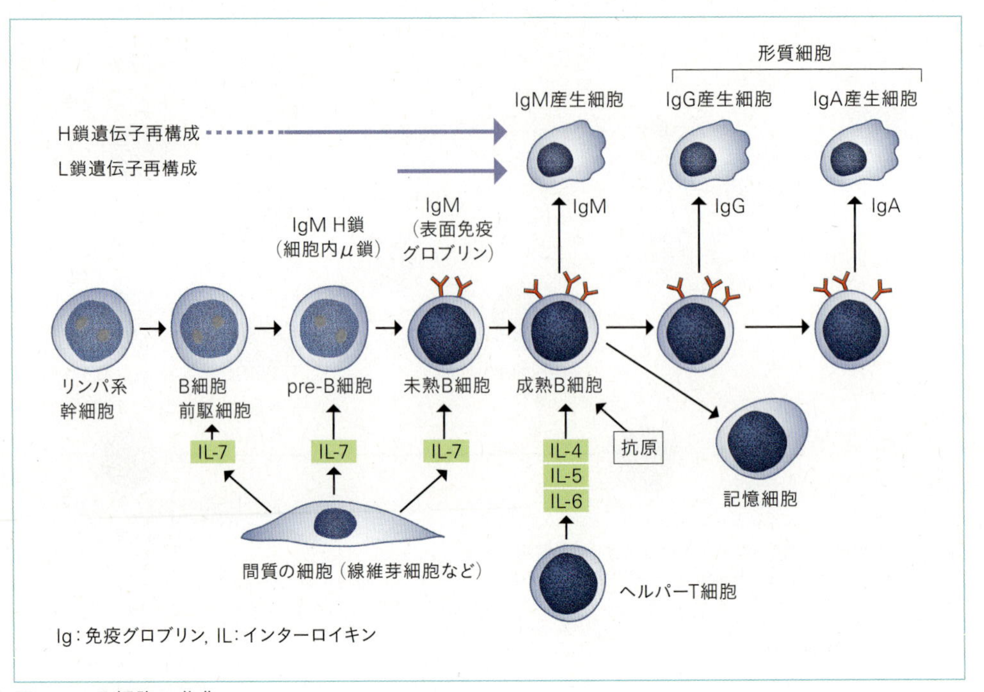

図1-14 B細胞の分化

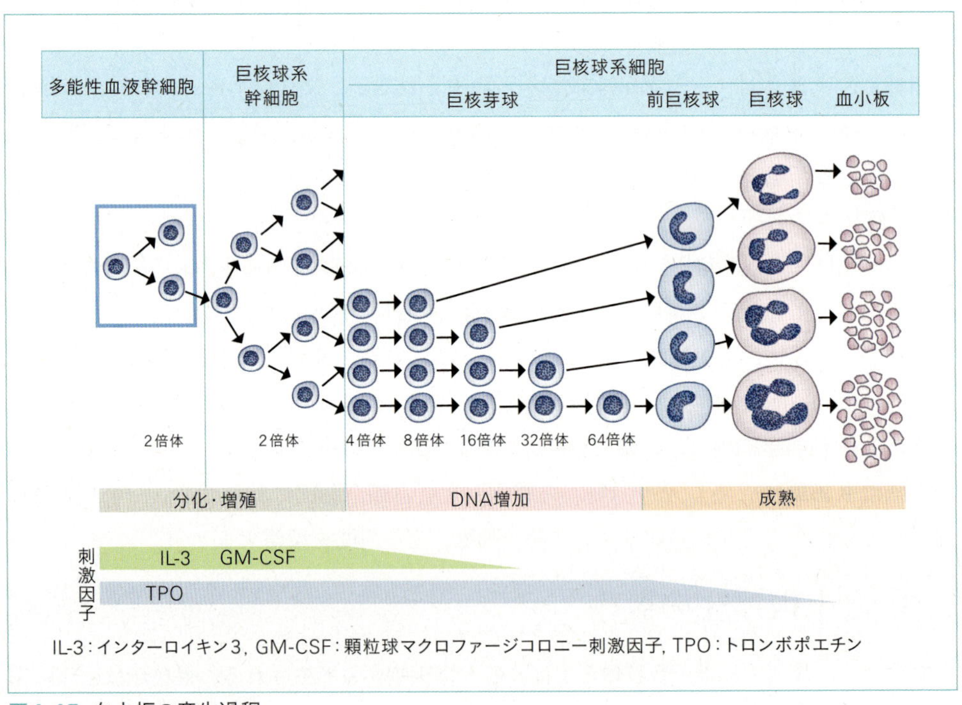

図1-15 血小板の産生過程

巨核芽球(きょかくがきゅう)はその後，前巨核球を経て巨核球となる（図 1-15）。巨核球の数珠状(じゅずじょう)の細胞突起がちぎれて血小板になると考えられている。先天的あるいは後天的に何らかの原因で巨核球系前駆(ぜんく)細胞が減少すると，血小板産生が低下して，血小板減少症を呈する。このような疾患は，無巨核球性血小板減少症とよばれる。

国家試験問題

1 白血球について正しいのはどれか。 （103 回 PM30）

1. 酸素を運搬する。
2. 貪食作用がある。
3. 骨髄で破壊される。
4. 血液 1μL 中に 10 万～ 20 万個含まれる。

2 血液の凝固・線溶系について正しいのはどれか。 （103 回追 PM28）

1. トロンビンは血栓を溶解する。
2. フィブリンは一次血栓を形成する。
3. プラスミンはフィブリノゲンから作られる。
4. 損傷を受けた血管内皮に血小板が付着する。

▶ 答えは巻末

血液・造血器

第2章 血液・造血器疾患の症候と病態生理

この章では

- 貧血が起こる機序，成因による分類，貧血が引き起こす症状について理解する。
- 赤血球増加症の概念，赤血球増加を引き起こす疾患，赤血球増加がもたらす症状について理解する。
- 白血球減少症と白血球増加症の病態および，それぞれの症状について理解する。
- 出血傾向の起こる機序および出血傾向が引き起こす症状について理解する。
- 血栓が形成される機序，血栓傾向の症状について理解する。
- リンパ節腫脹の判定基準およびリンパ節腫脹がもたらす症状について理解する。
- 脾腫が生じる病態について理解する。

A 貧血

1. 貧血とは

血液単位容積当たりの赤血球数もしくはヘモグロビン（血色素）濃度が基準値以下に低下した状態を貧血とよぶ。

ヘモグロビン濃度を基準にして，ヘモグロビン値が男性 13g/dL 未満，女性 12g/dL 未満，高齢者 11g/dL 未満を貧血と判定する（WHO 基準）。一般に 10g/dL までが軽度貧血，8g/dL までが中等度貧血，8g/dL 以下が高度貧血とされる。通常では，高度貧血においては輸血を含む早急な対応が必要である。

2. 貧血の症状

❶貧血による症状

貧血の症状には，酸素供給不足から生じる症状（貧血症状）と酸素供給不足の代償により起こる症状，さらに赤血球量の減少による症状がある。

酸素供給不足から生じる症状（貧血症状）としては，**頭痛**，**めまい**（**眩暈**），**耳鳴り**，**易疲労感**，**倦怠感**，（まれに狭心症発作，間欠性跛行，こむら返り）などがある。酸素供給不足の代償により起こる症状としては**動悸**，**頻脈**，**機能性心雑音**，**静脈コマ音**などがある。さらに，赤血球量の減少による症状として，**顔面蒼白**，**起立性低血圧**，**浮腫**などが認められる。

❷貧血の原因に関連した症状

実際の貧血患者では，前述の貧血症状のほかに，貧血の原因に関連した特有の症状がみられる。たとえば鉄欠乏性貧血の場合には，酵素鉄たんぱくの欠乏による症状がみられる。すなわち，鉄は赤血球以外の細胞においても，細胞内の様々な酵素（シトクローム C など）の重要な構成因子の一つである。そのため，鉄欠乏が高度で長期にわたると細胞の代謝障害が起こる。特に皮膚・粘膜の細胞が傷害されやすいため，**舌炎**，**口角炎**などが起こる。また，爪の変形が起こり，平坦化ないし中央部がくぼんで匙状になる（**匙状爪**）。

また，ビタミン B_{12} が欠乏すると貧血が起こるが，その場合にはビタミン B_{12} 欠乏自体が引き起こす症状，すなわち**舌炎**，**白髪**，**精神神経症状**（**知覚異常**，**運動失調**，**精神障害など**）を伴うことがある。

3. 貧血の成因と発生機序

貧血の成因と発生機序としては，**赤血球産生量の減少**と，**赤血球消失率**（**溶血と出血**）**の増大**の 2 つが大きな原因である（表 2-1）。

❶赤血球産生量の減少

造血幹細胞レベルの異常と，赤芽球レベルの異常がある。

表 2-1 成因別の貧血をきたす疾患

赤血球産生量の減少	1. 造血幹細胞レベルの異常 1）造血幹細胞自身の異常 • 白血病 • 再生不良性貧血 • 赤芽球癆 • 骨髄異形成症候群 2）造血幹細胞の分化障害 • 腎性貧血（エリスロポエチン産生低下）
	2. 赤芽球レベルの異常 1）増殖（DNA 合成）障害 • 巨赤芽球性貧血（悪性貧血） 2）成熟（ヘモグロビン合成）障害 • 鉄欠乏性貧血 • 鉄芽球性貧血
赤血球消失率の増大	1. 赤血球寿命の短縮（溶血性貧血） 1）赤血球自身の異常（先天性溶血性貧血） • 遺伝性球状赤血球症，遺伝性楕円赤血球症，発作性夜間ヘモグロビン尿症 • 赤血球酵素欠乏症：G6PD 欠乏症，ピルビン酸キナーゼ欠乏症 • ヘム合成異常：ポルフィリン症 • グロビン合成異常：サラセミア，異常ヘモグロビン症 2）赤血球以外の異常（後天性溶血性貧血） • 自己免疫性溶血性貧血，発作性寒冷ヘモグロビン尿症，寒冷凝集素症，薬剤性溶血性貧血 • 不適合輸血，胎児赤芽球症 • ハプテン型および免疫複合体型アレルギー性溶血性貧血 • 細血管障害性溶血性貧血，心臓性溶血性貧血 • 物理的因子，マラリア，蛇咬傷，化学因子（フェニルヒドラジン）による貧血
	2. 赤血球の血管外喪失（出血性貧血） • 急性出血性貧血：外傷，消化管出血 • 慢性出血性貧血：生理出血などによる鉄欠乏性貧血

造血幹細胞レベルの異常には，造血幹細胞自身の異常による白血病，再生不良性貧血，赤芽球癆（ろう），骨髄異形成症候群がある。造血幹細胞の分化障害としては，エリスロポエチン（erythropoietin；EPO）産生低下による腎性貧血がある。

赤芽球レベルの異常には，増殖（DNA 合成）障害として巨赤芽球性貧血（悪性貧血），成熟（ヘモグロビン合成）障害として鉄欠乏性貧血，鉄芽球性貧血がある（鉄芽球は赤芽球に鉄が異常蓄積した細胞）。

❷赤血球消失率の増大

赤血球寿命の短縮（**溶血性貧血**）と，赤血球の血管外喪失（**出血性貧血**）がある。

▶ **赤血球寿命の短縮（溶血性貧血）** **赤血球自身の異常**（先天性溶血性貧血）には，赤血球膜異常として遺伝性球状赤血球症，遺伝性楕円赤血球症，発作性夜間ヘモグロビン尿症がある。赤血球酵素欠乏症としては G6PD（glucose-6-phosphate dehydrogenase；グルコース-6-リン酸脱水素酵素）欠乏症，ピルビン酸キナーゼ欠乏症などがあり，ヘム合成異常としてポルフィリン症，さらにグロビン合成異常としてサラセミア，異常ヘモグロビン症がある。

赤血球以外の異常（後天性溶血性貧血）として，免疫学的機序による貧血があり，抗赤血球自己抗体による自己免疫性溶血性貧血，発作性寒冷ヘモグロビン尿症，寒冷凝集素症，薬剤性溶血性貧血などがある。抗赤血球同種抗体によるものとして不適合輸血，胎児赤芽球症，抗薬物抗体によるものとしてハプテン型および免疫複合体型アレルギー性溶血性貧血がある。また，機械的因子（赤血球破砕症候群）によるものとして細血管障害性溶血性貧血，心臓性溶血性貧血など，そのほかの要因として物理的因子，マラリア，蛇咬傷，化学因子（フェニルヒドラジン）による貧血がある。

▶ **赤血球の血管外喪失**（出血性貧血） 外傷などによる急性出血性貧血と，慢性出血性貧血による鉄欠乏性貧血がある。実臨床では，女性の生理出血などに基づく慢性出血性貧血による鉄欠乏性貧血が最も多い。

4. 貧血の鑑別

貧血の鑑別には，赤血球の大きさとヘモグロビン濃度が重要である。

具体的には**平均赤血球容積**（mean corpuscular volume；**MCV**），**平均赤血球ヘモグロビン量**（mean corpuscular hemoglobin；**MCH**），**平均赤血球ヘモグロビン濃度**（mean corpuscular hemoglobin concentration；**MCHC**）などの赤血球指数が以下の数式によって計算される。

❶赤血球指数

MCV（fL）＝Ht（%）/RBC（$10^6/\mu L$）×10，正常値 81 ～ 100fL

MCH（pg）＝Hb（g/dL）/RBC（$10^6/\mu L$）×10，正常値 27 ～ 33pg

MCHC（%）＝Hb（g/dL）/Ht（%）×100，正常値 32 ～ 35g/dL（%）

（Ht：ヘマトクリット，RBC：赤血球数，Hb：ヘモグロビン，fL＝10^{-15}L，pg＝10^{-12}g）

赤血球の大きさを示すMCVとヘモグロビン濃度を示すMCHCによって，貧血の鑑別がある程度可能である（表2-2）。

❷赤血球指数による貧血の分類

赤血球の大きさが小さくヘモグロビン濃度が低い**小球性低色素性貧血**（microcytic hypochromic anemia）（MCV＜81，MCHC＜32），赤血球の大きさもヘモグロビン濃度も正常

表2-2 赤血球指数による貧血の鑑別

小球性低色素性貧血（MCV＜81，MCHC＜32）	• 鉄欠乏性貧血 • 鉄芽球性貧血 • サラセミア
正球性正色素性貧血（81≦MCV≦100，32≦MCHC≦35）	• 再生不良性貧血 • 溶血性貧血 • 急性出血 • 続発性貧血（腎疾患，内分泌性疾患など） • 骨髄占拠性疾患（白血病，骨髄がん症など）
大球性正色素性貧血（MCV＞100，32≦MCHC≦35）	• 巨赤芽球性貧血（ビタミン B_{12} 欠乏性貧血，悪性貧血，葉酸欠乏性貧血） • 骨髄異形成症候群 • 肝障害，アルコール中毒

の**正球性正色素性貧血**（normocytic normochromic anemia）（81≦MCV≦100，32≦MCHC≦35），赤血球が大きくヘモグロビン濃度が正常の**大球性正色素性貧血**（macrocytic normochromic anemia）（MCV＞100，32≦MCHC≦35）の3タイプに分けられる。

▶ **小球性低色素性貧血**　最も高頻度であり，臨床的には**鉄欠乏性貧血**が最も多い。また，日本ではまれではあるがサラセミアが小球性低色素性貧血を呈する。
赤血球の形態としては菲薄（ひはく）赤血球，環状赤血球，標的赤血球などが特徴的である。

▶ **正球性正色素性貧血**　造血幹細胞（ぞうけつかん）や赤血球前駆（ぜんく）細胞の障害による貧血（**再生不良性貧血**），赤血球の破壊や喪失などによる溶血（**溶血性貧血**）や急性出血による貧血である。また，続発性貧血（腎疾患，内分泌性疾患など）や骨髄占拠性疾患（白血病，骨髄（こつずい）がん症など）では正球性正色素性貧血となることが多い。

▶ **大球性正色素性貧血**　**巨赤芽球性貧血**や骨髄異形成症候群などによる貧血で認められる。また，肝障害，アルコール中毒による貧血でも大球性正色素性貧血を呈することがある。

サラセミアなどを除くと，小球性低色素性貧血を呈する貧血は鉄欠乏性貧血であり，赤血球の大きさが正常あるいは大きい貧血の場合には血液内科医による専門的な検査が必要になる。

B 赤血球増加症

1. 赤血球増加症とは

末梢（まっしょうけつ）血中に赤血球が増加した病態で，男性では赤血球600万/μL以上，ヘモグロビン18g/dL以上，ヘマトクリット55％以上，女性では赤血球550万/μL以上，ヘモグロビン16g/dL以上，ヘマトクリット50％以上に増加している場合である。赤血球増加症（erythrocytosis）には，絶対的赤血球増加症と相対的赤血球増加症がある（表2-3）。

表2-3 赤血球増加症をきたす疾患

絶対的赤血球増加症	1. 真性赤血球増加症（骨髄増殖性腫瘍）
	2. 二次性（続発性）赤血球増加症 1）酸素欠乏に対する反応性増加 • 高地居住 • チアノーゼを伴う先天性・後天性心疾患 • 慢性閉塞性肺疾患 • メトヘモグロビン症 • スルフヘモグロビン症 2）エリスロポエチン，エリスロポエチン類似活性物質の病的増加 • 腎臓疾患（腎血管狭窄，嚢胞腎など） • エリスロポエチン産生腫瘍（腎がん，肝がん，小脳腫瘍など）
相対的赤血球増加症	1. ストレス性赤血球増加症
	2. 高度の脱水状態 • 下痢，嘔吐，熱傷，大量の発汗

絶対的赤血球増加症では，循環赤血球量が増加している。絶対的赤血球増加症のうち，真性赤血球増加症は多能性幹細胞の自律性増殖によるものであり，二次性（続発性）赤血球増加症は赤血球産生を促すサイトカインであるエリスロポエチン高値による。

相対的赤血球増加症は，循環赤血球量が正常にもかかわらず，見かけ上赤血球が増加しているものをいう。下痢や嘔吐などによる脱水により循環血漿量が減少し濃縮されたために生じる病態である。

2. 赤血球増加症の症状

赤血球増加による頭痛，めまい，耳鳴り，呼吸困難，倦怠(けんたい)感を自覚する。身体所見としては眼瞼(がんけん)結膜・眼球結膜の充血，皮膚が紫がかった赤色となることもある。赤血球の破壊が亢進すると，脾臓腫大(ひぞうしゅだい)が認められる。

3. 赤血球増加をきたす疾患・病態

❶真性赤血球増加症

循環赤血球量が増加している真性赤血球増加症は，造血幹細胞の自律性増殖による**骨髄(こつずい)増殖性腫瘍(しゅよう)**である。エリスロポエチンの刺激伝達を司(つかさど)る*JAK2*遺伝子の点突然変異によるチロシンキナーゼの活性化が患者の9割以上にみられる（エリスロポエチンがなくても赤血球増殖が促される）。動脈血酸素飽和度は92％以上，乳酸脱水素酵素(こうそ)（lactate dehydrogenase；LD），ビタミンB_{12}は増加しているがエリスロポエチンは低値である。骨髄増殖性腫瘍の側面を反映して，白血球および血小板も増加していることが多い。

❷二次性（続発性）赤血球増加症

慢性の酸素欠乏に対する反応性増加と，**エリスロポエチン**（EPO），エリスロポエチン類似活性物質の増加による赤血球増加症がある。

慢性の酸素欠乏に対する反応性増加としては高地居住，チアノーゼを伴う先天性・後天性心疾患，慢性閉塞性肺疾患，メトヘモグロビン症，スルフヘモグロビン症などのヘモグロビン異常症に伴う低酸素を反映している。この場合には，低酸素状態によって腎臓からのエリスロポエチンが反応性に亢進している。

エリスロポエチン，エリスロポエチン類似活性物質の病的増加は，腎臓疾患（腎血管狭窄(きょうさく)，嚢胞腎(のうほうじん)など）やエリスロポエチン産生腫瘍（腎がん，肝がん，小脳腫瘍など）によるエリスロポエチンの異常な産生増加を反映している。

❸相対的赤血球増加症

ストレス性赤血球増加症がある。赤ら顔で肥満体型の中年男性に多く，喫煙者，飲酒者でしばしば高血圧，脂質異常症，血栓性疾患を合併している。しかし，白血球系，血小板に異常がなく，骨髄所見や血清エリスロポエチン値は正常である。原因としては，血管内水分の分布異常，循環血漿(けっしょう)量の異常，循環赤血球の血管内の偏りなどが考えられる。

また，下痢(げり)，嘔吐(おうと)，熱傷，大量の発汗などによって高度の脱水状態になると，血液が濃縮されて相対的赤血球増加症を呈することがある。

C 白血球減少症

1. 白血球減少症とは

白血球数は個人差が大きいが，成人では，3500～8500/μLである。男女差は特にはない。新生児は2万/μLと多く，高齢者では一般に少ない傾向にある。**白血球数の3000/μL以下**への減少を白血球減少症とよぶ。

白血球減少症（leukopenia）では，好中球（こうちゅうきゅう），好酸球（こうさんきゅう），好塩基球（こうえんききゅう），単球，リンパ球のうち，どの白血球分画が減少しているのかと，その原因を検索することが重要である。

2. 白血球減少症の症状

白血球の役割は主に感染防御にある。白血球減少症の症状は，その減少の程度に応じて感染症の発症頻度が増加することによってもたらされる。

感染症発症リスクは，好中球数1000～1800/μLではほぼ正常であるのに対して，500～1000/μLで中等度の感染リスク，500/μL以下では高感染リスクで重症化しやすいとされる。

3. 白血球減少をきたす疾患・病態

❶好中球減少症

好中球減少症（neutropenia）は好中球の絶対数が減少した状態で，1か月～10歳で1500/μL以下，10歳以降で1800/μL以下，無顆粒球症（むかりゅうきゅうしょう）では好中球数が500/μL以下となる。無顆粒球症は高熱，口腔内潰瘍（かいよう）が出現して，敗血症などの重篤な感染症をきたすため危険な状態である。

好中球減少症は，ウイルス感染症，薬剤性（抗がん剤，抗甲状腺薬，消炎鎮痛薬，H_2阻害薬など），放射線照射・被曝，再生不良性貧血，悪性貧血，巨赤芽球性貧血，急性白血病，周期性好中球減少症，膠原病（こうげんびょう）（全身性エリテマトーデス［systemic lupus erythematosus：SLE］）などを原因として発症する（表2-4）。

薬剤性好中球減少症には中毒性とアレルギー性があり，中毒性では抗がん剤などの薬剤が骨髄での好中球産生を障害することによる。アレルギー性では消炎鎮痛薬，抗菌薬，向精神薬，抗甲状腺薬などの薬剤が不完全抗原（ハプテン）となったり，免疫（めんえき）複合体を形成して好中球を破壊するために発症する。

❷リンパ球減少症

リンパ球減少症（lymphopenia）はリンパ球の絶対値が1000/μL以下の状態で，先天性では原発性免疫不全症候群において，後天性では再生不良性貧血，ウイルス感染症，後天

表 2-4 好中球減少症をきたす疾患

- ウイルス感染症
- 薬剤性（抗がん剤，抗甲状腺薬，消炎鎮痛薬，H_2 阻害薬など）
- 放射線照射・被曝
- 再生不良性貧血
- 悪性貧血
- 巨赤芽球性貧血
- 急性白血病
- 周期性好中球減少症
- 膠原病（全身性エリテマトーデス［SLE］）

表 2-5 リンパ球減少症をきたす疾患

先天性	● 原発性免疫不全症候群
後天性	● 再生不良性貧血 ● ウイルス感染症 ● 後天性免疫不全症候群（AIDS） ● 細菌感染症（結核，腸チフス，敗血症など） ● 悪性リンパ腫 ● 膠原病 ● 放射線障害 ● 栄養不良 ● 薬剤性（抗がん剤，副腎皮質ステロイド薬など）

性免疫不全症候群（acquired immunodeficiency syndrome：AIDS），細菌感染症（結核，腸チフス，敗血症など），悪性リンパ腫，膠原病，放射線障害，栄養不良，薬剤性（抗がん剤，副腎皮質ステロイド薬など）に併発して認められることがある（表 2-5）。

AIDS では，リンパ球のなかでも特に CD4（をもつ）ヘルパー T 細胞が著減する。また，最近開発された悪性リンパ腫などに対する抗がん剤のベンダムスチンは，白血球のなかでも特にリンパ球の減少が特徴的である。

❸好酸球減少症

好酸球減少症（eosinopenia）は好酸球の絶対数が 10/μL 以下の状態で，腸チフスの初期，クッシング症候群（Cushing's syndrome），副腎皮質ステロイド薬服用，エピネフリン（アドレナリン）投与などによって起こる。

❹単球減少症

単球減少症（monocytopenia）は単球の絶対数が 200/μL 以下の状態で，再生不良性貧血，ヘアリー細胞白血病，慢性リンパ性白血病などに併発することがある。

D 白血球増加症

1. 白血球増加症とは

白血球増加症（leukocytosis）は，末梢血液で**白血球数 1 万 /μL 以上**となった状態である。白血球数は，年齢や生理的変動もあるので注意が必要である。

白血球増加症の際にも，どの白血球分画が増加しているのかと，その原因を検索することが重要である。好酸球増加症などでは好酸球が単独で増加し，白血球数そのものは正常範囲の場合もある。

2. 白血球増加症の症状

白血球増加症では，どの白血球分画が増加しているのかによって，その症状や原因が異なる。

3. 白血球増加をきたす疾患・病態

❶好中球増加症

好中球増加症（neutrophilia）は，好中球数7500/μL以上の状態である（表2-6）。各種感染症（特に化膿菌感染），特に重症では核左方移動（幼若白血球の末梢血への出現）を伴う。また，心筋梗塞など組織の壊死や急性出血，急性溶血発作，手術や中毒など侵襲性の病態でも，反応性に好中球増加が起こることがある。副腎皮質ステロイド薬の投与によっても好中球が増加し，リンパ球は減少傾向を呈する。また，骨髄増殖性腫瘍（慢性骨髄性白血病，真性赤血球増加症）などでは，病的に好中球の産生が亢進して好中球増加症となる。

❷好酸球増加症

好酸球増加症（eosinophilia）は，好酸球の絶対数500/μL以上の状態である（表2-7）。気管支喘息，薬物アレルギー，アレルギー性鼻炎，アトピー性皮膚炎などのアレルギー性疾患，膠原病，寄生虫症などにおいて反応性に好酸球が増加する。

腫瘍性に好酸球が増加する疾患としては *FIP1L1-PDGFR α* キメラ遺伝子などを伴う好酸球性白血病がある。それらの遺伝子異常を伴わずに好酸球が増加する疾患としては，特発性好酸球増加症候群（hypereosinophilic syndrome；HES）がある。

❸好塩基球増加症

好塩基球増加症（basophilia）は，好塩基球数が基準値20～80/μLを超えて増加する状態である。慢性骨髄増殖性腫瘍（慢性骨髄性白血病，骨髄線維症，真性赤血球増加症［真性多血症］，本態性血小板血症など），アレルギー性疾患，甲状腺機能低下症（粘液水腫），糖尿病，感染症などで好塩基球数が増加することがある。

❹単球増加症

単球増加症（monocytosis）は，単球の絶対数が800/μL以上に増加する状態である。慢性感染症（結核，感染性心内膜炎など），炎症性腸疾患（クローン［Crohn］病，潰瘍性大腸炎）などで認められることがある。また，好中球減少症，無顆粒球症，化学療法後の回復期では反応性に増加する。腫瘍性増加としては，慢性骨髄単球性白血病，急性単球性白血病などがある。

表2-6 好中球増加症をきたす疾患

- 各種感染症（特に化膿菌感染）
- 心筋梗塞など組織の壊死
- 急性出血
- 急性溶血発作
- 手術や中毒など侵襲性の病態
- 副腎皮質ステロイド薬投与
- 慢性骨髄増殖性腫瘍（慢性骨髄性白血病，真性赤血球増加症など）

表2-7 好酸球増加症をきたす疾患

反応性好酸球増加	• 気管支喘息 • 薬物アレルギー • アレルギー性鼻炎 • アトピー性皮膚炎 • 膠原病 • 寄生虫症
腫瘍性好酸球増加	• 好酸球性白血病
（特発性）**好酸球増加症候群（HES）**	

表2-8 リンパ球増加症をきたす疾患

反応性リンパ球増加症	• ウイルス感染症 • 細菌感染症（百日咳） • アレルギー性疾患 • 自己免疫性疾患
腫瘍性リンパ球増加症	• 慢性リンパ性白血病

❺ リンパ球増加症

リンパ球増加症（lymphocytosis）は，成人ではリンパ球の絶対数が4000/μL以上増加する状態である（表2-8）。ウイルス感染症，細菌感染症（百日咳），アレルギー性疾患，自己免疫性疾患などでは反応性に増加する。腫瘍性に増加するものとしては，慢性リンパ性白血病がある。

❻ 類白血病反応

白血球数が反応性に数万/μL以上にも増加し，または末梢血中に幼若白血球（後骨髄球，骨髄球，時に前骨髄球，骨髄芽球）が出現することがある。このような非腫瘍性の白血球増加を類白血病反応（leukemoid reaction）とよぶ。重症感染症においてみられ，好中球にデーレ小体や中毒顆粒をしばしば認める。また，急性の溶血や出血からの回復期やがんの骨髄転移，骨髄線維症でも認められる。慢性骨髄性白血病との鑑別が重要となるが，類白血病反応では慢性骨髄性白血病に特徴的なフィラデルフィア（Philadelphia；Ph）染色体は陰性であり，また好中球アルカリホスファターゼ（neutrophil alkaline phosphatase；NAP）活性が低下していない。

E 出血傾向（出血性素因）

1. 出血傾向とは

出血傾向とは，外傷や潰瘍形成などの明確な誘因がなく皮下出血や内臓出血をきたす場合，または出血に伴い正常な止血ができない状況を表す総称である。

原因による分類としては，**血小板**（**数または機能**）**の異常**，**血液凝固**（**凝固因子**）**の障害**，**血管壁・毛細血管の障害**，**線溶系の異常**がある（表2-9）。

2. 出血傾向の症状

出血傾向の症状としては，点状出血や紫斑などの皮下出血，鼻出血などの粘膜出血，関節内出血，内臓出血，筋肉出血などの深部出血，血腫形成，止血困難などがある（表

表2-9 出血傾向をきたす疾患

血小板（数または機能）の異常	1. 血小板の産生低下 • 白血病 • 悪性リンパ腫
	2. 血小板の破壊の亢進 • 特発性血小板減少性紫斑病（ITP） • 脾腫を伴う疾患
	3. 血小板機能の異常 1）先天性血小板機能異常症 • 血小板無力症 • ベルナール・スーリエ症候群 2）アスピリンなどの薬剤性
血液凝固（凝固因子）の障害	• 血友病 A（先天性第Ⅷ因子欠損症） • 血友病 B（先天性第Ⅸ因子欠損症） • フォン・ウィルブランド病 • 後天性フォン・ウィルブランド病 • そのほかの凝固因子欠損 • ビタミン K 欠乏症
血管壁・毛細血管の障害	• 血管性紫斑病 • アレルギー性紫斑病（シェーンライン-ヘノッホ紫斑病） • 老人性紫斑（病）
線溶系の異常	• プラスミノゲンアクチベーターの増加 • プラスミノゲンアクチベーターインヒビター欠損 • プラスミンインヒビター欠損

表2-10 出血傾向の症状と疾患

血小板の低下や機能異常による出血症状	• 皮下出血（点状出血，紫斑） • 粘膜出血（鼻出血）
凝固因子の低下などによる出血症状	• 関節内出血 • 深部出血（内臓出血，筋肉出血） • 血腫形成 • 止血困難

2-10）。

出血傾向を念頭に置くべき主な疾患は，出血症状によって異なる。

皮下出血は，主に血小板の低下や機能異常によって点状出血や紫斑として現れる。原因としては，特発性血小板減少性紫斑病（idiopathic thrombocytopenic purpura；ITP），再生不良性貧血，急性白血病，フォン・ウィルブランド（von Willebrand）病，血小板無力症，抗血小板薬，長期ステロイド投与，ヘノッホ・シェーンライン（Henoch-Schönlein）紫斑病などがある。

関節内出血などの深部出血は，血友病や後天性血友病による凝固因子の低下によって現れる。

内臓出血や血腫形成は，凝固因子異常，線溶活性異常（α_2 プラスミンインヒビター［α_2

plasmin inhibitor；α_2-PI〕欠損症)，**播種性血管内凝固症候群**（disseminated intravascular coagulation；**DIC**）などに伴って現れる。また，抜歯時止血困難はフォン・ウィルブランド病などに伴うことが多い。

基礎疾患に合併する出血傾向としては，肝疾患での出血傾向は血小板減少，凝固因子の低下に起因する。敗血症，白血病，固形がんに併発する出血傾向は，DIC に起因することが多い。

3. 出血傾向の起こる機序

正常の止血機構の破綻が，出血傾向の起こる機序である。

血小板数，出血時間，プロトロンビン時間（prothrombin time；PT），活性化部分トロンボプラスチン時間（activated partial thromboplastin time；APTT）を指標としてその原因を推定する（図 2-1）。

❶血小板（数または機能）の異常による出血傾向

血小板数が減少する機序としては，産生の低下と破壊の亢進がある。血小板数の産生低下は，白血病や悪性リンパ腫などによって骨髄が占拠されることによって発症する。血小板破壊の亢進は，**特発性血小板減少性紫斑病**（**ITP**）や**脾腫**を伴う疾患において起こり得る。

血小板機能の異常は，先天性血小板機能異常症として**血小板無力症**（血小板の凝集反応が欠如している疾患，常染色体劣性遺伝），ベルナール・スーリエ症候群（Bernard-Soulier syndrome）（血小板粘着能が低下する疾患，常染色体劣性遺伝）などがあり，出血傾向を呈することになる。また，アスピリンなどの薬剤によっても血小板機能が障害され，副作用としての出血傾向を呈することがある。

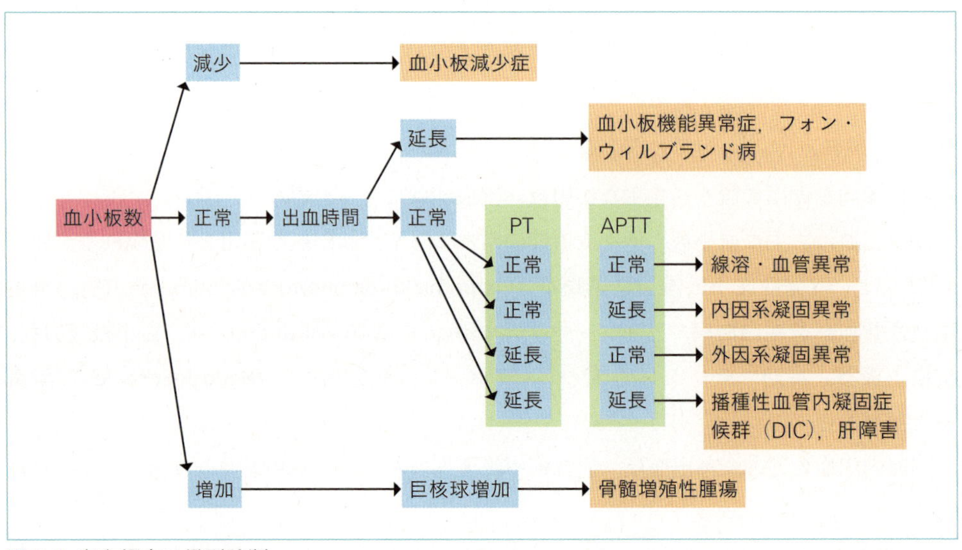

図 2-1 出血傾向の鑑別診断

❷血液凝固（凝固因子）の障害による出血傾向

血友病A（先天性第Ⅷ因子欠損症，伴性劣性遺伝），**血友病B**（先天性第Ⅸ因子欠損症，伴性劣性遺伝），**フォン・ウィルブランド病**（フォン・ウィルブランド因子［von Willebrand factor；vWF］の活性低下ないし欠損している病態），後天性フォン・ウィルブランド病（骨髄増殖性疾患，B細胞増殖性疾患，甲状腺機能低下症などでみられるフォン・ウィルブランド病類似の病像），そのほかの凝固因子欠損による正常な凝固因子の不足や，ビタミンK欠乏症*によって出血傾向を呈する。

❸血管壁・毛細血管の障害による出血傾向

血管壁の脆弱（ぜいじゃく）性などによっても出血傾向を呈することがある。

血管性紫斑病（紫斑の原因が凝固・線溶因子や血小板の異常ではなく，主に血管内皮あるいは血管内皮下組織の異常によるもの），**アレルギー性紫斑病**（ヘノッホ・シェーンライン紫斑病）などの病的なものと，加齢に伴う老人性紫斑（病）がある。

❹線溶系の異常による出血傾向

線溶系は血栓による血管閉塞を防ぐという生理的な役割があるが，線溶系が病的に亢進すると出血傾向をきたすことになる。

プラスミノゲンを活性化しフィブリンを分解するプラスミノゲンアクチベーターの増加，プラスミノゲンアクチベーターインヒビター欠損，α_2プラスミンインヒビター（α_2-PI）欠損症などによって線溶系が亢進することにより出血傾向となることもある。

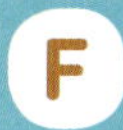

F 血栓傾向

1. 血栓傾向とは

血管内皮下のコラーゲンに血小板が粘着・凝集して**一次血栓**（血小板血栓）が形成される。次に凝固系の機能によりフィブリンが形成されることによって**二次血栓**（フィブリン血栓）ができる。このように，血管を閉塞するような血栓ができやすい状態を血栓傾向とよぶ。

血管を閉塞するような病的な血栓が形成されると，臨床的には**血栓症**とよばれる。動脈血栓は**白色血栓**とよばれ，血小板とフィブリンからなり，動脈血管内皮の傷害部位に血小板が粘着・凝集することによって形成される。静脈血栓は赤色血栓とよばれ，フィブリン網の中に赤血球が取り込まれて形成される。血流が停滞したところで血液凝固が始まってできる。

2. 血栓傾向の症状

動脈血栓では冠状動脈血栓（心筋梗塞），脳動脈血栓（脳梗塞）などが主体であり，閉塞された動脈によってそれぞれに特徴的な症状が出現する。静脈血栓では深部静脈血栓があり，

---

* **ビタミンK欠乏症**：プロトロンビン，Ⅶ，Ⅸ，Ⅹは肝臓で産生される凝固因子であるが，それらの産生にはビタミンKが必要である。ビタミンKが不足すると，これらの凝固因子が減少するため出血傾向を生じる。

下肢の静脈が血栓により閉塞すると下肢の皮膚変色，浮腫，疼痛などが出現する。

3. 血栓傾向の起こる機序

血小板や凝固因子などの増加や機能亢進，抗凝固因子の減少や機能低下，線溶系因子の減少や機能低下などによって凝固機能が病的に亢進することによって血栓傾向の状態となる。また，血管側の要因として，動脈血栓では動脈硬化症，静脈血栓では血流のうっ滞が重要である。

悪性疾患や感染症に続発し血栓傾向を呈する病態として **DIC** が重要である（表 2-11）。

❶DICの発症機序

DIC では，各種基礎疾患が原因となり凝固系が活性化し，全身の微小血管内に血栓が形成される。この過程で線溶系が活性化されるとともに凝固因子，血小板が消耗されて出血をきたす。

基礎疾患としては，重症感染症，悪性腫瘍，熱傷，外傷，産科疾患などがある。

熱傷，外傷，産科疾患，悪性疾患では，組織中や腫瘍細胞中の組織因子が血中に流入し，外因系凝固反応が活性化されトロンビンが産生され凝固亢進状態となり，また線溶系も亢進するため出血症状が重篤になりやすい。重症感染症による敗血症では，エンドトキシンが血管内皮を傷害し，さらに単球（マクロファージ）も活性化することで炎症性サイトカイン*（IL-1，TNF-α）が産生され，また組織因子が産生・亢進することにより凝固亢進状態となる。この場合には血栓が多発し臓器障害が重篤となる。

❷DICの診断

DIC の診断では，血小板減少，血清フィブリノゲン低下，フィブリン・フィブリノゲン分解産物（FDP）高値，凝固因子の低下，PT および APTT 延長，D ダイマー高値，トロンビン-アンチトロンビン複合体（thrombin-antithrombin complex；TAT）高値，プラスミン-α_2プラスミンインヒビター複合体（plasmin-α_2 plasmin inhibitor complex；PIC）高値などがポイントとなる。

表 2-11 播種性血管内凝固症候群（DIC）の原因となる疾患

- 重症感染症：敗血症
- 悪性腫瘍：固形がん，白血病，悪性リンパ腫
- 熱傷
- 外傷
- 産科疾患：常位胎盤早期剝離，羊水塞栓症

* **サイトカイン**：リンパ球，単球，マクロファージなどの免疫担当細胞などが産生するたんぱく質である。サイトカインは，それに対する受容体（レセプター）をもつ他の細胞に特異的に結合し，増殖，分化，機能を調節する働きをもつ。インターフェロンやインターロイキン（interleukin；IL），TNF（tumor necrosis factor）などがある。

G リンパ節腫脹

1. リンパ節腫脹とは

頸部，腋窩，鼠径部などの体表リンパ節や胸腔内，腹腔内リンパ節が腫大した状態をリンパ節腫脹とよぶ。リンパ節腫脹をみた場合には，なぜリンパ節が腫脹しているのかという原因を知ることが重要である。原因としては，感染症に伴うもの，炎症性疾患に伴うもの，悪性疾患によるものがある。

通常，直径 1cm を超える大きさのリンパ節腫脹では悪性疾患との鑑別が重要となる。直径 1cm を超えて増大傾向があり，圧痛がなく硬いリンパ節腫大はリンパ節生検を行い，病理組織診断を行わなければならない。特に体重減少，盗汗（寝汗），脾腫などを伴う場合にはその必要性が高い。

2. リンパ節腫脹の症状

感染症に伴うものとして，う歯，咽頭炎，外傷などによってその近傍のリンパ節が腫脹する。感染症などに伴うリンパ節腫脹は通常，圧痛があり軟らかく，また，良性疾患に伴うものはしだいに縮小する傾向がある。悪性疾患によるリンパ節腫脹のうち，固形がん転移によるリンパ節腫脹は石のように硬いとされ，悪性リンパ腫に伴うリンパ節腫脹は硬いがゴムのように弾力があり「弾性硬」と表現される。また，悪性疾患によるリンパ節腫脹では，その大きさがしだいに増大する。悪性リンパ腫のリンパ節腫脹は直径 1cm を超えることが多く，炎症を伴ったり急激に増大していない限り，通常であれば圧痛はない（表 2-12）。

3. リンパ節腫脹をきたす疾患

リンパ節腫脹をきたす疾患には感染症，炎症性疾患，悪性疾患があり，非悪性疾患か悪性疾患であるかの鑑別が最も重要である（表 2-13）。

感染症としては細菌性（化膿菌，結核菌，梅毒）やウイルス性が多く，真菌性や原虫，寄生虫でも起こり得る。EB ウイルス（Epstein-Barr virus）の初感染では，伝染性単核球症を

表 2-12 リンパ節腫脹の特徴

非悪性疾患	増大しても自然縮小傾向がある • 感染症：有痛性で軟らかい • 亜急性壊死性リンパ節炎：若い女性に多く頸部を主体とした有痛性 • サルコイドーシス：両側肺門リンパ節腫脹
悪性疾患	無痛性で増大傾向がある • がんのリンパ節転移：石のように硬い • 悪性リンパ腫：ゴムのように弾力があり「弾性硬」

表2-13 リンパ節腫脹をきたす疾患

分類			
非悪性疾患	1. 感染症	1）細菌性（化膿菌，結核菌，梅毒）	
		2）ウイルス性	• 伝染性単核球症（EB ウイルスの初感染） • サイトメガロウイルス
		3）真菌性	
		4）原虫，寄生虫	• トキソプラズマ症
	2. 炎症性疾患	• 亜急性壊死性リンパ節炎 • 膠原病 • サルコイドーシス	
悪性疾患	• がんのリンパ節転移 • 悪性リンパ腫		

発症することがある。思春期感染で約半数が発症し，潜伏期4～8週，発熱，リンパ節腫脹，咽頭炎，リンパ球増加を特徴とする。亜急性壊死性リンパ節炎は，若い女性に多く，頸部を主体とした有痛性のリンパ節腫大で発熱が先行し，自然寛解まで数か月を要することもある，ヘルペスウイルス8感染が疑われる炎症性疾患である。膠原病など自己免疫性疾患でもリンパ節腫脹をきたすことがある。サルコイドーシスでは，両側肺門リンパ節腫脹が特徴的である。

リンパ節腫脹をきたす悪性疾患としては，がんのリンパ節転移とリンパ球自体ががん化した悪性リンパ腫がある。固形がんの転移によるリンパ節腫脹は石のように硬いとされるが，原発巣の検索が重要である。リンパ球自体ががん化した悪性リンパ腫として，ホジキンリンパ腫（Hodgkin lymphoma；HL）と非ホジキンリンパ腫（non-Hodgkin lymphoma；NHL）がある。悪性リンパ腫の詳細については，第4章Ⅲ-B「悪性リンパ腫」を参照されたい。

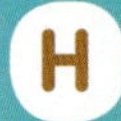

H 脾腫

1. 脾腫とは

脾臓は，正常では腹部触診で触知できない。脾臓が左肋骨弓下で触診できるということは脾腫があるということになる。通常は，腹部超音波検査で，脾門部から脾前縁までの長さと，これに直角になる脾の厚みをかけた値（spleen index）が20を超えるものを脾腫とする。

2. 脾腫による症状

脾腫そのものによる症状として，その大きさによって腹部膨満感などが生じる。まれに，腫大した脾臓が破裂し出血性ショックを起こすことがある。また，脾梗塞を起こすと激しい左側腹部痛を伴う。

表2-14 脾腫をきたす疾患

血液疾患	● 急性白血病 ● 慢性骨髄性白血病 ● 悪性リンパ腫 ● 慢性リンパ性白血病 ● 骨髄線維症 ● 溶血性貧血
非血液疾患	● 肝硬変 ● 門脈圧亢進 ● 感染症 ● 膠原病 ● サルコイドーシス ● 先天性の代謝異常（ムコ多糖症など） ● 脾臓自体の良性疾患（血管腫など），悪性疾患（血管肉腫，がんの転移）

3. 脾腫をきたす疾患

血液疾患のなかで，急性白血病，慢性骨髄性白血病，悪性リンパ腫，慢性リンパ性白血病などでは腫瘍細胞浸潤によって，骨髄線維症では髄外造血によって，溶血性貧血などでは赤血球の取り込み破壊によって脾腫をきたす（表2-14）。血液疾患以外では，肝硬変や門脈圧亢進などの肝疾患に伴うものが多い。感染症や膠原病，サルコイドーシスで脾腫をきたすこともある。また，先天性の代謝異常（ムコ多糖症など）や，脾臓自体の良性疾患（血管腫など），悪性疾患（血管肉腫，がんの転移）によって脾腫をきたすこともある。

国家試験問題

1 鉄欠乏性貧血（iron-deficiency anemia）の症状または所見として考えられるのはどれか。2つ選べ。（102回PM83）

1. 動悸
2. 匙状爪
3. ほてり感
4. 運動失調
5. 皮膚の紅潮

2 白血球減少症（leukopenia）で正しいのはどれか。2つ選べ。（104回PM82）

1. 好塩基球数は増加する。
2. EBウイルス感染によって起こる。
3. 白血球数が3000/μL以下をいう。
4. 好中球減少症（neutropenia）では細菌に感染しやすくなる。
5. 無顆粒球症（agranulocytosis）は単球がなくなった病態をいう。

▶ 答えは巻末

第3章

血液・造血器疾患の診察・検査・治療

この章では

- 最も基本的な検査である末梢血検査の目的と意義について理解する。
- 出血性疾患や血栓性疾患の診断に用いられる検査の意義と検査の進め方について理解する。
- 血液・造血器疾患の診断に必須の検査である骨髄穿刺，骨髄生検の目的と方法について理解する。
- 悪性リンパ腫の診断の確定および組織型決定に必要なリンパ節生検について理解する。
- 血液型検査のもつ意味について理解する。
- 血液・造血器疾患の治療に使用される薬物の作用と副作用について理解する。
- 造血幹細胞移植の種類と特徴，治療の過程で生じる種々の病態について理解する。

I 血液・造血器疾患の診察

血液・造血器疾患が疑われる患者は，血球減少（貧血，白血球減少，血小板減少）や腫瘍（しゅよう）細胞の臓器浸潤（しんじゅん）に伴う症状，身体徴候を伴うことが多い。これらに特に注意して問診（医療面接）や身体診察を行う。

A 問診

どのような疾患でも同じであるが，患者の話をよく聴きながら，効率よく必要な情報を収集する。血液・造血器疾患患者は全身状態が不良であることが多いため，その際は家族や患者をよく知る人物から間接的に情報を得る。

❶問診を始める前に

まず自己紹介し，特に初めて会う患者の場合は，確認のために患者自身に氏名を名乗ってもらう。そして，問診自体が負担にならないか，患者の全身状態をよく観察する。

❷現病歴

主訴となる症状については，①性状（部位），②程度，③経時的変化，④起こる状況，⑤増悪・寛解（かんかい）因子などに注意して聴く。続いて，主訴以外の症状（随伴症状）について聴いていくが，特に血液・造血器疾患に多くみられる症状の有無を注意して聴く。また，ほかの医療機関の受診歴や，症状に対する対処行動（安静，服薬など）についても聴く。

❸既往歴

これまでにかかった疾患について聴く。特に，主訴と関連する疾患について詳しく聴く。

❹生活歴

①睡眠，②排便（貧血が疑われる場合は，黒色便や肛門からの出血など），③食欲，④体重の変化（特に半年以内での体重変化がないか），⑤妊娠歴，月経歴（女性の場合），⑥嗜好（喫煙歴，飲酒歴は必ず聴く），⑦健診・検診歴（血液検査データがあると参考になる。たとえば，貧血が疑われる場合には，いつ頃からその徴候がみられるのかがわかる），⑧常用薬，⑨アレルギー歴（薬剤，食品など外因）について，系統的に聴いていく。

❺家族歴

家族歴を聴く際には，血縁関係にある家族かどうかを注意する（兄弟姉妹であっても父母の一方あるいは両方とも異なり，血縁関係がないこともある）。貧血や出血傾向が疑われる場合は先天性疾患の可能性も考えられるため，同じような症状の血縁者の有無を必ず聴く。

❻社会歴

職業歴などについて聴く。特に，化学薬品や電離放射線を扱う仕事に就（つ）いたことがあるか尋ねる。

B 身体診察

血液・造血器疾患患者の身体診察の際に注意すべき身体所見を図 3-1 にあげる。

1. 全身状態，バイタルサイン

血液・造血器疾患には緊急性を要する疾患が多く含まれる。患者の全身状態を注意深く観察し，**バイタルサイン**（血圧，脈拍，呼吸，体温）に問題がないか確認する。

2. 頭頸部の診察

眼瞼結膜（がんけんけつまく）**で貧血**の有無を，**眼球結膜で黄疸**の有無を必ず確認する。

口腔内では，特に口腔粘膜，口蓋扁桃（こうがいへんとう），舌に注意する。口腔粘膜に**出血斑**（はん）がみられる場合は高度の血小板減少（1 万 /μL 以下）が疑われる。悪性リンパ腫患者で口蓋扁桃の腫大が認められれば，悪性リンパ腫の可能性を考える。鉄欠乏性貧血やビタミン B_{12} 欠乏性貧血では**舌炎**（ぜつえん）をきたすことがある。

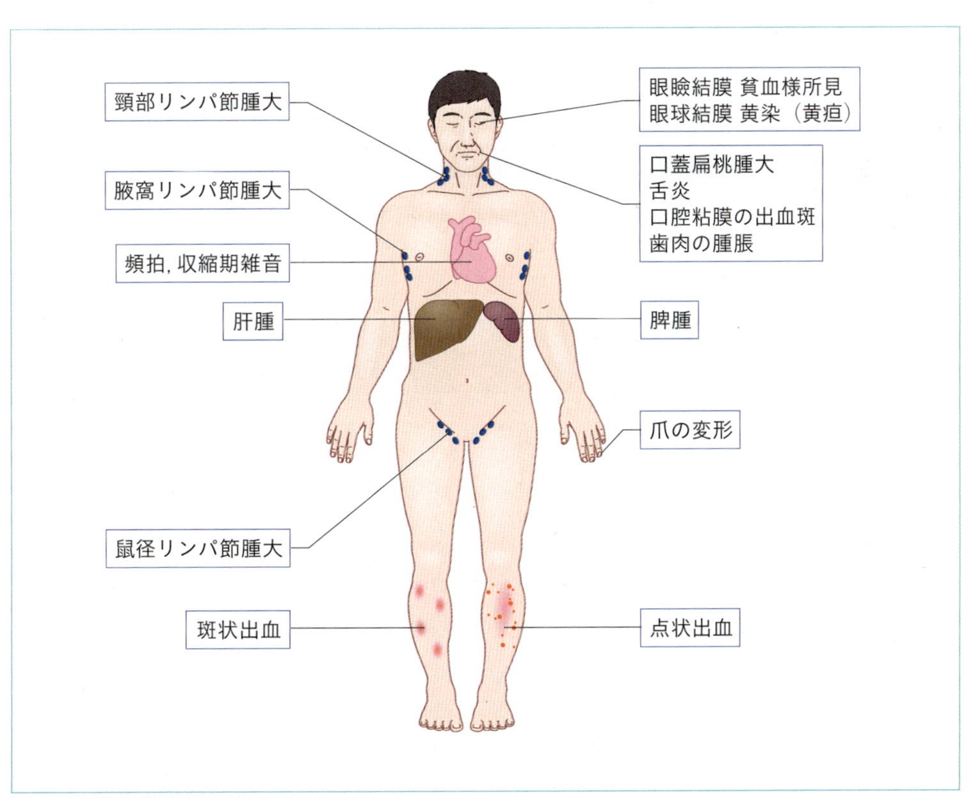

図 3-1 血液・造血器疾患が疑われる患者を診察する場合に注目すべき身体的所見

3. 胸腹部の診察

胸部診察では，高度の貧血患者では心臓の聴診上，収縮期雑音を聴取することがある。

腹部診察では，特に**肝脾腫**（肝臓と脾臓の両方の腫大）の有無に注意する。血液・造血器疾患では肝脾腫を呈することが多い。なかでも悪性リンパ腫，慢性白血病，骨髄線維症などの疾患では著明な脾腫（巨脾）を認めることがあるので注意する。

4. 皮膚，四肢の診察

皮膚の診察では，**皮疹**や**出血斑**の有無に特に注意する。四肢の点状出血は血小板減少や血管壁に問題がある場合にみられ，広範な皮下出血は凝固系の異常でみられる。爪の匙状の変化（**匙状爪**）は，鉄欠乏性貧血の患者にみられる。

5. リンパ節の触診

頸部，腋窩，鼠径リンパ節の腫脹の有無について診察する。

リンパ節触診の注意点は，①大きさ（「長径何 cm，短径何 cm」のように数値で表記する），②硬さ（軟，弾性硬，石様硬など），③可動性，④形状（索状，球状など），⑤表面の性状（平滑，不整など），⑥圧痛の有無などである。

悪性リンパ腫の場合，無痛性のリンパ節腫脹を呈し，硬さは弾性硬程度で，反応性リンパ節腫脹と比べて硬いが，がんのリンパ節転移ほどは硬くないことが多い。また，がんのリンパ節転移と比べて，可動性は比較的保たれている。

II 血液・造血器疾患の主な検査

A 末梢血検査

血液・造血器疾患のみならず，それ以外の多くの疾患の診断や治療効果の判定，経過観察に用いられる，最も基本的かつ重要な検査項目である。血液中の 3 つの細胞成分である赤血球，白血球，血小板について，量的（数の増減），質的（血球の形が正常か，異常な細胞が出ていないかなど）に評価する。

通常，患者の末梢静脈から採血した血液を，抗凝固剤（EDTA［エチレンジアミン四酢酸］ナトリウム，クエン酸ナトリウムなど）が入った容器に入れて検査する。

血球数の算定は，かつては血球計算盤という目盛の入った専用のスライドガラスに染色液と混合した血液を滴下して，顕微鏡でカウントするという作業を行っていたが，現在は自動血球分析装置で測定することがほとんどである。

表 3-1 成人の全血算の基準範囲

	男性	女性	慣用単位	低値の場合疑われる疾患	高値の場合疑われる疾患
RBC	440〜560	390〜490	×10^4/μL	鉄欠乏性貧血，ビタミンB_{12}欠乏性貧血，溶血性貧血，白血病，再生不良性貧血，骨髄異形成症候群，出血　など	真性赤血球増加症，二次性赤血球増加症，脱水　など
Hb	13.5〜17	11.5〜16	g/dL		
Ht	40.5〜50	35〜44.5	%		
WBC	3500〜8500		/μL	ウイルス感染，骨髄異形成症候群，再生不良性貧血，薬剤性，膠原病　など	細菌感染，白血病，薬剤性（副腎皮質ステロイドなど），熱傷，アレルギー　など
Plt	15〜35		×10^4/μL	白血病，再生不良性貧血，骨髄異形成症候群，特発性（自己免疫性）血小板減少性紫斑病，肝硬変，播種性血管内凝固症候群（DIC），薬剤性　など	骨髄増殖性腫瘍，脾梗塞，鉄欠乏性貧血　など
MCV	81〜100		fL		
MCH	27〜33		pg		
MCHC	32〜35		%		
Ret	0.5〜1.5（5〜15）		%（‰）		
白血球分画					
好中球	28〜68（分葉核）		%		
好酸球	0〜10		%		
好塩基球	0〜 2		%		
リンパ球	15〜57		%		
単球	0〜10		%		

※施設により若干異なる。
RBC；赤血球数，Hb；ヘモグロビン濃度，Ht；ヘマトクリット値，WBC；白血球数，Plt；血小板数，MCV；平均赤血球容積，MCH；平均赤血球ヘモグロビン量，MCHC；平均赤血球ヘモグロビン濃度，Ret；網赤血球数

白血球分画および**赤血球の形態**などの血球形態の評価は，自動血球分析装置で行うこともあるが，より詳細に評価するためには，血液の一部をスライドガラス上に垂らして伸ばした塗抹（とまつ）標本を作製し，染色を行った後に顕微鏡で観察する。

静脈採血により実施される末梢血検査は，患者に対する負担が比較的軽くて安全性が高く，多くの情報を得ることができる。表 3-1 に各血球の基準範囲と，異常値を示す代表的疾患を示す。

1. 赤血球に関する検査

1 赤血球数，ヘモグロビン濃度，ヘマトクリット値

▶ **赤血球数**（red blood cell（count）；**RBC**） 血液 1μL（mm^3）中に含まれる赤血球の数で表される。

▶ **ヘモグロビン**（hemoglobin：**Hb**）**濃度**　赤血球の主たる成分であり酸素の運搬を担っているヘモグロビンが血液100mL中にどれだけ含まれているかを示しており，g/dLで表記される。

▶ **ヘマトクリット**（hematocrit：**Ht**）**値**　血液中において赤血球が占める容積の割合であり，%で表記される。

この3つの値が増えていると赤血球増加，減っていれば貧血である。ただし，この3つの値は必ずしも連動しないので，注意が必要である。たとえば，鉄欠乏性貧血の場合にはヘモグロビン濃度が減っていても，赤血球のサイズ（平均赤血球容積）が小さくなり，赤血球数が正常範囲を示すことがある。

2　赤血球恒数

赤血球恒数は，赤血球の1個のサイズ，また1個当たりにどれだけヘモグロビンが含まれているかを表す指標である。**平均赤血球容積**（mean corpuscular volume：**MCV**），**平均赤血球ヘモグロビン量**（mean corpuscular hemoglobin：**MCH**），**平均赤血球ヘモグロビン濃度**（mean corpuscular hemoglobin concentration：**MCHC**）が使われる。それぞれ，赤血球数，ヘモグロビン濃度，ヘマトクリット値から求められる（表3-2）。

赤血球恒数により貧血を分類することができる。特にMCVより大球性（100fL<），正球性（81～100fL），小球性（81fL>）に分類され，貧血の原因となる病態の診断に役立つ。

3　網赤血球数

網赤血球は骨髄でつくられ，血液中に出てきて間もない若い赤血球である。サイズは通常の赤血球よりやや大きく，細胞質の中に網状の構造物（細胞内小器官の遺残）がみられることから網赤血球とよばれる。網赤血球の増加は骨髄での**赤血球産生亢進**を，減少は骨髄での**赤血球産生低下**を示す。

4　赤血球の形態

赤血球の形態は，塗抹標本を顕微鏡で観察することで評価する。正常赤血球は，球という名前がついているが，直径約7～8μmの中央部分がくぼんだ円盤状の形状を呈する細

表3-2 赤血球恒数の求め方

MCV	$\frac{\text{Ht (\%)}}{\text{RBC } (10^6/\mu\text{L})}$ × 10〔基準値 81～100fL〕
MCH	$\frac{\text{Hb (g/dL)}}{\text{RBC } (10^6/\mu\text{L})}$ × 10〔基準値 27～33pg〕
MCHC	$\frac{\text{Hb (g/dL)}}{\text{Ht (\%)}}$ × 100〔基準値 32～35g/dL〕

名称	正常赤血球	球状赤血球	標的赤血球
代表的な疾患		遺伝性球状赤血球症	サラセミア
形態	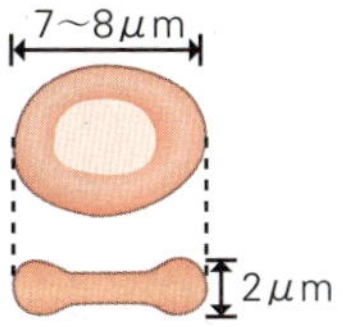	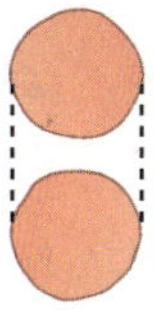	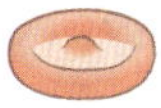
名称	涙滴赤血球	破砕赤血球	小型菲薄赤血球
代表的な疾患	骨髄線維症	微小血管障害性溶血性貧血	鉄欠乏性貧血
形態	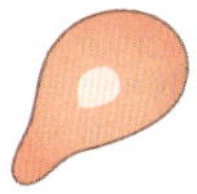	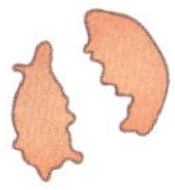	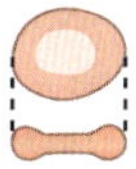

図 3-2　赤血球の形態と代表的な疾患

胞である。血液・造血器疾患により，赤血球のサイズや赤血球の形に各種の異常が生じる（図 3-2）。

2. 白血球に関する検査

1　白血球数

通常，末梢血中 1μL 中に含まれる白血球の数で示され，基準範囲は 3500 ～ 8500/μL である。

血液・造血器疾患および炎症性疾患など，様々な疾患で白血球数の変化が認められる。基準値より少なければ白血球減少，多ければ白血球増多（増加）という。

2　白血球分画

白血球は単一の細胞成分ではなく，**顆粒球**（**好中球**，**好酸球**，**好塩基球**），**リンパ球**，**単球**に分類される（図 3-3a）。それぞれが占める割合は，通常，好中球が最も多く，次に多いのはリンパ球である。白血球分画の算定は自動血球分析装置で行うことが多いが，塗抹標本の検鏡（顕微鏡による検査）で行うこともあり，特に異常が認められた際には後者で確認することが望ましい。

白血球全体の数の変化と同時に，**白血球分画の変化**にも気をつけなければならない。白血球数そのものは基準値であっても，分画に大きな変化がみられることもあり得る。また，疾患によって特定の細胞が増えたり減ったりするので，白血球分画の変化が診断の手がかりになる。白血球のなかでも，特定の血球が増えたり減ったりしている場合には，好中球減少，リンパ球増加などとよぶ。

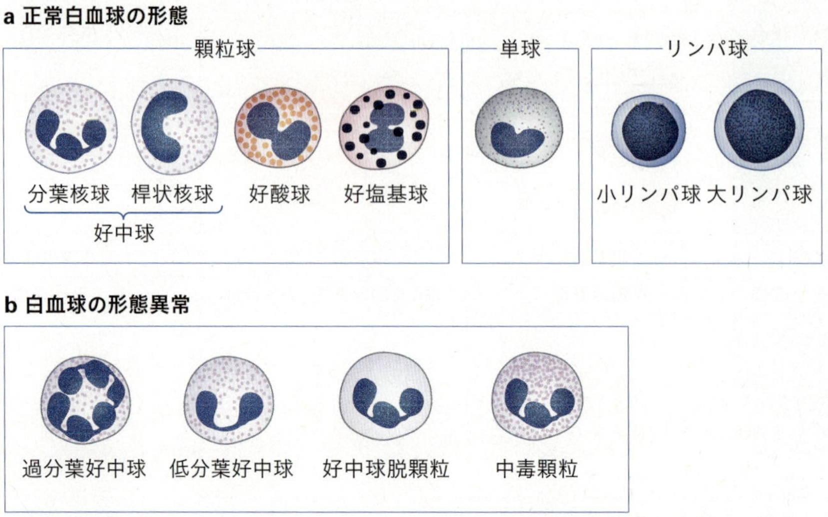

a 正常白血球の形態

顆粒球

分葉核球　桿状核球　好酸球　好塩基球

好中球

単球

リンパ球

小リンパ球　大リンパ球

b 白血球の形態異常

過分葉好中球　低分葉好中球　好中球脱顆粒　中毒顆粒

図3-3 白血球の形態

3 白血球の形態

白血球の形態についての詳細な検討には，塗抹標本を作製し顕微鏡で観察することが必要である。疾患により各白血球分画に形態の異常を呈することがある（図3-3**b**）。また，白血病などでは，通常，末梢血ではみられない幼若な細胞（**芽球＝白血病細胞**）が出現する。

3. 血小板に関する検査

1 血小板数

血小板は止血に関与し，その増減により出血あるいは血栓などの症状が起こる。末梢血中1μLに含まれる数で表され，基準値は**15万～35万/μL**程度である。最近，**IPF**（immature platelet fraction；**幼若血小板比率**）が算定できるようになった。これは，骨髄でつくられてまもない血小板の占める比率を示す指標で，骨髄における血小板産生能の指標になる。

2 血小板の形態

血小板は，径2～4μmほどの小さな細胞である。骨髄で巨核球とよばれる非常に大きな細胞の一部がちぎれてできる，いわば細胞の断片である。骨髄異形成症候群や先天性血小板機能異常症などでは通常より大型の血小板がみられ，時に赤血球の大きさを超える巨大血小板（8μm以上）が出現する。

B 出血・血栓傾向の検査

先天性あるいは後天性出血性疾患や血栓性疾患の診断に用いられる検査である。出血あるいは血栓形成は，**血管**，**血小板**，**凝固因子**，**線溶系**（せんよう）の異常のいずれか，あるいはその組み合わせで起こる。異常の大まかな部位を推定するためのスクリーニング検査を行い，異常の見当をつけてから精密検査を行う。

1. スクリーニング検査

1 血小板数算定

血小板数に問題がないかをみる。血小板の形態異常（巨大血小板など）があれば診断の手がかりになる。

2 出血時間

専用の器具で皮膚に傷をつくり，止血までの時間を測定する検査である。出血時間の延長は，血小板の異常や毛細血管の脆弱性（ぜいじゃく）が疑われる。

血圧計のマンシェットなどを用いて前腕に一定の圧をかけ，静脈圧を一定にした状態で専用の器具で前腕の皮膚に傷をつける**アイヴィ**（Ivy）**法**（基準値 3 ～ 8 分，10 分 以上は異常）と，耳朶（じだ）の皮膚に傷をつけるデューク（Duke）法（基準値 1 ～ 3 分，6 分以上は異常）があるが，デューク法は検査結果の再現性に問題がある。

3 プロトロンビン時間，活性化部分トロンボプラスチン時間

プロトロンビン時間（prothrombin time；PT），**活性化部分トロンボプラスチン時間**（activated partial thromboplastin time；APTT）は，血液凝固因子の異常をスクリーニングする基本的な検査である。

血液凝固には，多くの**血液凝固因子**とよばれる成分がかかわっている。出血が起こると，次々と各血液凝固因子が活性化する**血液凝固カスケード**とよばれる現象によって血液凝固が生じる。血液凝固カスケードは**内因系，外因系，共通経路**（共通系）に大きく分けられる（図3-4）。PT は外因系と共通経路，APTT は内因系と共通経路にかかわる凝固因子の活性を反映する検査である。この 2 つの組み合わせで，外因系，内因系，共通経路のどの部分に異常があるかが推定できる。

4 フィブリノゲン値，フィブリン・フィブリノゲン分解産物値

フィブリノゲンは，凝固カスケードの最終段階にあり，トロンビンによりフィブリンになる（第 1 章Ⅱ-E「止血機構」参照）。血液凝固によって形成された血栓は，最終的に分解（線

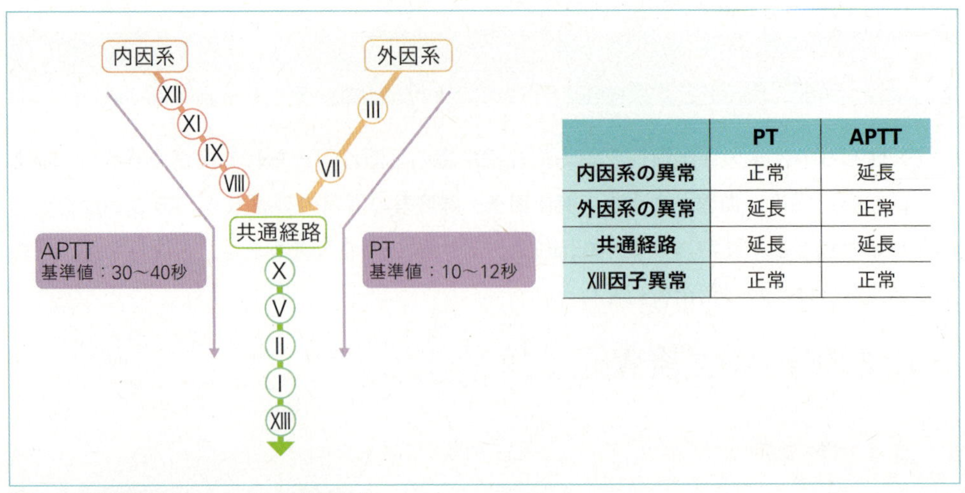

	PT	APTT
内因系の異常	正常	延長
外因系の異常	延長	正常
共通経路	延長	延長
XIII因子異常	正常	正常

図3-4 凝固因子カスケードと検査所見

溶という）されるが，その際フィブリンが分解されてできる分子が**フィブリン・フィブリノゲン分解産物**（fibrin/fibrinogen degradation products；**FDP**）である。FDP が増加しているということは線溶が活発に起こっていることを示す。**播種性血管内凝固症候群**（disseminated intravascular coagulation；**DIC**）では，フィブリノゲン値は低下し，FDP が増加する。

2. 精密検査

スクリーニング検査の結果に基づき，出血傾向の原因をより詳細に追究する場合に行う。

1 凝固因子活性測定

スクリーニング検査で凝固異常がみられた場合に，どの凝固因子の異常によるかを調べる必要がある。APTT および PT の検査結果によって目安を付けて凝固因子活性測定を行う。活性は健常者血漿との比較により％で示される。以下に代表的な凝固因子測定検査について述べる。

❶第VIII因子活性

第VIII因子は内因系の凝固因子である。先天性の血液凝固因子欠損症である**血友病 A** で低下する。

❷第IX因子活性

第IX因子も内因系凝固因子である。**血友病 B** で低下する。

2 血小板機能検査

血小板数が正常であるにもかかわらず，出血時間の延長がみられる場合は，血小板の働きに問題が生じている可能性がある。そのような場合に，血小板の機能を評価するための検査を行う。

❶血小板凝集能検査

血小板凝集は，止血の初期段階で非常に重要な反応である。患者血液から血小板を分離·濃縮し，血小板凝集を惹起する物質（ADP［アデノシン二リン酸］，コラーゲン，エピネフリン［アドレナリン］など）を加えて凝集が生じるかを経時的に追跡し，**血小板凝集曲線**を描いて診断する。

❷血小板粘着能

止血の際に，血小板は障害を受けた血管の部分に粘着する。血小板粘着能が障害されると，止血機構が働かなくなり，出血傾向の原因となる。

血液をガラスビーズやコラーゲンビーズなどで充塡したカラム（筒）の中を通して，粘着する血小板の割合をみる検査である。

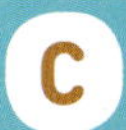

C 骨髄穿刺，骨髄生検

1. 目的

骨髄穿刺および骨髄生検は，各種血液・造血器疾患を診断するうえで重要な検査で，骨髄における各造血細胞の質的あるいは量的な異常を検出する。**急性白血病，骨髄増殖性腫瘍，骨髄異形成症候群，多発性骨髄腫**などの悪性腫瘍のみならず，**再生不良性貧血**のような非悪性疾患においても診断上，必須の検査である。**悪性リンパ腫**では，骨髄への腫瘍細胞の浸潤の有無を確認し，病期（病気の広がり具合）診断をするために行う。

骨髄穿刺と骨髄生検は手技や検査の目的が異なるが，同時に行われることも多く，目的や状況によって使い分けられる。骨髄穿刺で骨髄液が吸引できないとき（ドライタップという）には，生検による情報を頼りにするしかない。

1 骨髄穿刺（骨髄吸引検査）

専用の骨髄穿刺針を使用して，注射器で骨髄液を吸引する検査である。つまり，採取される検体は液状のものである。骨髄液の塗抹標本を作製し，各種の染色*を施した後に，細胞の形態を観察する。また，細胞表面形質検査，染色体検査などを行う（図3-5）。細胞一つひとつの性状を明らかにすることができる。

急性白血病，骨髄異形成症候群では必要不可欠な検査である。一方，骨髄の組織としての構造を詳細に評価することはできないため，再生不良性貧血の診断や悪性リンパ腫の浸潤の評価は骨髄生検が重要になる。

---

* **血液・骨髄の塗抹標本の染色法**：染色とは，細胞に人工的に色をつけ観察しやすくする操作である。白血球はメイ-ギムザ（May-Giemsa）あるいはライト-ギムザ（Wright-Giemsa）染色を行う。急性白血病が疑われる場合などは，細胞化学染色法が追加される。細胞化学染色法には，顆粒球系が陽性となるペルオキシダーゼ染色，単球系が陽性となる非特異的エステラーゼ染色などがある。

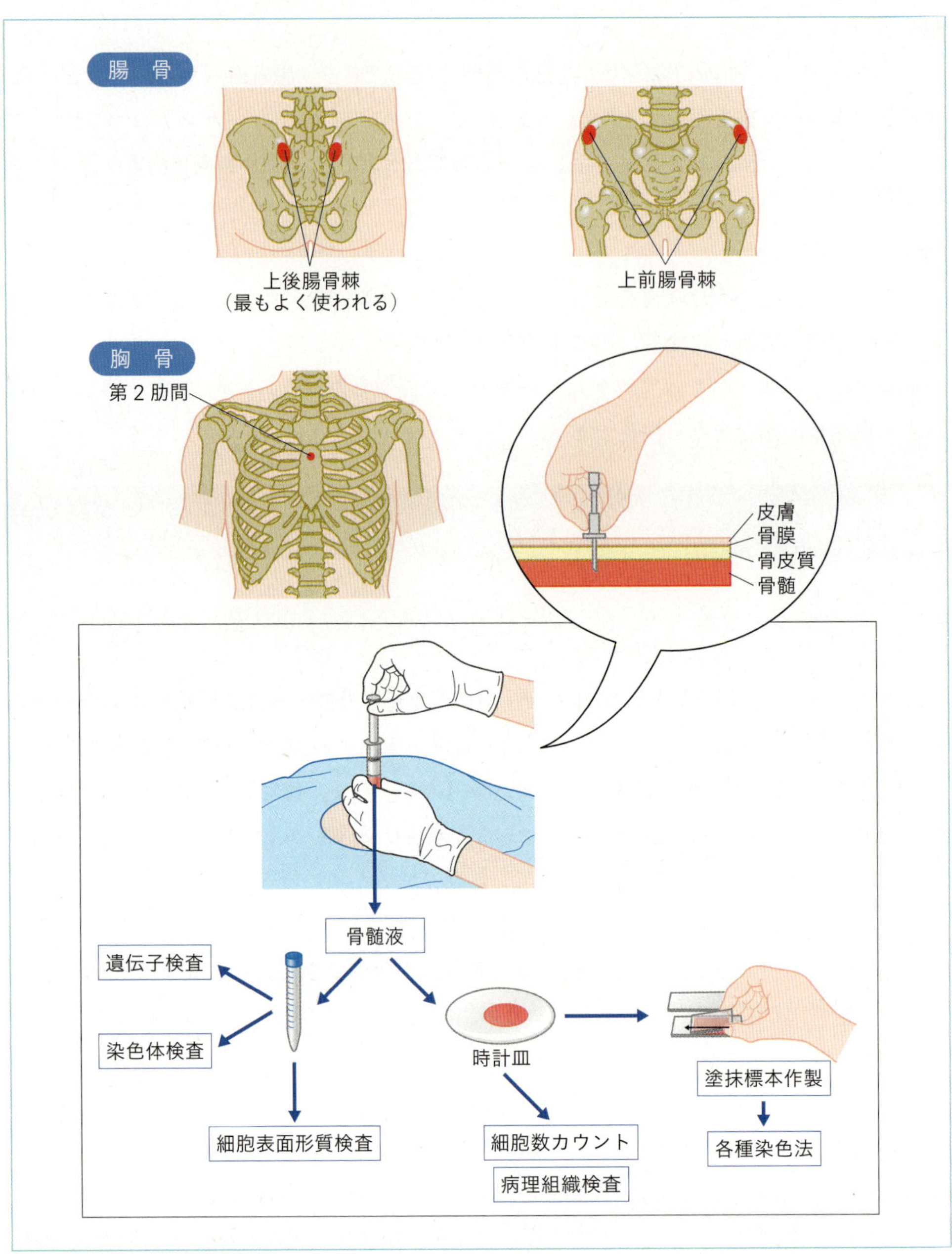

図 3-5　骨髄穿刺の部位と方法

2　骨髄生検（骨髄針生検）

生検針を用いて骨髄（こつずい）組織を塊として採取し，骨髄の構造を観察する。そのため，組織としての骨髄の状態を評価することに適している。骨髄の細胞密度が診断に重要な再生不良性貧血や，骨髄の線維化をきたす骨髄線維症の診断，悪性リンパ腫の骨髄浸潤（しんじゅん）の有無の評価に必須の検査である。

2. 方法

1 骨髄穿刺

❶必要物品

骨髄穿刺針*，シリンジ（5mLないし10mL）を3～4本（検査項目によるが，うち1本は局所麻酔用），局所麻酔薬，消毒薬，滅菌布，滅菌手袋，滅菌ガーゼ，綿球，検体用容器。

通常，検査実施の際には臨床検査技師もいて，検体採取と同時にその場で塗抹標本作製や細胞数カウントのための処理を行う。

❷穿刺部位，体位

穿刺部位は，体表面に近く穿刺しやすい場所が選択される。胸骨，腸骨（腸骨稜），脛骨，脊椎骨棘部分などが選択されるが，成人の場合は腸骨あるいは胸骨が選択されることがほとんどである（図3-5）。なかでも安全性の面から腸骨（特に腸骨稜の上後腸骨棘付近）が選択されることが多い。

胸骨は薄く，すぐ下に心臓などの重要臓器がある。過去に，死亡事故が報告されており，実施する際は熟練者が慎重に行う必要性がある。また，多発性骨髄腫の患者や高齢者は，骨がもろくなっている可能性があるので選択すべきではない。

穿刺の際には，患者に穿刺部位に合った体位をとってもらう。たとえば，腸骨背側から行う際には腹臥位あるいは側臥位を，胸骨から行う際には仰臥位をとってもらう。

❸穿刺手技，手順

▶ **消毒，麻酔** 穿刺は清潔操作で行う。穿刺部位を消毒後，清潔野を確保するために，滅菌した布で周囲を覆う。皮膚を局所麻酔薬で麻酔し皮下に浸潤させる。

皮膚表面と痛みを感知する神経が密に分布する骨膜については，特に十分に麻酔した後，穿刺を行う。

▶ **穿刺** 十分に局所麻酔が効いていれば，通常，患者は強い痛みを感じることはなく，圧迫感や違和感を感じる程度であるが，疼痛に対する感受性は患者ごとに大きく異なり，骨髄穿刺が痛みを伴う検査であると聞いて恐怖を感じて検査を受けている患者もいるので，常に患者に声をかける。初回の穿刺で強い苦痛を感じると，大きなトラウマになり，二度と検査を受けたくないと思う患者もいるので注意する。患者が痛みを訴えた場合は無理に針を進めず，いったん針を抜いて，局所麻酔薬を追加する。

穿刺針が硬い骨皮質を通り（骨皮質の厚さは体格，年齢，穿刺部位により異なる），骨髄に達すると針を進める抵抗が軽くなる。そこで内筒を抜き，5mLあるいは10mLのシリンジを付ける。

---

* **骨髄穿刺針**：太い注射器のような構造をしており，外筒とその中に納まる内針からなる。穿刺の深さを調節することができ，必要以上に穿刺針が深く入らないようにするストッパーが付いている。ディスポーザブルのものが使われることが多い。いくつかのタイプが発売されているが，基本構造は同じである。

▶ **吸引**　患者には吸引することを必ず告げてから吸引する*。

あまり多く吸引すると末梢血が混入するので，1 〜 2mL 程度の骨髄(こつずい)液を吸引する。最初に採取した骨髄液は直ちに塗抹(とまつ)標本作製や細胞数のカウントに使用し，その後もう一度吸引して，細胞表面形質検査，染色体検査，遺伝子検査用の検体とする。時計皿に入れた骨髄液はホルマリン容器に入れて病理組織検査に提出する。

❹検査終了後の管理，合併症

検査終了後は，消毒後に創部を圧迫して 30 〜 40 分程度安静にする。出血傾向のある患者の場合には，安静時間を長めにとる。その後，止血が確認されれば，安静を解除する。

骨髄穿刺(せんし)は，外来でも実施可能な比較的侵襲(しんしゅう)度が低く患者の負担も軽い検査であるが，合併症として，穿刺局所の疼痛(とうつう)や皮下出血がある。いずれも経過とともに軽快することがほとんどである。まれであるが，骨折や穿刺針の貫通による胸腔内および腹腔内臓器や組織の損傷，出血がある。特に胸骨からの骨髄穿刺は注意が必要である。

2　骨髄生検

必要物品，穿刺手技，手順は骨髄穿刺とほぼ同様である。

骨髄生検の穿刺部位は腸骨（上後腸骨棘(こつきょく)）で，外筒内に組織をそのまま採取してくる。骨髄穿刺の場合と同様に消毒，局所麻酔を行い実施する。骨髄生検針は，骨髄穿刺針と同様の構造をしているが，より長く，ストッパーが付いていないため，骨髄穿刺より熟練を要する。

骨髄穿刺と同時に行う際には，通常，同一の穿刺部位から行う。なお，骨髄生検を胸骨から行うことは危険なため禁忌である。

D　リンパ節生検

悪性リンパ腫などを疑ったときに，診断の確定および組織型決定を目的として，病変であるリンパ節生検を行う。

生検部位については，複数のリンパ節が腫れている場合には，大きい主病変を選択するが，生検による合併症や患者に対する負担を十分に考慮して決定する。体表面に近い表在リンパ節がある場合には第一選択となるが，生検に適した表在リンパ節がない場合には，胸腔内や腹腔内リンパ節の生検を考慮する。

リンパ節生検の際に，可能であれば一つのリンパ節を丸ごと摘出することが望ましいが，病変が大きいなどの理由で困難な場合には一部を切除することがある。針生検を行うこともあるが，この場合は十分な組織を得ることができないため，診断の精度が落ちる。吸引

* 骨髄穿刺・吸引の際の疼痛は局所麻酔薬では除くことができないので，あらかじめ患者にそのことを話しておく。吸引の際の痛みを「引っ張られるような痛み」「からだを持っていかれるような痛み」「魂が抜かれるような感じ」などと患者は形容する。

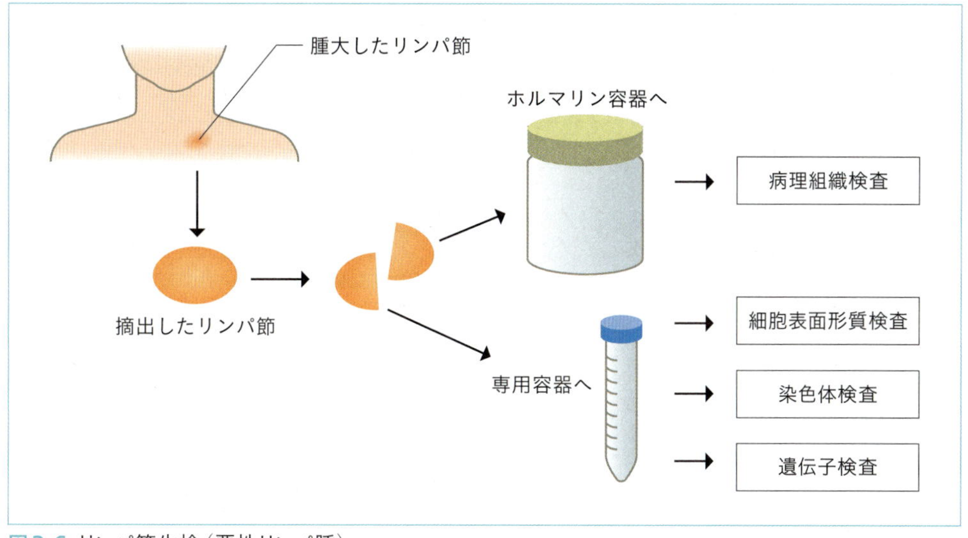

図3-6 リンパ節生検（悪性リンパ腫）

針生検では，悪性リンパ腫の病理組織学的診断が困難なことが多く，固形がんの転移がより疑われる場合などを除き，基本的には選択すべきではない。

リンパ節生検で得られた標本は，病理組織検査に提出するが，一部を細胞表面形質検査や染色体検査，必要に応じて遺伝子検査に提出する。細胞表面形質検査や染色体検査には，ホルマリン固定をしない生の検体が必要である。採取された組織をそのまま丸ごとホルマリンに漬けてしまわないように注意する（図3-6）。

E 細胞表面形質検査

白血球の細胞表面には，その種類や成熟の段階に応じて，各種の機能をもつ特徴的な様々な分子が出現する。それらは**白血球表面形質**（**細胞表面形質**）とよばれ，国際的に統一された **CD**（cluster of differentiation）**分類**に基づいて，個々の分子の名前がついている（表3-3）。細胞表面形質を解析することで，白血球の性質をより詳細に特徴づけることができるが，これらの分子は小さく，通常の光学顕微鏡では直接見ることができない。そこで，**モノクローナル抗体***とフローサイトメーターという分析装置を用いてそれらの分子を検出する（図3-7）。この手法は現在では血液疾患，特に**白血病**や**悪性リンパ腫**など血液腫瘍の診断には欠くことのできないものとなっている。末梢血，骨髄液，リンパ節組織などを材料に解析が行われる。

* **モノクローナル抗体**：1つの抗体は，ある特定の分子（ペプチド）を1対1対応で認識する。われわれの体内には膨大な数の抗体が存在し，それぞれが対応する分子を認識している。抗体を産生する細胞を加工し，人工的に1種類の抗体を産生させたものが，モノクローナル抗体である。

表 3-3 血液疾患の診断に用いられる細胞表面形質

細胞系列	細胞表面形質	主な分布
T 細胞系	CD2	T 細胞，NK 細胞
	CD3	成熟 T 細胞
	CD4	ヘルパー T 細胞，Treg 細胞（制御性 T 細胞）
	CD5	T 細胞，慢性リンパ性白血病で陽性
	CD8	細胞傷害性 T 細胞
NK 細胞系	CD16	NK 細胞，顆粒球，単球
	CD56	NK 細胞，単球
B 細胞系	CD10	pre-B 細胞，顆粒球
	CD19	B 細胞
	CD20	B 細胞
骨髄系	CD13	単球，顆粒球，急性骨髄性白血病で陽性
	CD33	単球，急性骨髄性白血病で陽性
幹細胞	CD34	造血幹細胞，急性骨髄性白血病で陽性

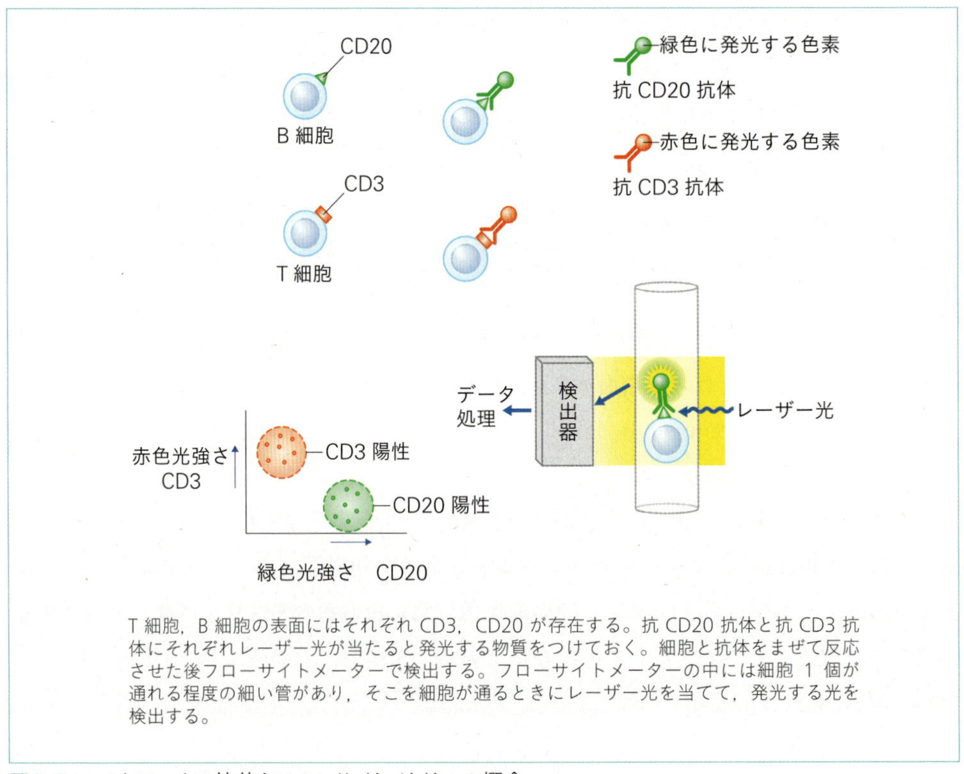

T 細胞，B 細胞の表面にはそれぞれ CD3，CD20 が存在する。抗 CD20 抗体と抗 CD3 抗体にそれぞれレーザー光が当たると発光する物質をつけておく。細胞と抗体をまぜて反応させた後フローサイトメーターで検出する。フローサイトメーターの中には細胞 1 個が通れる程度の細い管があり，そこを細胞が通るときにレーザー光を当てて，発光する光を検出する。

図 3-7 モノクローナル抗体とフローサイトメトリーの概念

F 染色体検査

染色体は遺伝情報であるDNA（デオキシリボ核酸）を束ねた構造物であり，ヒトの体細胞は1番染色体から22番染色体までである常染色体を2本ずつと，性染色体を2本（女性はX染色体を2本，男性はX染色体とY染色体を1本ずつ），合計46本を含んでいる。DNAは長い糸のような構造であり，それらが絡まらないように束ねられたものが染色体である。

染色体異常には，**欠失**，**重複**，**転座***などがある。染色体の異常は，結果として遺伝情報の異常を招く。白血病やリンパ腫では，様々な染色体異常が報告されている。それらの大部分は後天的に腫瘍細胞内に起こる変化であり，疾患に特徴的な異常が含まれる。**慢性骨髄性白血病**における**フィラデルフィア（Ph）染色体**（図3-8）のように，診断の鍵になる異常もある。

染色体はリンパ節生検や骨髄穿刺で得られた細胞を用いて解析する。染色体検査の代表的方法として，分染法とFISH（fluorescence *in situ* hybridization：蛍光 *in situ* ハイブリダイゼーション）法がある。分染法とFISH法にはそれぞれ長所と短所があり，目的に応じて使い

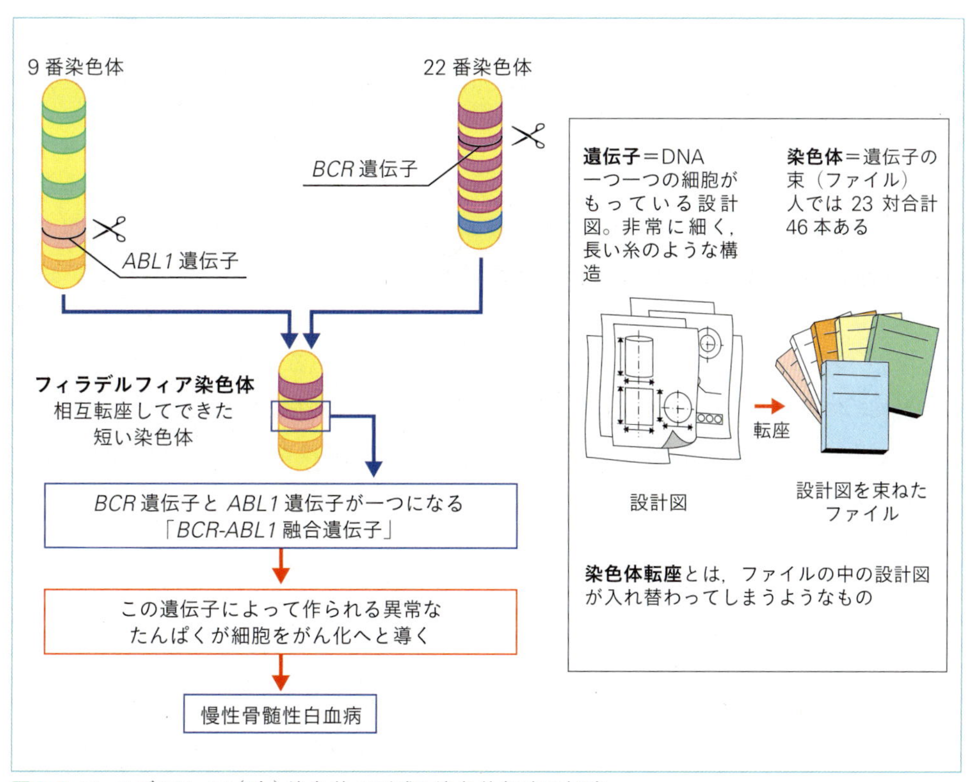

図3-8 フィラデルフィア（Ph）染色体の形成と染色体転座の概念

* **欠失，重複，転座**：染色体DNAの一部を失うことを欠失という。大きな欠失は顕微鏡で観察できるが，小さな欠失は遺伝学的な方法で推定される。重複は染色体の一部分が重複した状態，転座は染色体の一部または全部がちぎれて他の染色体に結合した状態をいう。

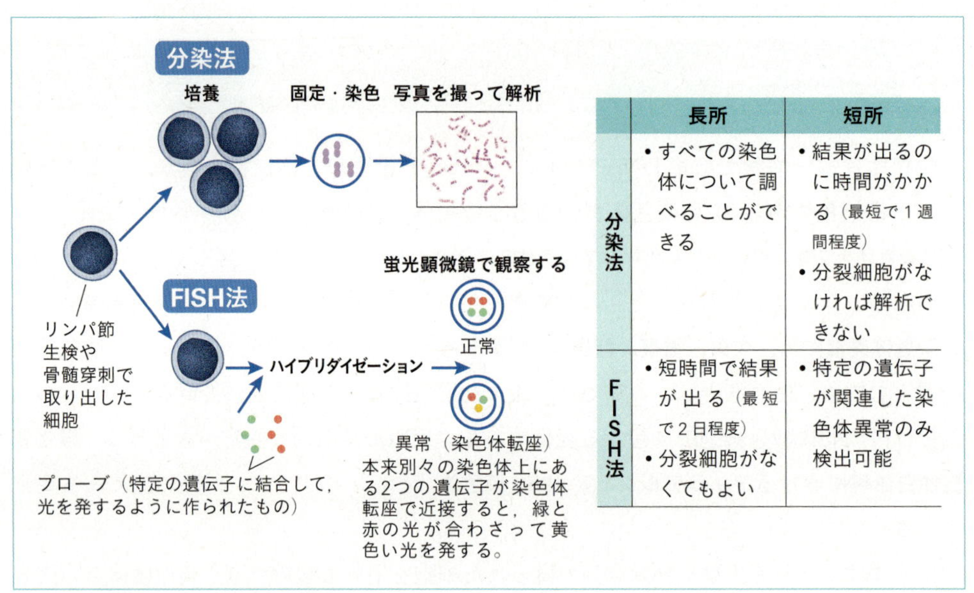

	長所	短所
分染法	• すべての染色体について調べることができる	• 結果が出るのに時間がかかる（最短で1週間程度） • 分裂細胞がなければ解析できない
FISH法	• 短時間で結果が出る（最短で2日程度） • 分裂細胞がなくてもよい	• 特定の遺伝子が関連した染色体異常のみ検出可能

図3-9　染色体分析の代表的な方法

分けられる（図3-9）。

G 遺伝子検査

血液・造血器腫瘍（しゅよう）を含めてヒトの腫瘍は，ある1つの細胞に遺伝子の異常が生じることにより発生する。遺伝子異常は通常複数であり，それらが蓄積していくに従って腫瘍の悪性度が増す。遺伝子異常は染色体異常（転座，欠失など）によって生じるもの以外に，点突然変異とよばれる1個の塩基（えんき）がほかに変わるもの，数個の塩基が脱落したり挿入されたりするなど，染色体検査では検出不能な小さい領域での変化がある。遺伝子異常のなかには，疾患特異的で診断の補助となったり，予後や治療反応性との関連が示されているものがある。そのため，診断や治療方針の決定を目的として，遺伝子検査を行うことがある。

細胞からDNAあるいはRNA（リボ核酸）を抽出してPCR（polymerase chain reaction；

ゲノム医療

最近，ゲノム医療という言葉が盛んに使われるようになっている。ゲノムとは，DNAの持つ遺伝情報全体を示す言葉である。ゲノム医療とは患者の遺伝情報を包括的・網羅的に分析して疾患の診断あるいは治療に役立てていこうとするものである。腫瘍性疾患の場合には，腫瘍における遺伝子異常を包括的に解析して，診断あるいは治療に役立てようとするもので，予後の推定や最適な治療法の選択に用いようとするものである。国の施策としても推進していこうという動きがある。

ポリメラーゼ連鎖反応）法やサザンブロット法あるいは塩基配列の決定により遺伝子異常を解析する。

最近，次世代シーケンサーという短時間の間に大量の塩基配列を決定することができる装置が開発され，研究に用いられている。次世代シーケンサーを用いて血液・造血器腫瘍の遺伝子異常の解析も進み，新たな遺伝子異常が発見されている。ある個人のすべてのDNAの配列を，1日程度で解析することができるようになった。現時点で，実際の臨床の現場で用いられることはないが，将来的には臨床応用されるかもしれない。

H 画像検査

画像検査は，血液・造血器疾患において診断や治療効果の判定や経過観察に欠くことのできない検査である。ここでは，特に多く用いられるCT検査，PET検査およびMRI検査について述べる。

❶CT検査

CT（computed tomography；コンピュータ断層撮影）検査は，血液・造血器疾患の診断や治療効果判定などに日常的に用いられる。特にCTが多く用いられるのは**悪性リンパ腫**である。体内の**リンパ節腫脹の有無**や**各臓器への浸潤**について検索し，進行度を診断する。病期診断の際に全身CT検査は必須で，可能であれば造影剤を用いて検査を行う。

❷PET検査

PET（positron emission tomography）検査は，通常，**FDG***を静脈から注射し，FDGの体内における分布（放出された放射線）を体外から検出する。PET-CTとして，CT検査と組み合わせて実施されることも多い。

FDGはブドウ糖を消費している臓器や組織に取り込まれる特性がある。一般に腫瘍組織ではブドウ糖の利用が亢進しているため，FDGが多く取り込まれる。また，悪性度が高いほどFDGの取り込みが多くなる。血液・造血器疾患においては，特に**悪性リンパ腫**の**病期診断**および**治療効果の判定**に用いられている。悪性リンパ腫においてもFDGの取り込みがみられるため，病変の分布を確認することができ，病期診断に有用である。ただし，低悪性度の悪性リンパ腫のように，細胞の増殖が比較的緩慢な腫瘍では取り込みが弱いことがある。また，腫瘍以外でも炎症などでも取り込まれるため，検査結果の解釈には注意が必要である。

❸MRI検査

MRI（magnetic resonance imaging；磁気共鳴画像）が血液・造血器疾患に用いられることはそれほど多くはないが，悪性リンパ腫などの中枢神経系（脳，脊髄）への浸潤（しんじゅん）の診断や，多発性骨髄腫（こつずいしゅ）などの骨への浸潤の診断に用いられる。また，骨髄における造血を評価する

---

* **FDG（fluorodeoxyglucose；フルオロデオキシグルコース）**：ブドウ糖に類似した物質で，FDGの陽電子が周囲の電子と衝突して消失する際にγ線を放出する。

のに有用で，脊椎 MRI による造血評価は，再生不良性貧血の診断の手がかりになる。

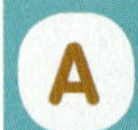

Ⅲ 血液・造血器疾患の主な治療

がん治療には化学療法，外科的手術，放射線療法などの治療があるが，すでに全身に腫瘍が広がっているような血液腫瘍では，**化学療法**が重要な位置を占める。

A 化学療法

1. 一般的抗がん剤の作用機序と副作用

化学療法（chemotherapy）は，化学物質（抗がん剤）を用いてがん細胞の増殖を抑えたり殺したりする薬物療法の一つである。抗がん剤は，**化学療法薬**，**抗悪性腫瘍薬**ともよばれる。抗がん剤には，古くから用いられている古典的抗がん剤に加えて，がん細胞に特異的な分子を標的にした**分子標的薬**やがん細胞に発現する細胞形質（抗原）を標的に作製した**抗体薬**，がん細胞を成熟・分化させることで細胞老化によるアポトーシスに導く**分化誘導薬**など，新しいタイプの抗がん剤も開発されている。

以下に血液腫瘍でよく用いられる一般的抗がん剤，ホルモン類似薬，分子標的薬について述べる。

古典的抗がん剤は，がん細胞と正常細胞の増殖のわずかな違いを利用して効果を発揮するが，作用点は正常細胞にも普遍的に存在する細胞増殖のメカニズムであることがほとんどで，細胞周期のいずれかの時期に特異的に作用する薬と細胞周期に無関係に作用する薬がある。

主な古典的抗がん剤は，①アルキル化薬，②代謝拮抗薬，③ビンカアルカロイド系（微小管重合阻害薬），④抗腫瘍抗生物質，⑤白金製剤，⑥トポイソメラーゼ阻害薬，⑦ホルモン類似薬（副腎皮質ステロイド），に分類される。こうした薬は，有効血中濃度（効果を発揮する濃度）と副作用を発現する濃度の幅が狭いため，投与量および投与時間などを厳守することが大切で，看護師もそれぞれの抗がん剤の作用や副作用の特徴について知識をもってケアを行う必要がある。

造血器腫瘍における化学療法では，治療効果を高めるために作用機序の異なる何種類かの薬を組み合わせて治療する。このような治療を**多剤併用化学療法**という。診断名（病気の種類）や年齢，全身状態，合併症によって治療法が選択されるが，こうした化学療法の組み合わせおよび投与法を**レジメン**（regimen）という。

がんは細胞が正常な制御を離れて異常に増殖する腫瘍であり，細胞が増殖するには細胞周期が一回転することが必要である。細胞周期は，図 3-10 に示すように DNA（デオキシリボ核酸）を合成するS期，有糸分裂をするM期とその準備期があり，抗がん剤はこの細胞分裂を阻害することで腫瘍を抑える薬である。シタラビンやメトトレキサートなどの代謝拮抗薬はS期に，ビンクリスチンなど微小管重合阻害薬は主にM期に作用して細胞分裂を阻止する。一方，細胞周期に関係なく効果を示す薬もあり，アルキル化薬，抗腫瘍抗生物質，白金製剤があげられる。

これらの抗がん剤は，投与量を増やすと効果が強くなるが，投与量を増やしすぎると副作用のため投与できなくなる。薬により安全に投与できる量が決まっているが，かぜ薬や高血圧の薬のような一般薬と比較すると，効果の出る濃度と副作用の出る濃度の差が小さく，**治療安全域が狭い**ので（図3-11），使用には十分な知識と経験が必要である。

造血器腫瘍（しゅよう）でよく用いられる抗がん剤とその機序・副作用を表3-4にまとめたので参考にされたい。一般的に**血液毒性**（**血球減少**，**骨髄抑制**）が共通して認められるが，ダウノルビ

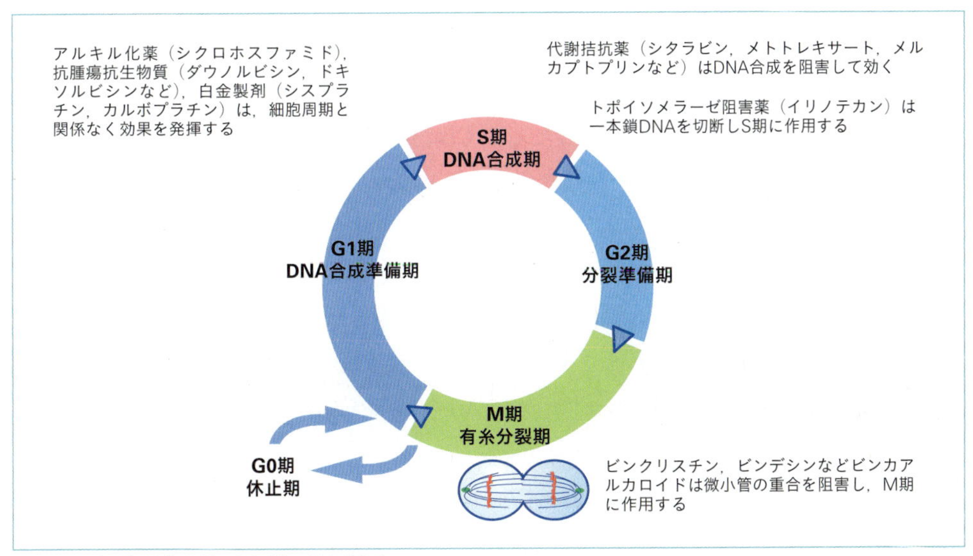

図3-10 細胞周期と抗がん剤の作用機序

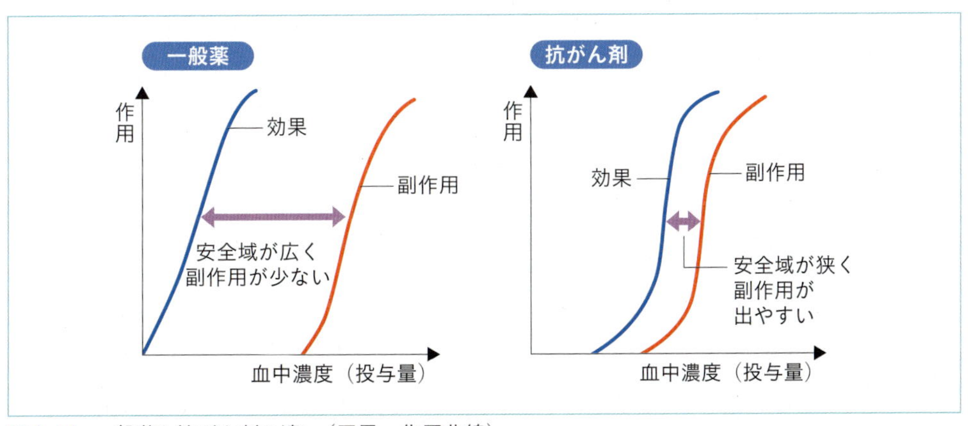

図3-11 一般薬と抗がん剤の違い（用量ー作用曲線）

シンやドキソルビシンによる心毒性（不整脈，心筋障害），ビンカアルカロイド系の末梢神経障害，ブレオマイシンの肺障害，白金製剤の**腎障害**など，薬の種類や作用機序によって特有の副作用がある。特徴的な副作用を表 3-4 に示す。

2. 分子標的薬

古典的抗がん剤は，正常細胞にもがん細胞にも共通の細胞周期（DNA 合成など）などを標的としてきたのに対して，分子標的薬はがん細胞の増殖に重要な分子や，腫瘍細胞のみに発現している分子を標的にした治療薬である。そのため，腫瘍細胞への特異度が高く，副作用に比較して効果が高いことが期待される（表 3-4）。

分子標的薬は，薬品の性状から大きく低分子化合物と抗体薬に分けることができ，また作用機序から**チロシンキナーゼ阻害薬**，**プロテアソーム阻害薬**[*1]，**DNA メチル化阻害薬**，**分化誘導療法薬**などに分けることができる。

❶チロシンキナーゼ阻害薬

代表的なチロシンキナーゼ阻害薬である**イマチニブ**を例にとって述べる。

慢性骨髄性白血病（chronic myelogenous leukemia；CML）は，***BCR-ABL1*** という**融合遺伝子**が原因で起こる。BCR-ABL1 融合たんぱくは，リン酸化（リンが統合した状態）されることで活性化され，増殖シグナルが常にオンになっているため腫瘍が増え続ける。チロシンキナーゼ阻害薬（イマチニブなど）は，この BCR-ABL1 融合たんぱくのリン酸化部位に特異的に結合し，リンが結合できないようにして，増殖シグナルをオフにすることで腫瘍を**アポトーシス**に至らしめる（図 3-12）。薬剤抵抗性の原因として，BCR-ABL1 キナーゼの変異が知られており，変異に合わせた薬剤の選択が必要である。BCR-ABL1 の T315I 変異にも有効な，ポナチニブ（アイクルシグ®）が 2016（平成 28）年に発売されている。

❷DNA メチル化阻害薬

骨髄異形成症候群の患者では，がんを抑制する遺伝子 DNA が高度にメチル化され作用しなくなっていることが病気に関与しているとされる。DNA メチル化阻害薬のアザシチジン（ビダーザ®）は，DNA のメチル化部分からメチルが外れる（脱メチル化）ことにより，種々の遺伝子が活性化し，血球減少の改善や芽球の減少などの治療効果が出ると考えられる。

❸分化誘導療法薬

急性前骨髄球性白血病（acute promyelocytic leukemia；APL，FAB 分類[*2]では M3 とよばれる）には，ビタミン A 誘導体であるオールトランス型レチノイン酸（all-*trans* retinoic acid；ATRA）を用いた特殊な治療法がある。ATRA 投与によって未熟な芽球細胞を成熟した好中球に分化させる治療法である。分化・成熟した好中球は増殖する力を失い，寿命がくると

---

*1 **プロテアソーム阻害薬**は，不要になったたんぱく質を除去する働きをもつプロテアソームを阻害することで腫瘍細胞を自滅させる。

*2 **FAB（French-American-British）分類**：急性白血病細胞は多彩な形態を示すので，フランス，アメリカ，イギリスの血液学者により，形態学的所見，細胞化学染色，免疫学的所見から M0 ～ M7 の 8 つに分類することが提唱された。

表3-4 造血器腫瘍でよく用いられる抗悪性腫瘍薬の作用機序，副作用

抗悪性腫瘍薬の種類	薬剤名（商品名）	作用機序	主な特徴的副作用	主に使用する疾患
アルキル化薬	シクロホスファミド（エンドキサン®）	DNAに架橋を形成してDNAの複製を阻害する	骨髄抑制，出血性膀胱炎	NHL，ALL，MM，SCT
	イホスファミド（イホマイド®）		脱毛	NHL，MM，SCT
	ブスルファン（マブリン®，ブスルフェックス®）		下痢，悪心・嘔吐	CML，SCT
	メルファラン（アルケラン®）			MM，SCT
	ダカルバジン（ダカルバジン®）		血管痛	HL
代謝拮抗薬	メトトレキサート（メソトレキセート®）	ジヒドロ葉酸還元酵素を阻害	骨髄抑制，胃腸粘膜障害，肝炎	NHL，AML
	メルカプトプリン（ロイケリン®）	プリンの新規合成を阻害	骨髄抑制，胃腸粘膜障害	AML，CML
	シタラビン（キロサイド®）	デオキシリボヌクレオチドならびにDNAの合成阻害	骨髄抑制	AML
ビンカアルカロイド系（微小管重合阻害薬）	ビンクリスチン（オンコビン®）	分裂糸形成阻害，微小管の重合を阻害	末梢神経障害，麻痺性イレウス，	NHL，ALL，AML，MM，SCT
	ビンブラスチン（エクザール®）		味覚障害	HL
	ビンデシン（フィルデシン®）		脱毛	NHL，ALL，AML，SCT
抗腫瘍抗生物質	ダウノルビシン（ダウノマイシン®）	DNA，RNAの合成阻害	骨髄抑制，心毒性（心筋障害）	AML
	ドキソルビシン（アドリアシン®）		悪心，脱毛，心毒性（心筋障害）	NHL，HL
	イダルビシン（イダマイシン®）		心毒性（心筋障害）	AML
	ブレオマイシン（ブレオ®）		肺障害	NHL，HL
白金製剤	シスプラチン（ランダ®，ブリプラチン®）	DNA合成阻害，がん細胞の分裂を阻害	腎障害	NHL
	カルボプラチン（パラプラチン®）			NHL
トポイソメラーゼ阻害薬	エトポシド（ベプシド®，ラステッド®）	トポイソメラーゼIIを阻害	骨髄抑制，ショック，間質性肺炎	NHL，AML
	イリノテカン（トポテシン®）	トポイソメラーゼIを阻害	骨髄抑制，下痢，間質性肺炎	NHL
酵素製剤	L-アスパラギナーゼ（ロイナーゼ®）	アスパラギンの消費	肝障害，膵炎，胃腸障害	NHL，ALL，AML
ホルモン類似薬（副腎皮質ステロイド）	プレドニゾロン（プレドニゾロン®）	リンパ球系細胞に対する細胞融解	糖尿病，胃潰瘍，骨粗鬆症	NHL，ALL，SCT
分子標的薬・低分子化合物	イマチニブ（グリベック®）	BCL-ABL1チロシンキナーゼ阻害	胸水貯留，消化管出血	CML，PhALL
	ダサチニブ（スプリセル®）	BCL-ABL1チロシンキナーゼ阻害		CML，PhALL
	ニロチニブ（タシグナ®）	BCL-ABL1チロシンキナーゼ阻害	血糖上昇	CML
	ボスチニブ（ボシュリフ®）	SRC-ABL1チロシンキナーゼ阻害	下痢	CML
	ポナチニブ（アイクルシグ®）	BCR-ABL1チロシンキナーゼ阻害	血栓症	CML，PhALL
分子標的薬・分化誘導	トレチノイン〔ATRA〕（ベサノイド®）	分化誘導	レチノイン酸症候群	APL
	三酸化ヒ素（トリセノックス®）	分化誘導	レチノイン酸症候群	APL
分子標的薬・特異抗体	リツキシマブ（リツキサン®）	抗CD20抗体	アレルギー	NHL
	イブリツモマブチウキセタン（ゼヴァリンイットリウム（^{90}Y）®）	抗CD20抗体に放射線同位元素を付着		NHL

表 3-4（続き）

分子標的薬・特異抗体	ゲムツズマブオゾガマイシン（マイロターグ®）	抗 CD33 抗体にカリケアマイシンを付着	アレルギー	AML
	ダラツムマブ（ダラザレックス®）	抗 CD38 抗体		MM
	ニボルマブ（オプジーボ®）	抗 PD-1 抗体で，抗原特異的 T 細胞を回復・活性化		HL
分子標的薬・その他	ボルテゾミブ（ベルケイド®）	プロテアソーム阻害	末梢神経障害，血小板減少	MM
	サリドマイド（サレド®）	サリドマイド誘導体	催奇形性，末梢神経障害，血栓症	MM
	レナリドミド（レブラミド®）	サリドマイド誘導体		MM
	ポマリドミド（ポマリスト®）	サリドマイド誘導体		MM
	カルフィルゾミブ（カイプロリス®）	プロテアソーム阻害	心毒性（心筋障害）	MM
	イキサゾミブ（ニンラーロ®）	プロテアソーム阻害	下痢	MM

NHL：非ホジキンリンパ腫，HL：ホジキンリンパ腫，ALL：急性リンパ性白血病，AML：急性骨髄性白血病，CML：慢性骨髄性白血病，APL：急性前骨髄球性白血病，MM：多発性骨髄腫，PhALL：フィラデルフィア染色体陽性急性リンパ性白血病，SCT：幹細胞移植

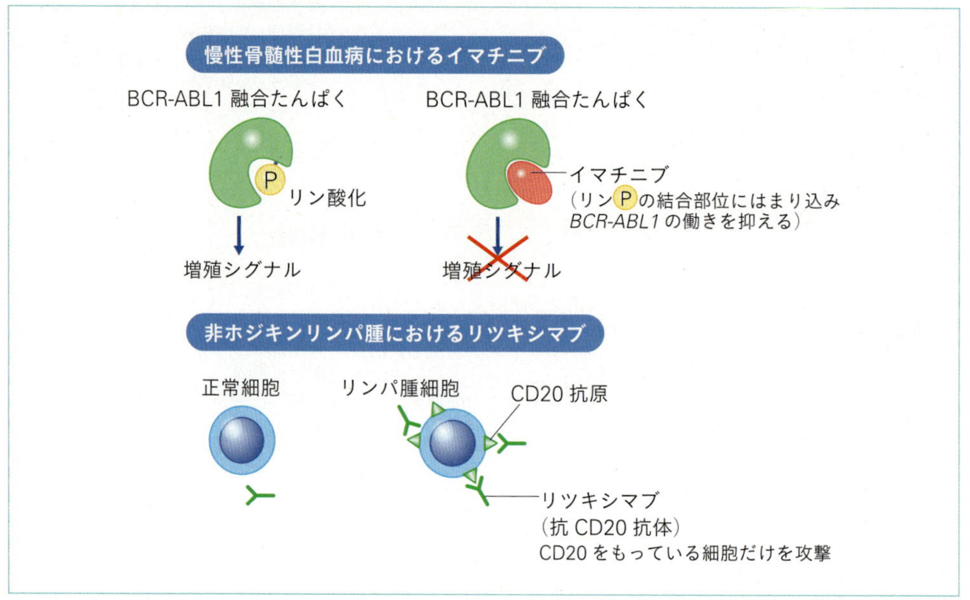

図 3-12 イマチニブとリツキシマブの作用機序

自然に消滅する。殺細胞性の古典的抗がん剤では治療時に血球減少をきたし，細胞崩壊時には激しい播種（はしゅ）性血管内凝固症候群（disseminated intravascular coagulation：DIC）を引き起こすのに対して，分化誘導療法は血球減少や DIC の増悪がなく治療関連死亡を減少させ，APL の寛解導入療法の成功率を飛躍的に向上させた（図 3-13）。

分化誘導療法は APL 独特の治療法であるが，その原因である染色体異常と関連している。APL は染色体相互転座，15 番と 17 番の染色体転座である t(15;17)(q22;q21) によって生み出される *PML-RAR α* 融合遺伝子が原因となって発生する。RAR α（retinoic acid

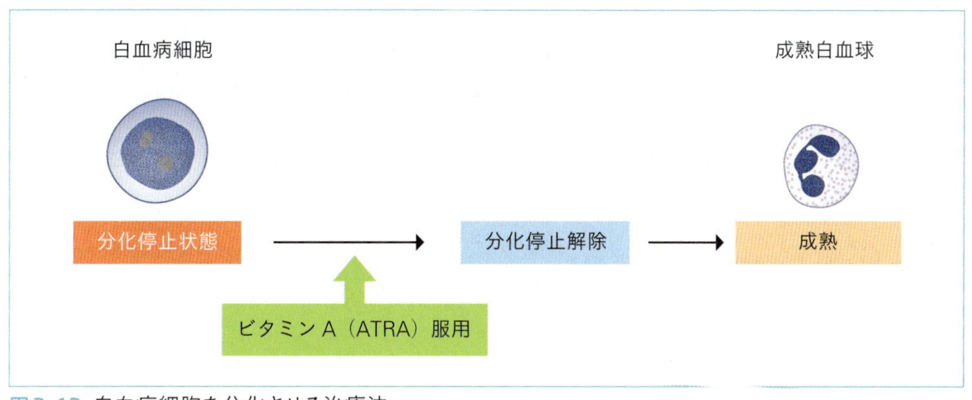

図3-13 白血病細胞を分化させる治療法

receptor-α；レチノイン酸受容体α）はビタミンAの受容体で，ATRAはこの*PML-RAR α*融合遺伝子によってできる異常たんぱく質に働いて効果を発現する。その後，APLに対しては亜ヒ酸（arsenic trioxide；ATO）も分化誘導作用を有することが報告され，再発・難治性APLの治療に使用されている。

ATRAによる副作用としてレチノイン酸症候群がある。ATRA投与に伴い，呼吸困難，発熱，体重増加，間質性肺炎などを起こす病態で，白血球数が多い患者で高頻度に生じるので注意が必要である。白血球数が多い患者では，ATRAに抗がん剤が併用される。亜ヒ酸による治療でも発症するため，分化症候群ともよばれる。

❹抗体療法薬

抗体療法も分子標的薬に分類される。B細胞性リンパ腫の多くはCD20抗原を発現している。**リツキシマブ**はCD20抗原を発現している細胞に結合し，その細胞を攻撃する。CD20を発現していない細胞は傷害されないので，腫瘍（しゅよう）特異性の高い薬剤といえる（図3-12）。

❺免疫チェックポイント阻害薬

ニボルマブ（オプジーボ®）は，患者自身の免疫を活性化することで効果を発現する画期的な薬剤である。がん細胞に発現するPD-L1受容体*は，免疫細胞であるT細胞上のPD-1に結合することで，免疫監視機構（**免疫チェックポイント**）から逃れて増殖している。**抗PD-1抗体**であるニボルマブは，この結合を阻害することで免疫細胞本来の機能を発揮させてがん細胞を攻撃する。

現在，悪性黒色腫，非小細胞肺がん，腎細胞がんに加えて，再発ホジキンリンパ腫に保険適用となっている。

＊ **PD-L1受容体**：「死の受容体」とよばれることもあるPD-1（programmed cell death-1）に結合するリガンド（結合子）で，がん細胞に発現している。オプジーボ®はヒトPD-1に対するヒトモノクローナル抗体で，PD-1とPD-L1およびPD-L2との結合を阻害することで，がんに特異的なT細胞の増殖，活性化および細胞傷害活性の増強などにより腫瘍増殖を抑制する。

B 造血幹細胞移植

造血幹細胞移植は種類が多様化しているため，以下のように順番に理解することがおすすめである。

1. 造血幹細胞移植とは

1 造血幹細胞移植の進歩と多様化

造血幹細胞移植は，当初は白血病や再生不良性貧血などに対して，他人の造血幹細胞を移植する**同種骨髄移植**を中心に発展してきた。1990年代になり，細胞の凍結技術の進歩に伴い，悪性リンパ腫や骨髄腫を中心に，自身の造血幹細胞を凍結保存して大量抗がん剤投与を可能とする**自家末梢血幹細胞移植**が盛んに行われるようになった。さらに，骨髄バンクおよび臍帯血バンクの設立により，非血縁者間移植が可能となった。その後，健常者に**顆粒球コロニー刺激因子**（granulocyte colony-stimulating factor；**G-CSF**）を投与した際の安全性の確認がなされたことから，**同種末梢血幹細胞移植**が可能となった。一方，同種移植において，移植後の免疫による抗腫瘍効果を期待した骨髄非破壊的移植の開発や，**HLA**（human leukocyte antigen；**ヒト白血球抗原**）不適合移植が開発され，造血幹細胞移植の種類や方法が多様化している。

2 造血幹細胞移植の適応と目的

同種移植の目的は，以下の2つである。

①通常の化学療法では治癒が望めない白血病や骨髄異形成症候群，悪性リンパ腫などの血液悪性腫瘍に対して，腫瘍細胞の根絶を目的として行う。

②重症再生不良性貧血や重症免疫不全症などの正常な血液成分をつくれない病気に対して，正常造血の回復を目的として行う。

一方，自家移植は，悪性リンパ腫や多発性骨髄腫で腫瘍細胞の根絶や減少を目的として行われている。

3 造血幹細胞移植の概略（表3-5）

前処置（大量の抗がん剤±放射線照射）により，悪性腫瘍や患者の細胞を根絶あるいは十分弱めた後に，ドナー由来の健康な造血幹細胞を輸注することで，造血能と免疫を回復させる治療法である。実際の移植は，造血幹細胞だけを移植するのではなく，造血幹細胞を含む骨髄液あるいはアフェレーシス*で集めた末梢血単核細胞，臍帯血を移植するので，リ

* **アフェレーシス**：必要な細胞（白血球，血小板など）または液性成分を分離・除去したのちに再び患者の血液を患者自身に輸注すること。

ンパ球や造血前駆細胞なども多く含まれている。

造血幹細胞移植の種類と特徴を表3-5に示す。用いられる造血幹細胞の種類によって**骨髄移植**，**末梢血幹細胞移植**，**臍帯血移植**に分けられる。また，ドナーとして他人の造血幹細胞を用いる**同種造血幹細胞移植**と，自分の造血幹細胞を用いる**自家造血幹細胞移植**がある。同種造血幹細胞移植では，移植を受ける患者（レシピエント）に対して，造血幹細胞提供者はドナーとよばれる。ドナーの種類によって，血縁者間移植（同胞間移植，同系移植［一卵性双生児］，非同胞血縁者），非血縁者間移植（骨髄バンクドナーや臍帯血バンクドナー）がある。基本はHLA適合移植が望ましいが，場合によりHLA不適合移植も行われている。

❶骨髄移植

歴史的に最も古くから行われている造血幹細胞移植である。ドナーは手術室で全身麻酔を受け，腹臥位で両側の腸骨から骨髄液を採取される。骨髄採取による貧血に対しては，輸血による感染症を防止するため，**自己血輸血**（自己赤血球を貯血）を用いている。通常，ドナーは4～5日程度の入院を要する。

表3-5 造血幹細胞移植の種類と特徴

移植の種類		特徴
ドナーの種類による分類		
同種造血幹細胞移植（allogeneic SCT：Allo-SCT）	同胞（兄弟，姉妹）	同種移植の基本。HLAの合致する可能性は1/4
	同胞以外の血縁者（親，叔父，叔母，いとこ）	同胞ドナーがいない場合に考慮
	非血縁者（骨髄バンクドナー，臍帯血バンクドナー）	骨髄バンクではコーディネートに時間を要するが，臍帯血バンクでは短い
同系造血幹細胞移植（syngeneic）：一卵性双生児		GVHD，GVLがなく免疫抑制剤は不要。再発率が高い
自家造血幹細胞移植（autologous SCT：Auto-SCT）		GVHD，GVLがなく免疫抑制剤は不要。再発率が高い
ドナー細胞の種類による分類		
骨髄移植（bone marrow transplantation：BMT）		骨髄採取にはドナーの全身麻酔が必要
末梢血幹細胞移植（peripheral blood stem cell transplantation：PBSCT）		ドナーの全身麻酔は不要，GVHD，GVLが強い。生着が早い
臍帯血移植（cord blood transplantation：CBT）		ドナーの安全性の問題がなく，コーディネート時間が短い 量が少なく体重の重い患者には困難。生着不全が多い HLAは完全に合致する必要はなく4/6合致でもよい
前処置の強度による分類		
骨髄破壊的幹細胞移植（myeloablative SCT）		強い前処置と強い免疫抑制，効果は強いが副作用も強い
骨髄非破壊的幹細胞移植（non-myeloablative SCT）（ミニ移植）		前処置が弱いため再発率が高いが，抗がん剤の副作用が少ない 年齢の高い患者や合併症のある患者にも可能

SCT：stem cell transplantation，GVHD：移植片対宿主病，GVL：移植片対白血病

❷末梢血幹細胞移植

末梢血幹細胞移植には，**同種末梢血幹細胞移植**と**自家末梢血幹細胞移植**がある。末梢血中の造血幹細胞は，G-CSF投与後あるいは化学療法による骨髄抑制からの回復期に増加することがわかっている。その時期に合わせて体外循環させた血液から遠心分離を用いて目的とする造血幹細胞を含む細胞成分を分離する（**アフェレーシス**）。同種造血幹細胞ドナーとなる健常者は，通常，G-CSF投与4～5日目にアフェレーシスを行うので，7日程度の入院を要する。骨髄採取と異なり，全身麻酔が不要である。ドナーリンパ球が多く入るので，後述する**移植片対宿主病**（graft versus host disease；**GVHD**）の副作用が強くなるが，生着が早いという利点がある。

❸臍帯血移植

胎盤および臍帯に流れる血液を**臍帯血**という。臍帯血中には骨髄や末梢血より未分化な細胞が多く，造血幹細胞が多数含まれている。出産時に採取･凍結した臍帯血をドナーソースとして用いるのが臍帯血移植である。臍帯血は量が70～120mLと少なく，細胞数も少ないため生着不全の危険性が高く，造血の回復に時間がかかるとされる。**必要細胞数**は**体重当たりで計算**するため，小児に比して体重の重い成人患者では至適な量の臍帯血が用意できない可能性がある。臍帯血移植では**GVHDが少ない**ため，HLAが1～2抗原不適合であっても可能である。骨髄バンクでは通常，コーディネートに3～6か月を要するが，臍帯血バンクでは臍帯血が凍結されておりコーディネートに時間を要さないこと，ドナーの安全性の問題がないことが特徴である。

2. ドナーの選択：HLA型

同種造血幹細胞移植においてドナーの選択は，HLAの合致度，ドナーソース（血縁者/非血縁者，骨髄/末梢血幹細胞/臍帯血），性別，体重，年齢，移植時期などを考慮して総合的に判断する。造血幹細胞移植は，血液型（ABO型）が違っていても可能である。

最も重要な因子がHLAである。**HLA**は**T細胞**が自分と他人を認識するマーカーになっていて，自分がもたないHLAを外敵としてとらえて排除しようとする。一方，HLAの一部（HLA-C座）は自然免疫にも関与しており，**NK**（natural killer）**細胞**は自己と同じHLAグループをもっていると攻撃しない。

HLAにはA座，B座，C座，DR座，DQ座，DP座などがあるが，それぞれ数十種類あって，その組み合わせは数万通りとなる。HLAは6番染色体上に近接して存在するため一緒に遺伝することが多く，両親から1組みずつもらい各2種類ずつもっている。両親から子どもにそれぞれ1/2の確率でこのペアが遺伝するので，兄弟姉妹では1/4の確率で合致する。

一方，非血縁者においては，HLAの組み合わせにもよるが，合致する可能性は数百～数万人に1人の割合である。HLAは，以前は抗体を用いて検査（血清型）されていたが，最近はさらに詳しい遺伝子型で合わせるようになり，後述するGVHDなどの副作用を減らすことが可能となった。

ドナー選択に際しては，**HLA 適合ドナー**を選択することが基本であるが，HLA 適合ドナーがいない場合には**ミスマッチドナー**を選択する場合がある*。

3. 移植前処置と骨髄破壊的移植，骨髄非破壊的移植

移植前に行う大量の化学療法と放射線照射を，**移植前処置**とよぶ。腫瘍（しゅよう）細胞を根絶させるために移植前処置を次第に強化していくと，ある量に達したときに，臓器障害により患者は治療に耐えられなくなる。このように，造血組織が抗がん剤や放射線の増量の限界の原因になっている場合，他人（同種移植）あるいは患者自身（自家移植）の造血幹細胞を移植前処置後に補うことにより，通常の化学療法の限界を超えて抗がん剤の作用を増強することができる。こうした移植前処置を極限に近く強めたタイプの移植は，**骨髄破壊的移植**とよばれ，ドナー細胞を補わなければ造血の回復が望めない。骨髄破壊的移植は，腫瘍の再発が少ない一方で治療関連死亡も多いので，この治療に耐えられる若い患者に対して，特に急性リンパ性白血病（acute lymphoblastic leukemia；ALL）や急性骨髄性白血病（acute myeloid leukemia；AML），腫瘍の残存のあるリンパ腫などで用いられる。

これまでは移植前処置で腫瘍細胞を根絶させることが最も重要であると考えられていたが，その後の研究と臨床での経験から，移植されたドナーの細胞が患者の腫瘍（白血病など）を攻撃する効果があることがわかってきた。これは**移植片対白血病**（graft versus leukemia；**GVL**）**効果**，あるいは**移植片対腫瘍**（graft versus tumor；**GVT**）**効果**とよばれる。腫瘍の種類や HLA の違いにより，GVL 効果は大きく差が出る。現在は，前処置による効果と GVL 効果の両方を考えて移植を計画している（図 3-14）。

高齢者や合併症のある患者では，前処置の副作用のためにこれまで移植（骨髄破壊的移植）

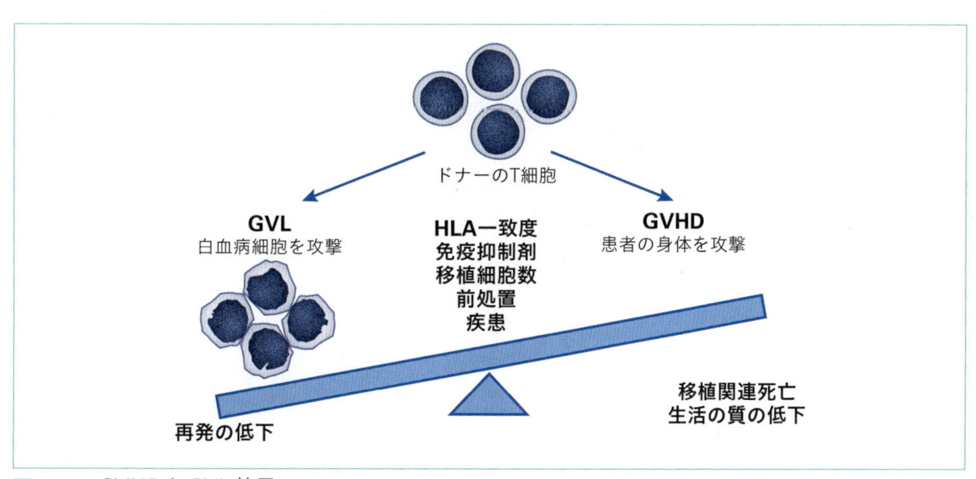

図 3-14 GVHDとGVL効果

* **HLA を適合させる意義**：ドナーがもっていない HLA を患者がもっている場合，生着後のドナーのリンパ球が患者の身体を敵とみなして攻撃する GVHD という副作用が起きる。一方，患者がもっていない HLA をドナーがもっている場合は，患者のリンパ球がドナーの細胞を攻撃して生着不全・拒絶（rejection）が増加するリスクがある。

は行えなかった。しかし，移植前処置を弱めることで抗がん剤の副作用を減らし，GVL効果を期待した治療法が開発され，**骨髄非破壊的移植**（reduced intensity stem cell transplantation；**RIST**），または**ミニ移植**とよばれる。慢性骨髄性白血病や濾胞（ろほう）性リンパ腫などではGVL効果が強く，良い適応である。一方，急性リンパ性白血病ではGVL効果が弱いなど，腫瘍（しゅよう）の種類によって効果が異なる。再生不良性貧血や非悪性腫瘍では，腫瘍の再発の可能性がなく移植前処置を強くする必要がないので，前処置を弱めることが可能で骨髄非破壊的移植が選択される。

4. 同種骨髄移植の流れ

移植のドナー，移植日（「day 0」と表記する），前処置の強度が決まると，それに沿ってだいたいの計画が決まる。

急性骨髄性白血病患者（O型の女性［46XX］）への同種骨髄移植（ドナーはA型の男性［46XY］）の概略を図3-15にまとめたので，以下，移植の流れに沿って説明する。

❶移植2週間前から移植まで

移植日の10日～1週間前（day −10～−7）から，残存する白血病細胞の根絶（抗腫瘍効果）とともにレシピエントの免疫（めんえき）を抑制し生着不全の抑制（免疫抑制効果）をねらって，大用量抗がん剤（＋全身放射線照射）による**前処置**を行う。前処置では，大用量の抗がん剤投与や全身放射線照射により，通常の化学療法よりも強い副作用（口内炎，心筋障害，下痢，膀胱（ぼうこう）炎，肝機能異常，腎機能異常など）が現れる。また，一時的に白血球が極度に減少することにより，感染が起こりやすい状態となるため**無菌室**＊を用いる。時には肺炎や敗血症などの重症感

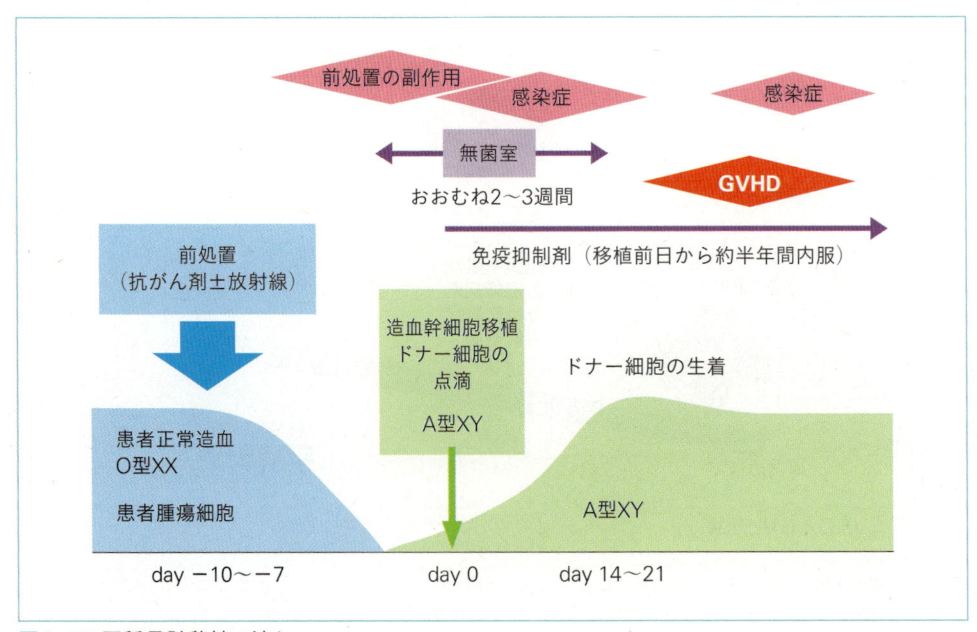

図3-15 同種骨髄移植の流れ

染症を合併することもあり，死亡することもある。

無菌室内では患者はマスクをする必要はないが，医療従事者はマスクを着用し手洗いを要する。面会者も，以前はガラス窓を隔ててインターホンでの会話が主であったが，医療従事者同様にマスク，手洗いをして直接面会できる施設が多くなった。無菌室では食事は無菌食となるが，皮の厚い果物（リンゴ，オレンジなど）は皮をむいて提供している。一方，イチゴや生野菜などは制限される。水道は滅菌水が供給され，シャワー浴も可能である。

移植の数日前から**消化管の無菌化**，**真菌感染予防**，**ニューモシスチス肺炎予防薬**を内服する。

ドナーは全身麻酔下にて骨髄を採取する。ドナーの入院期間はおおむね3日程度であるが，倦怠感やめまいなどがある場合は延長される。

移植は骨髄液，末梢（まっしょう）血幹細胞，臍帯血（さいたいけつ）とも，無菌室にて**末梢から点滴**あるいは注射で行う。移植された細胞は，血流に乗って一部が骨髄にたどり着き生着する。後述するGVHDを予防するために，通常，移植の前日（day−1）から**免疫抑制剤**が投与される。

❷移植後，生着から100日前後まで

白血球数が少なく粘膜傷害も強い期間は，細菌感染，真菌感染に十分注意する。多くの患者が発熱し，抗菌薬治療が必要となる。移植から2～3週間たってドナー由来の好中球（こうちゅうきゅう）が500/μL以上になると**生着**とよび，移植した細胞が骨髄で新しい血液を造り始めたことになる。その後，赤血球や血小板数の増加がみられ，輸血が不要になる。一方，まれに白血球が増えてこない，あるいは一度増えた白血球が再び減少するということがあり，これを**生着不全**という。この場合，2回目の移植を考慮する。生着が確認されると，無菌室から出て一般病棟で生活することができる。生着不全は通常の移植では5％未満だが，HLA不適合，T細胞除去，臍帯血移植の場合は生着不全の頻度が増える。

ドナーの細胞が生着すると，皮膚，肝臓，消化管などに**急性GVHD**という副作用が出る可能性がある。GVHDの程度（ステージとグレード）を把握し，ステロイドなど免疫抑制剤でコントロールする。ドナー細胞が生着しても免疫力の回復は遅れるので，各種感染症のコントロールに苦労するのがこの時期である。特にサイトメガロウイルス感染，真菌やアデノウイルスによる出血性膀胱炎が問題になる。前処置による口内炎や胃腸障害で食べられなかった食事が摂れるようになり，GVHDおよび感染のコントロール，点滴が不要になれば退院が可能になってくる。

❸移植後100日以後

急性GVHDが移植後早期に出てくるのに対して，移植後約100日以降に出てくるのが**慢性GVHD**である。慢性GVHDは自己免疫疾患や**膠原病**（こうげんびょう）と症状が似ていて，皮疹，肝障害が中心であるが，角膜炎，口内炎，筋炎，関節症状，細気管支炎，婦人科領域での腟の

＊ **無菌室**：1m^3中に0.5μm以上の粒子が100個以下（クラス100）から10,000個以下（クラス10000）になるように空気をHEPA（high-efficiency particulate air）フィルターで清浄化して**陽圧**をかけている部屋で，感染症の発症率を下げることができる。

炎症・狭窄，多発性関節炎，多発性筋炎，ネフローゼ症候群，重症筋無力症など，全身に多彩な症状を呈する。慢性 GVHD は生活の質（quality of life；QOL）を低下させる原因となり，社会復帰を妨げる要因になっている。

通常は麻疹（はしか）に一度かかった人は二度とかからないとされるが，造血幹細胞移植を受けるとこうした**免疫が消失**する。麻疹，風疹，水痘は致死的となる可能性があるので，幼児との接触は極力避ける。移植から 1 年以上たち免疫が戻ったら抗体を測定し，予防接種を考慮する。

移植後の晩期障害として，不妊（事前に精子，卵子を保存しておく），二次性発がん，小児の発育障害（低身長），甲状腺機能低下症，骨粗鬆症や大腿骨骨頭壊死などの問題があり，生涯にわたる経過観察が必要である。

5. 同種造血幹細胞移植の重要な副作用，合併症

1 ドナー細胞の生着不全（拒絶）

移植後 21 日以内に好中球数 500/μL 以上の回復が認められない**一次生着不全**と，いったん生着したドナー細胞が低下して好中球数 100/μL になる**晩期の生着不全**がある。一次生着不全（拒絶）にはドナーの種類，HLA 不適合移植の際のドナーに対する抗体，ドナー細胞の輸注細胞数，輸注細胞中の T 細胞数などが影響する。一次生着不全は臍帯血移植で多い重篤な合併症であり，救援のためのセカンド移植が行われる。

2 移植片対宿主病（GVHD）

急性 GVHD と慢性 GVHD がある。以前は移植後 100 日を境に急性と慢性に分けられていたが，現在はそれぞれの症状によって分けられている。

❶急性 GVHD

急性 GVHD は，ドナー細胞が生着して移植後早期に起こるタイプで，ドナーのリンパ球がレシピエントの身体を異物と認識して攻撃する反応であり，組織生検で **T 細胞の浸潤**が認められる。

主な**標的臓器**は，**皮膚**，**肝臓**，**消化管**である。皮膚 GVHD では紅斑の広さ，全身紅皮症や水疱形成の有無，肝臓 GVHD では黄疸の程度，消化管 GVHD では下痢の量，持続する嘔吐，高度の腹痛や腸閉塞の有無により，それぞれステージ 1 ～ 4 に分類され，それを総合して全体グレード 0 ～Ⅳに分類される。

❷慢性 GVHD

慢性 GVHD は移植後約 100 日以後に発症し，自己免疫疾患様の様々な症状を呈する。慢性 GVHD は**皮疹**，**眼球乾燥**や**唾液分泌減少**，**口内炎**，**関節の変形や拘縮**，**肝機能障害**，**食道狭窄**，**閉塞性気管支炎**など，様々な臓器に多彩な症状をきたす。慢性 GVHD も GVL 効果と関連するとともに QOL の低下に影響し，免疫力，生存率に影響する。

慢性GVHDは，単独臓器の**限局型**と様々な症状を併発する**全身型**に分けられる。また，急性GVHDを発症したレシピエントは慢性GVHDの発症率が高いことが知られているが，発症様式によって，急性GVHDから慢性GVHDがそのまま持続移行するprogressive type，一時消失していたものが出現するquiescent type，急性GVHDがなく慢性GVHDを発症する*de novo*(デノボ) typeに分類される。

❸GVHDの予防，治療

GVHDはレシピエントとドナーのHLA適合度が重要な因子であり，不適合移植では増加する。しかし，HLAを適合させてもそれ以外のマイナー抗原が存在するため，完全にGVHDを防止することはできない。メトトレキサートとカルシューニュリン阻害薬（シクロスポリンあるいはタクロリムス）による予防が一般的であるが，ステロイド，抗胸腺細胞グロブリン（antithymocyte globulin；ATG）などが予防や治療に多く用いられるとともに，ヒト間葉系幹細胞輸注療法や移植後のエンドキサン®大量療法などの新しい治療が開発されつつある。

移植後の皮膚GVHDに関しては，日光に含まれる紫外線が悪化をもたらすことが指摘されており，日焼けを避けるように指導する。GVHDを発症しなければ予防的な免疫抑制剤の投与は約半年で中止することができる点が，固形臓器移植と大きく異なる。

3　移植片対白血病（GVL）効果

第一寛解(かんかい)期の急性骨髄(こつずい)性白血病の再発が，GVHDのないレシピエントに比較してGVHDの強いレシピエントでは少ないことがわかってきた。これはドナーのT細胞が白血病細胞を敵と認識し攻撃することで再発を減らしていることによるもので，**移植片対白血病（GVL）効果**とよばれている。強すぎるGVHDは命にかかわるためGVHDとGVL効果のバランスが重要である（図3-14）。

第一寛解期の急性骨髄性白血病の移植においては，GVL効果のため，GVHDのない患者より，軽いGVHD（グレードⅠ～Ⅱ）があると生存率が上昇するが，グレードⅢ～ⅣのGVHDがあると生存率が低下する。

一方，このGVL効果を利用して同種移植後の再発に対してドナーリンパ球を輸注して治療する方法があり，**ドナーリンパ球輸注療法**（donor lymphocyte infusion；**DLI**）とよばれる。DLIは，患者が移植後再発したときだけでなく，EBウイルス（Epstein-Barr virus；EBV）によるリンパ増殖性疾患を発症したときにも有効である。

6. 自家末梢血幹細胞移植

かつては，自分の骨髄や末梢(まっしょう)血(けつ)幹細胞移植を凍結する技術がなかったため，同種骨髄移植が先に確立された。その後，1980年代後半に細胞凍結技術が進歩し，自分の骨髄や末梢血幹細胞を液体窒素（−192℃）あるいは−80℃に凍結保存し，抗がん剤投与後に解凍して戻すことにより造血を回復させる治療が確立された。これが自家末梢血幹細胞移植（自家骨髄移植）である。

自家移植ではGVL効果が期待できないため，前処置（大量抗がん剤±放射線照射）の効果が重要であり，骨髄破壊的移植に準じた前処置を用いる。同種移植に比して，保存した細胞に自身の腫瘍細胞が混入する危険性があり，またGVL効果もないため再発率が高いが，GVHDがないこと，生着不全が少ないこと，免疫抑制剤が不要であり感染症が少ないことから移植関連死亡が少ないというメリットがある。

65歳以下の多発性骨髄腫，再発あるいは予後不良の悪性リンパ腫で多く施行され，第一寛解期の急性骨髄性白血病に行われることがある。一方，急性リンパ性白血病や骨髄異形成症候群，再生不良性貧血では行われない。

C 造血因子投与

白血球，赤血球，血小板はすべて造血幹細胞から分化・増殖して産生されるが，これは主に造血因子（サイトカインの一種）によって調整されている。現在日本で市販されている造血因子には，**エリスロポエチン**（erythropoietin：**EPO**），**顆粒球コロニー刺激因子**（granulocyte colony-stimulating factor：**G-CSF**），**マクロファージコロニー刺激因子**（macrophage colony-stimulating factor：**M-CSF**）がある。造血因子そのものではないが**トロンボポエチン**（thrombopoietin：**TPO**）**受容体作動薬**も商品化され臨床に役立っている。

❶エリスロポエチン

エリスロポエチンは，主に腎臓で産生される糖たんぱくで，**赤血球産生**を促進する。そのため，透析が導入されるような腎不全患者ではエリスロポエチン産生が低下し，貧血となる（**腎性貧血**）。以前は，透析患者では貧血改善のために輸血が大量に行われ，感染症や鉄過剰が死因となることがあったが，現在では透析導入前や透析中の腎性貧血にエリスロポエチン製剤を用いることで輸血の必要性がなくなった。

また，手術に際して術前に自分の血液を採取・保存して用いる**自己血輸血**という方法があるが，エリスロポエチン製剤を用いると貧血の回復が早くなり，貯血量を増やし，術前の貧血の改善に役立つ。

現在，800mL以上の自己血輸血にエリスロポエチン製剤が保険適用となっている。エリスロポエチン製剤には半減期を長くした製剤（ダルベポエチン アルファ，エポエチン ベータ ペゴル）が発売されており，ダルベポエチン アルファは骨髄異形成症候群に伴う貧血にも適用となっている。

❷顆粒球コロニー刺激因子（G-CSF）

G-CSFは，**顆粒球**（**好中球**）**産生の促進**と**好中球機能の活性化**を誘導する糖たんぱくである。がん化学療法後あるいは造血幹細胞移植後の患者に投与すると好中球数の回復が早まり，感染の防止，有熱期間の短縮に効果がある。また，末梢血幹細胞移植の採取に際してはドナーに投与し，造血幹細胞の末梢血中への動員に用いられる。

注意すべき副作用として，造血の刺激により骨痛，腰痛が出現することがある。また，白血球数が極端に増加すると，胸水貯留や間質性肺炎を引き起こす。骨髄性白血病（myeloid leukemia；ML）の患者に用いるときには，白血病細胞もG-CSFに反応して増加することがあるので注意が必要である。

再生不良性貧血や骨髄異形成症候群，ヒト免疫不全ウイルス（human immunodeficiency virus；HIV）感染治療に伴う好中球減少や先天性好中球減少症にも用いられている。

❸マクロファージコロニー刺激因子（M-CSF）

M-CSFは，単球・マクロファージへの分化を促進させ，増えた単球のG-CSF産生刺激により顆粒球を増加させる糖たんぱくである。移植後，急性骨髄性白血病や卵巣がん治療後の好中球減少に用いられる。

❹トロンボポエチン（TPO）受容体作動薬

TPOは，血小板産生を促進する主要な造血因子として1994（平成6）年にクローニングがなされた。その後，組み換えヒトTPOがつくられ臨床試験に進んだが，被験者に中和抗体が産生され開発が中断された。そこでTPOそのものでなく副作用を軽減したTPO受容体を作動させる化合物を作製したものが，**TPO受容体作動薬**である。

現在，注射剤であるロミプロスチムと経口薬であるエルトロンボパグの2種類が発売され，難治性の**慢性特発性血小板減少性紫斑病**（しはん）（idiopathic thrombocytopenic purpura；ITP）患者の治療に役立っている。2017（平成29）年からエルトロンボパグは再生不良性貧血にも保険適用となった。

D 輸血療法

輸血療法は病気の根本的治療ではなく，血液成分の量的・質的低下による機能不全に対して必要な成分を補充し，その症状を軽減するための補助療法である。生物製剤であることから感染やアレルギーなどを完全に予防することが困難であり，不要な輸血は避けるべきである。輸血に際しては患者の検査データを正常にする必要はなく，効果がリスクを上回ると考えられるときに十分考慮して用いる。

血液製剤は，献血された貴重な血液からつくられている。全血製剤は，抗凝固剤の入ったバッグに採血したままの血液を入れた製剤であるが，現在では患者に不必要な成分を輸血しないようにするため，**成分輸血**（赤血球製剤，血漿（けっしょう）製剤，血小板製剤）が主流となり，血漿成分はアルブミン製剤，免疫（めんえき）グロブリン製剤などの原料にもなっている。

1. 輸血と血液型

1 赤血球型検査（血液型）

日常の臨床において血液型という場合には，**赤血球抗原**であるABO式血液型とRh式血液型が重要である。**Rh 陽性**とは，後述する Rh 式血液型のうち **D 抗原陽性**を意味する。しかし，ABO，RhD 以外にも赤血球抗原にはルイス（Lewis）式，MN 式など様々な型が存在する。白血球や血小板には ABO 血液型は発現していないが，**HLA 型**（本節 B「造血幹細胞移植」参照）を発現している。

❶ABO 式血液型

赤血球表面に存在する糖鎖構造の違いによる分類である。糖鎖を修飾する A 転移酵素と B 転移酵素の一方をもっているか（A 型または B 型），両方もっているか（AB 型），両方とももっていないか（O 型）で決まる。ABO 式血液型で重要なのは，A 型の人は**抗 B 抗体**を，B 型の人は**抗 A 抗体**を，O 型の人は**抗 A 抗 B 抗体**と，自身がもたない抗原に対する抗体を自然に獲得していることであり，これを規則抗体とよぶ。

新生児や乳児では，抗体が低力価であることがあり，血液型判定の際には注意する。

❷Rh 式血液型

Rh 式血液型には，C，c，D，E，e の 5 種類の型があり，単に Rh 陽性という場合は，このうち赤血球膜上の **D 抗原**をもつ人を示す。日本人で **Rh D 抗原陰性の頻度**は **0.5%** とまれである。Rh 陰性の人に Rh 陽性の赤血球が輸血されると初回は何も起こらないことが多いが，このときに**抗 D 抗体**が体内で産生され，再度 D 抗原陽性赤血球が輸血されると**溶血**を起こす。このように，感作によって後天的にできる抗体を不規則抗体とよび，ABO 型以外の血液型に対する抗体が該当する。

Rh D 抗原陰性の患者に抗体をつくらせないことが重要であり，輸血の際には Rh 陰性血を輸血し，妊婦で Rh 陽性の新生児を出産した場合は，分娩後に母体に抗 D 抗体を投与する。

2 血液型検査

通常の臨床では ABO 型，Rh 型の検査が行われる。ABO 型の決定には，血球上の **ABO 抗原**を決定する**オモテ試験**と，血清中の**抗体**を同定する**ウラ試験**を行い，血球上の抗原と血清中の抗体によって判定する（表 3-6）。オモテ試験とウラ試験の結果に食い違いが生じた場合には，その原因を追究しなければならない。

3 不適合輸血の防止

赤血球輸血に際しては，患者と ABO 式血液型が同型の血液を用い，不適合輸血を防ぐために**交差適合試験**（クロスマッチ）を行う（図 3-16）。

交差適合試験には，患者血清と供血者血球（輸血製剤の血球）の組み合わせの反応で凝集や溶血の有無を判定する主試験と，患者血球と供血者血清（輸血製剤の血清）の組み合わせの反応を判定する副試験がある（図 3-16）。交差適合試験に用いる検体は，原則として ABO 式血液型検査検体とは別の時点で採血した検体を用いる。交差適合試験の結果は，医師や看護師が複数で確認する。

最近では**タイプアンドスクリーン**（type and screen；**T & S**）という方法もある。手術予定患者などで事前にABO式血液型，Rh D抗原の有無，不規則抗体（間接クームス試験でもよい）陰性を確認しておくことで，クロスマッチを行わなくても抗原抗体反応を起こさない血液製剤を選ぶことができ，急な出血にすぐに使用することができる。術前準備しても使用されない血液製剤のクロスマッチにかける労力や，院内血液製剤の在庫の軽減に有用な方法である。

Rh D抗原陰性あるいは不規則抗体陽性の場合は，T & Sで出庫せずクロスマッチを行うか抗原陰性血を選択する。

表3-6 血液型とオモテ試験，ウラ試験

	A	B	AB	O
抗原（赤血球中）	**A抗原**	**B抗原**	**A抗原・B抗原**	**なし**
オモテ試験（被験者の赤血球を使用）				
抗A血清（青）	＋	－	＋	－
抗B血清（黄）	－	＋	＋	－
抗体（血清中）	**抗B抗体**	**抗A抗体**	**なし**	**抗A抗体・抗B抗体**
ウラ試験（被験者の血清を使用）				
A型赤血球	－	＋	－	＋
B型赤血球	＋	－	－	＋

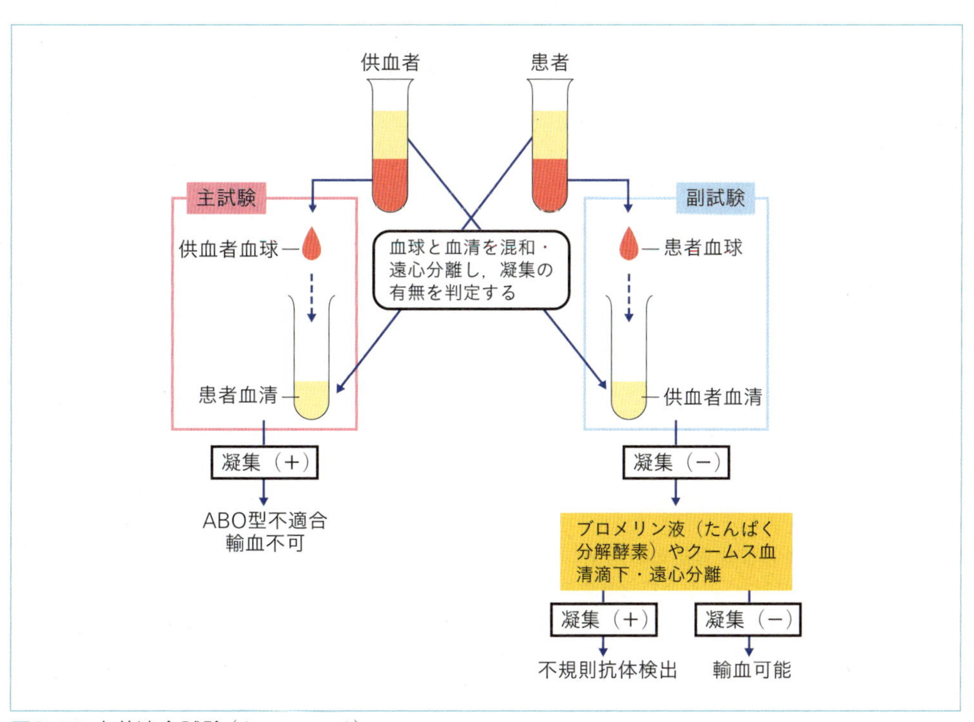

図3-16 交差適合試験（クロスマッチ）

2. 輸血の種類

輸血用血液製剤は，善意の献血で集められた血液から日本赤十字社でつくられているものがほとんどで（以前は院内血が存在した），全血製剤，血液成分製剤がある（表 3-7）。全血製剤は抗凝固剤入りのバッグに採血した血液そのものであるが，資源の有効利用の観点，不要な輸血成分による副作用回避の観点から，成分製剤の使用が望まれる。

血液製剤は 200mL 由来のものを 1 単位とする。一度に 400mL の採血が行われることが多く，2 単位製剤が基本である。新鮮凍結血漿（けっしょう）や血小板製剤では成分献血が行われ，高単位の製剤がある。

採血時の皮膚穿刺（せんし）時に細菌が混入することを防ぐため，初流血を破棄する。また，感染の減少，血液製剤同種抗体の産生や輸血不応の予防のため，採血直後に白血球除去フィルターを通して白血球を除去している（製剤に LR と表記されている）。

❶赤血球輸血

赤血球は身体中に酸素を運搬する働きを担っており，酸素と結びつく**ヘモグロビン（Hb）濃度**が重要である。慢性の貧血患者ではヘモグロビン 6 ～ 7g/dL を，心臓疾患，肺疾患，

表 3-7 血液製剤

製剤	赤血球液（RBC）-LR	新鮮凍結血漿（FFP）-LR	濃厚血小板（PC）-LR
使用目的	• 赤血球数と機能の補充 • 血液酸素運搬能の改善	• 凝固因子の補充 • 血漿因子の補充	• 血小板数と機能の補充
適応と使用の目安	• 血液疾患による貧血（Hb 7g/dL が目安） • 慢性出血性疾患（全身状態が良好ならば Hb 6g/dL） • 周術期の輸血（Hb 7 ～ 8g/dL が目安） • 心臓，肺，脳循環障害がある患者では Hb 10g/dL	• 複合型凝固障害（PT，APTT 1.5 倍以上） • 低フィブリノゲン血症（100mg/dL 以下の場合）	• 活動性出血，外科手術（Plt 5 万 /μL 以上に保つ） • 大量輸血時（循環血液量相当量以上の出血時） • 播種性血管内凝固症候群（DIC） • 血液疾患　慢性なら 5000 ～ 1 万 /μL 以上に保つ • 血液疾患　急性白血病など 2 万 /μL 以上に保つ
保存	• 2 ～ 6℃で 21 日間保存可能（洗浄赤血球は製造後 48 時間）	• −20℃で 1 年間保存可能 • 37℃で解凍後 3 時間以内に使用	• 20 ～ 24℃で，水平振とうで保存 • 採血後 4 日間使用可能（洗浄血小板は製造後 24 時間）
注意・その他	• 高齢者では，急激な輸血により心不全をきたすことがあり時間をかける • 頻回に輸血を実施すると鉄過剰をきたす • 輸血後移植片対宿主病（GVHD）予防のために照射赤血球液が用いられる。血漿成分による副作用防止のためには洗浄赤血球液もある		• 血栓性血小板減少性紫斑病（TTP）には原則禁忌 • 輸血後 GVHD 予防のための照射濃厚血小板が用いられる。血漿成分による副作用防止のためには照射洗浄血小板もある

LR：白血球除去フィルターを用いて白血球を除去したもの，PT：プロトロンビン時間，APTT：活性化部分トロンボプラスチン時間，plt：血小板数

脳循環障害のある患者ではヘモグロビン10g/dLを輸血実施の目安とする。ヘモグロビン10g/dL程度で酸素運搬能は100%であり，急性出血の場合もこれ以上にする必要はない。

❷新鮮凍結血漿輸血

新鮮凍結血漿は，主に**凝固因子の補充**を目的として用いる。目安として，プロトロンビン時間（prothrombin time；PT），活性化部分トロンボプラスチン時間（activated partial thromboplastin time；APTT）の1.5～2倍以上の延長，あるいはフィブリノゲン100mg/dL以下は適応である。

大量輸血時，播種（はしゅ）性血管内凝固症候群，血栓性血小板減少性紫斑（しはん）病に対する血漿交換などに用いられる。

❸血小板輸血

血小板輸血は，がんや造血器腫瘍（しゅよう）の化学療法，造血幹（ぞうけつかん）細胞移植では，血小板輸血をはじめる値の目安は1万/μLとなる。再生不良性貧血や骨髄異形成症候群では，頻回の輸血により抗血小板抗体や抗白血球抗体の出現のため血小板輸血不応となることがあるため，出血がなければ，血小板輸血トリガー値5000/μLを目安とする。出血のある場合などは，上記疾患でも，血小板数5万/μL以上に保つようにする。

赤血球をほとんど含まない濃厚血小板および新鮮凍結血漿の輸血においては，交差適合試験を省略してもよい。ただし，原則としてABO同型血を用いるが，血小板はABO血液型を発現していないため，ABO不適合血小板の輸血も可能である。保存は採血後4日間で，室温（20～24℃）で振とうしておく（pHの低下を抑えるため）。4℃に置くと失活するため注意が必要である。

血小板輸血を行っても血小板数の増加が認められない患者の原因として，以前の輸血や妊娠で抗HLA抗体あるいは抗血小板抗体が産生されていることがある。抗HLA抗体に関しては，事前に患者のHLAに適合する血小板を準備することができる。一方，血小板抗体に関しては，適合血は供給されていない。

❹自己血輸血

手術時に自分の血液を使う方法で，貯血式，希釈式，術中回収式がある。自分の血液なので，輸血後感染症やGVHDのリスクを回避できる。

3. 輸血による副作用と対策

輸血の副作用には，**溶血性の副作用**とアレルギーなど**非溶血性の副作用**，そのほかの副作用がある。あるいは，輸血後すぐに起こる**即時型副作用**と輸血後しばらくして気づく**遅発型副作用**に分けることもできる。即時型副作用にはmajor ABO型不適合輸血[*1]などの急性溶血性副作用，アレルギー反応，細菌感染，輸血関連急性肺障害（transfusion-related acute lung injury；TRALI）や輸血関連循環過負荷（transfusion-associated circulatory overload；TACO）などがあり，遅発型副作用には遅発型溶血副作用，輸血後GVHD，輸血後肝炎やヒト免疫不全ウイルス（HIV）感染などがあげられる。

看護師の立場で輸血の実際において最も重要なことは，**患者の取り違えや輸血製剤の取り違えをしない**こと，輸血の副作用（表 3-8）を理解したうえで輸血中・輸血後の状態を観察することである。

輸血開始後早期に起こる副作用は重篤なことも多いので，開始後 5 分間は患者のそばにいて容態を確認する。輸血前，開始 5 分，15 分，その後は適宜，終了時または有害事象時にバイタルサインを確認し記録する。

同種抗体の産生や輸血不応の予防のため，白血球除去製剤*2 を用いることが原則である。免疫不全患者では輸血後 GVHD の予防のため赤血球製剤，血小板製剤には放射線照射済みの製剤を用いる。重大な副作用について，以下に説明する。

❶溶血性副作用（血管内溶血と血管外溶血）と対応

最も重要な輸血副作用の一つが **major ABO 型不適合輸血**である。抗 A 抗体あるいは抗 B 抗体をもつ患者に，その対応抗原を輸注する（たとえば B 型の患者に A 型血球を輸注した場合など）組み合わせを major ABO 型不適合輸血という。一方，AB 型の患者に A 型血球あるいは B 型血球を輸注しても，抗 A 抗体と抗 B 抗体をもたないため溶血は強くない。O 型血球はどの血液型患者にも輸血可能であり，このタイプの ABO 型不一致を **minor ABO 型不適合輸血**という。

major ABO 型不適合輸血が起こると，抗原と IgM（immunoglobulin M；免疫グロブリン M）型抗体の反応により即時に**溶血**が起こり，血管内溶血から貧血をきたす。抗原抗体反応は補体の活性化もきたし，サイトカイン産生から血圧低下，ショック，播種（はしゅ）性血管内凝固症候群，急性腎不全などが引き起こされる。

表 3-8 輸血の主な副作用

溶血性副作用	即時型（急性型）	• 主に ABO 型不適合輸血による血管内溶血 • まれにルイス（Lewis）式血液型不適合でも起こることがある • 発熱，悪寒・戦慄，熱感・ほてり，瘙痒感（かゆみ），発赤，顔面紅潮，蕁麻疹，呼吸困難，悪心・嘔吐，胸痛・腰背部痛，血圧低下，血圧上昇，頻脈，血管痛，意識障害，赤褐色尿
	遅発型	• 24 時間以降，3～14 日後に多く発生する不規則抗体の産生による溶血で，大部分は血管外溶血 • ヘモグロビン尿（血色素尿），尿中ヘモグロビン増加
非溶血性副作用	急性	• アナフィラキシーショック，発熱，蕁麻疹，細菌汚染血による菌血症やエンドトキシンショック，播種性血管内凝固症候群（DIC），輸血関連循環過負荷（TACO），輸血関連急性肺障害（TRALI），高カリウム血症
	遅発型	• 輸血後移植片対宿主病（GVHD），各種ウイルス感染症（輸血後肝炎など），赤血球輸血による鉄過剰症（ヘモクロマトーシス）

*1 **輸血用血液製剤の血液型の選択**：同種造血幹細胞移植において，患者（レシピエント）血液型とドナーの血液型が同じ場合と異なる場合がある。これは①血液型一致（match），②主不適合（major mismatch），③副不適合（minor mismatch），④主副不適合（major and minor mismatch）に分類される。

*2 **白血球除去製剤**：現在，全赤血球，血小板製剤は採血直後に白血球除去が行われており，製剤に LR と表記されている。

患者は発熱，悪寒，血管痛や胸内苦悶を訴えることがあるが，術中などはわかりにくく，血圧低下，ショックなどをみた際は溶血による**ヘモグロビン尿**（血色素尿）に注意する必要がある。発見が遅れると死に至る可能性があり，おかしいと感じたら直ちに輸血を中止して医師に連絡する。

一方，不規則抗体（抗A抗体，抗B抗体以外の抗体）陽性患者に抗原陽性血を輸血すると，ABO型不適合輸血ほど重篤ではないが，溶血反応などの副作用が生じる可能性がある。抗体の種類によって血管内溶血であったり血管外溶血であったり，その両方あるいは症状がない場合がある。文字どおり血管内溶血は血管の中で赤血球が破壊される溶血で，血管外溶血は不規則抗体がついた赤血球が脾臓にトラップされて破壊されるタイプの溶血である。血管内溶血では，破壊されたヘモグロビンが腎臓に障害を与えることから，より重篤になりやすく，ヘモグロビン尿，尿中ヘモグロビン増加をきたす。不規則抗体には輸血を受けた時点では抗体がなく，輸血後に抗体が産生されてきて遅れて溶血することがあり**遅発性溶血副作用**とよばれる。

❷非溶血性副作用と対応

輸血製剤によって蕁麻疹やアナフィラキシー症状などを発症する場合があるが，これは輸血製剤の血漿成分に対する反応として現れることがある。こうした患者に対して，輸血製剤の血漿成分を極力減らした洗浄赤血球製剤，照射洗浄血小板製剤が日本赤十字社から提供されており，輸血副作用の予防に有効である。

洗浄製剤の期限は製造後48時間と短くなるので注意が必要である。また，副作用予防のため，輸血前に抗ヒスタミン薬やステロイドなどを投与することもある。

❸輸血による感染症

特に知っておくべき重要な輸血後感染について述べる。

エルシニア属菌は低温でも増殖することから，混入すると4℃に保存された赤血球製剤のなかでも増菌し，輸血後の重篤な敗血症やショックの原因となっている。エルシニアが増えると溶血して赤血球製剤が真っ黒に見えることがあるため，投与前に血液製剤の色を確認する。

また，2017（平成29）年に骨髄移植後の小児患者に血小板輸血を行ったところ，血液バッグ内で増殖した大腸菌により敗血症性ショックを引き起こし，その後死亡したという報告があった。輸血後しばらくは経過観察し，異常が認められた場合は直ちに輸血を中止し医師に報告することが重要である。

肝炎ウイルスやHIVは，供血者が**ウインドウ期**（感染初期で検査で検出されない期間）にあると検査をすり抜け，感染するリスクがある。2014（平成26）年8月から，日本赤十字社ではこれまで20人分の血液で行っていたB型肝炎，C型肝炎，HIVの核酸増幅検査（nucleic acid amplification test：NAT）を個別に行い，スクリーニングの精度を向上させているが，それでもウインドウ期がゼロになることはない。輸血においては，インフォームドコンセントが重要である。

❹輸血関連急性肺障害

輸血関連急性肺障害（TRALI）は，輸血後6時間以内に**呼吸困難**と**低酸素血症**を主徴として発症する**非心原性肺水腫**をきたす重篤な輸血副作用である。原因として，患者血清中あるいは輸血血液製剤中の抗HLA抗体や抗顆粒球抗体が関与しているとされる。HLA適合血や洗浄製剤を使用することで減らすことができる。

❺輸血関連循環過負荷

輸血関連循環過負荷（TACO）は，輸血による循環負荷で生じる心不全である。特に，衰弱している患者，高齢者，心不全患者においては輸血速度に注意し，必要に応じて利尿薬を投与する。

❻輸血後GVHD

かつて放射線未照射の新鮮血を用いていた時代に，輸血後7～14日に発熱，全身の紅斑（こうはん），肝機能障害，下痢，汎血球減少（はん）が生じて死に至る例が認められた。これは輸血製剤中に混入したリンパ球が生着して，患者の身体を攻撃することによって起こるもので，輸血後GVHDとよばれる。

発症すると極めて致命率が高いため，予防が重要である。予防は製剤に放射線照射を行うことである。1998（平成10）年から日本赤十字社によって放射線照射済み血液製剤が供給されるようになり，2000（平成12）年以後は輸血後GVHDの確定症例の報告はない。

E 感染とその対策

新しい抗菌薬や抗ウイルス薬の進歩により,感染症の治療は飛躍的に進歩した。しかし，強力な化学療法や造血幹細胞移植，原疾患の影響などにより，感染症は死亡原因の多くを占めるため，感染コントロールは現在も重要な課題である。患者の基礎疾患や免疫状態をふだんから注意深く把握し，感染予防，感染早期発見，適切な治療薬の投与，感染拡大防止に迅速に対応する。

❶感染予防

感染予防においては，個々の患者の易（い）感染性に適切に対応した日常生活指導が必要となる。一般的に外来で行うレベルの化学療法患者に対しては，うがい，手洗い，外出時のマスクの着用を促す。

骨髄（こつずい）移植や白血病の寛解（かんかい）導入療法時は，口腔·腸管粘膜が損傷しているため腸管殺菌（選択的消化管除菌）を行う。無菌室管理では，アスペルギルス感染が有意に減少することが知られている。

❷早期発見，診断補助

真菌感染症に対してはアスペルギルス抗原検査（ガラクトマンナン検査）やカンジダ抗原検査，β-D-グルカン検査など，血清学的診断法が利用される。サイトメガロウイルス感染症は，発症前に血液中にウイルスが出現することが多く，血液でサイトメガロウイルス抗原検査やDNA定量検査が行われる。

❸治療

感染症治療の基本は，原因病巣と原因菌を突き止め，それに対応した**抗菌薬**や**抗ウイルス薬**を投与することであるが，好中球減少患者では例外的にグラム陰性菌から陽性菌まで広い菌種を抑える必要がある。発熱患者をみたらバイタルサインおよび全身状態を細かく観察し，呼吸器症状（咳や痰の有無，呼吸困難の有無），腹部症状（下痢や腹痛），頭痛やその程度などを的確に医師に報告する。臨床症状に応じてX線撮影，CT，超音波検査，培養検査を行う。

原疾患や治療の影響による好中球減少に伴い，最初は細菌感染症が高頻度に認められる。この時期の発熱および感染は重症化しやすく，より早期に適切な抗菌薬の投与が求められる。それぞれの抗菌薬の特性を知り，投与回数，投与量，投与時間を守る。

長期に好中球減少が続く患者や，免疫抑制剤やステロイド投与中の患者では，真菌感染も多く，細菌感染症治療に反応しない場合には真菌培養検査を行う。抗真菌薬には，アムホテリシンBリポソーム製剤，フルコナゾール，ボリコナゾール，イトラコナゾールがある。

免疫抑制患者では，ウイルス感染も問題である。単純ヘルペスウイルスや水痘・帯状疱疹ウイルスに対しては，アシクロビルやバラシクロビルが，サイトメガロウイルスに対してはガンシクロビル，ホスカルネットナトリウムなどの治療薬がある。

免疫グロブリンの低下した患者（IgG低値）には，免疫グロブリン製剤を投与する。

1. 免疫不全宿主と日和見感染症

われわれは常に種々の病原体（細菌，真菌，ウイルスなど）に曝されているが，正常な皮膚や粘膜であれば外敵の侵入を阻み（一次防御），もし侵入を許した場合でも免疫力（二次防御）により撃退することができる。

抗がん剤の投与による口内炎や消化管の粘膜傷害，尿道カテーテルや中心静脈カテーテルの挿入が一次防御の低下の原因となる。血液悪性腫瘍（白血病，悪性リンパ腫，骨髄腫）や再生不良性貧血などの患者では，原疾患に加えて抗がん剤やステロイド，免疫抑制剤投与などの治療による好中球数，リンパ球数の減少と機能低下（**細胞性免疫低下**），正常免疫グロブリンの減少（**液性免疫低下**）をきたし，二次防御が低下する。

高齢，栄養低下なども含めて，生体の防御機構が低下した患者は易感染性であるとともに感染症が重篤化しやすく，**免疫不全宿主**（immunocompromised host）という。

免疫不全宿主では，普通は感染症を起こさないような病原体（弱毒微生物や非病原微生物）による感染症を発症することがあり，これを**日和見感染**（opportunistic infection）という。

2. 発熱性好中球減少症

血液疾患患者に発熱を認めた場合，特に好中球数が少ない患者においては特徴的な臨床症状が出にくい。そこで,「好中球500/μL未満，または1000/μL未満で500/μL未満へ減少が予測される場合で，腋窩温で37.5℃以上（口腔内温38℃以上）の発熱を認め，薬剤熱，腫瘍熱，膠原病，アレルギーなどの明らかな原因がない場合」を**発熱性好中球減少症**（febrile neutropenia）と定義し，直ちに血液培養2セットを施行後，広域スペクトルの抗菌薬を単剤あるいは組み合わせて開始することが推奨されている。

原因病巣と原因菌の特定を待っていると重症化したり，敗血症性ショックに陥ったりすることで死に至る危険性が高いため,「発熱性好中球減少症は内科的緊急を要する状態」と認識することが重要である。患者の状態やデータから発熱性好中球減少症を認めた場合は，直ちに医師に報告する。

3. 院内感染と多剤耐性菌

病院や医療機関内で病原体に感染することを院内感染という（これに対して院外での感染は市中感染とよばれる）。

▶ **院内感染の原因菌**　市中感染と異なり，**耐性菌**である可能性が高く，特に抗がん剤や移植後の免疫抑制剤を投与されている血液疾患患者では治療に難渋したり致死的になる可能性があり，重大な問題である。

▶ **スタンダードプリコーション**　感染の有無にかかわらず，血液，傷のある皮膚，粘膜，すべての体液などを感染の可能性のあるものとみなして対応する予防策を**スタンダードプリコーション**という。院内感染は，病院の空調や水道設備に潜む病原体が原因となる場合もあるが，医療従事者が耐性菌の運び屋になって感染が拡大する危険性のほうが高い。環境衛生を徹底するとともに，個々の医療従事者が，手洗い，マスク・ガウン・ゴーグルの着用，咳エチケット，安全な注射手技，消毒などの感染予防対策を日頃から行う。ひとたび院内感染が疑われた場合は，院内感染対策チームに報告し，病原体や感染経路を特定し感染の拡大を止める。

▶ **感染経路**　多剤耐性菌（メチシリン耐性黄色ブドウ球菌，バンコマイシン耐性腸球菌，多剤耐性緑膿菌など）は**接触感染**，ノロウイルスなどは**経口感染**，インフルエンザウイルスや風疹ウイルスなどは**飛沫感染**，麻疹ウイルス，水痘・帯状疱疹ウイルス，結核菌，レジオネラなどは**空気感染**であり，病原体の性質に応じた適切な予防と封じ込めが重要であり，それぞれに応じた治療を行う。

Column

遺伝子治療への期待

遺伝子治療とは，狭義には治療を目的として正常な遺伝子を導入し，遺伝子異常を修復，あるいは修正することで病気を治療する方法をいうが，広義には遺伝子を導入して行う様々な治療をまとめてよんでいる。体外（*ex vivo*）で遺伝子を増幅して遺伝子導入された細胞を移植する方法と，遺伝子ベクターを直接体内（*in vivo*）に投与する方法がある。

歴史的には，1990 年に**アデノシンデアミナーゼ**（**adenosine deaminase；ADA**）**欠損症**という先天性に重症免疫不全を引き起こす疾患に対して初の遺伝子治療が成功し，日本でも 1995（平成 7）年に北海道大学で行われた。その後，**X 連鎖重症複合免疫不全症**（**X-linked severe combined immunodeficiency；X-SCID**），**副腎白質ジストロフィー**，**パーキンソン病や血友病 B** などに遺伝子治療が行われている。

遺伝子導入には，初期の ADA 欠損症ではレトロウイルスベクターが用いられていたが，ほかにアデノウイルスベクター，アデノ随伴ウイルスベクター（adeno-associated virus；AAV）やレンチウイルスを用いた方法がある。遺伝子の導入や大量生産の効率，長期に発現の維持，副作用など，それぞれ一長一短がある。

1999 年にアメリカでアデノウイルスベクターを用いた遺伝子治療を受けた 18 歳の少年が死亡したこと（Gelsinger 事件）や，2002 年にフランスで X-SCID に対してレトロウイルスベクターを用いた遺伝子治療後に白血病を 2 例発症したこともあり（その後さらに 1 例），一時期遺伝子治療はやや停滞した。

2017 年に血友病 A に対する治療がイギリスのグループから報告された。5 型 AAV に血友病 A 遺伝子を組み込み 9 人の男性に投与したところ，低用量では凝固因子の増加が十分ではなかったが，高用量投与では凝固因子の正常化が投与後 1 年間持続した。現在，血友病患者は凝固因子濃縮製剤による治療が行われているが，製剤の半減期が短く頻回投与により患者の生活の質の低下，抗体産生の問題があり，遺伝子治療によるメリットが大きいと考えられる。高用量の投与による費用の問題や，副作用，持続の問題はあるが，さらに臨床試験が進行中であり今後が期待されている。

また，将来的には先天性疾患（遺伝病）だけでなく，がんや感染症，心血管系の疾患も治療対象になり得ると考えられている。

遺伝子治療に際しては倫理的な側面への配慮が重要で，世界的に生殖細胞の遺伝子改変は禁止されており，体細胞遺伝子治療に限られている。これまでリンパ球や肝臓の細胞に遺伝子導入されることが多かったが，将来的には，京都大学の山中教授の発見した iPS 細胞（induced pluripotent stem cell；人工多能性幹細胞）など，生殖細胞ではないが様々な細胞に分化できる細胞を利用した再生医療との組み合わせへの期待など，目が離せない分野である。

国家試験問題

1 **同種骨髄移植について正しいのはどれか。** （予想問題）

1. 患者と骨髄提供者のHLAは完全に一致する必要がある。
2. 患者には全身麻酔を施す。
3. 患者は移植直前まで，通常と同様に生活できる。
4. 患者は移植後1週間程度で退院できる。
5. 骨髄生着後は免疫が極度に低下するため，各種感染症に気を付ける。

2 **造血幹細胞移植後に急性移植片対宿主病**（acute graft-versus-host disease；GVHD）**を疑うのはどれか。** （100回PM59）

1. 耳鳴
2. 鼻閉感
3. ばち状指
4. 頻繁な水様便

答えは巻末

第4章
血液・造血器の疾患と診療

この章では

- 血液・造血器疾患の原因・症状・治療について理解する。

国家試験出題基準掲載疾患

鉄欠乏性貧血｜二次性（症候性）貧血｜巨赤芽球性貧血と悪性貧血｜溶血性貧血｜急性白血病｜骨髄異形成症候群｜悪性リンパ腫｜多発性骨髄腫｜特発性血小板減少性紫斑病（血小板異常による疾患）｜血栓性血小板減少性紫斑病｜播種性血管内凝固症候群（凝固異常による疾患）｜

I 赤血球系疾患

赤血球系疾患としては，多血症のように赤血球の増加を認めるものもあるが，本項で解説するように貧血を呈するものが多い。代表的なものは鉄欠乏性貧血であり，日常的に遭遇する機会の多い疾患である。

A 鉄欠乏性貧血

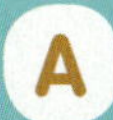

鉄欠乏性貧血	
疾患概念・病態	• 鉄欠乏によりヘモグロビンの合成障害が起こり，赤血球の成熟障害をきたす。
原因	• 女性では月経や妊娠，出産，子宮筋腫など。男性では消化管出血など。 • 胃切除後や腸からの鉄吸収不良など。
症状	• 自覚症状：倦怠感，動悸・息切れ，めまい，嚥下困難など。 • 他覚的所見：皮膚の蒼白感，口角炎，舌炎，咽頭炎，匙状爪，異嗜症など。
検査所見・診断	• 血液検査では，小球性，低色素性貧血を示す。出血があれば血小板数は増加することが多い。血清鉄減少，総鉄結合能（TIBC）増加。血清フェリチン値減少。
治療	• 原則は経口での鉄剤投与。副作用が強く経口が継続できない，体外喪失が強く需要に追いつかない，鉄の吸収障害がある場合などは鉄剤の静脈内投与が適応。 • 出血源の有無の検索とそれに対する治療を同時に行う。
患者の生活への影響	• 脳の酸素欠乏によるめまい，耳鳴り，頭痛，動悸・息切れ。筋肉の酸素欠乏により易疲労感，倦怠感が現れる。 • 組織の鉄欠乏による舌炎，食道粘膜の萎縮，萎縮性胃炎などによる嚥下障害。異嗜症による食習慣の変化など。

▶ **疾患概念・病態**　**鉄欠乏性貧血**（iron deficiency anemia；**IDA**）は世界中で最も頻度の高い貧血であり，特に女性では高頻度に認められる。わが国では成人女性の5～10%程度にみられる。

成人では体内の**鉄の総量は3～4g**であり，鉄結合物のうち最も多いのがヘモグロビン鉄（65%）で，ほかは貯蔵鉄（30%）などとして含まれている。**鉄の体外への喪失は1mg/日**とわずかである。十二指腸または空腸上部からの吸収量も通常はほぼ同量である。十二指腸からの吸収は，肝臓から産生分泌される**ヘプシジン**[*1]とその受容体である**フェロポルチン**[*2]により調節される。これらの鉄の需要，摂取，喪失のバランスが負に傾くと鉄欠乏となる（図4-1）。

▶ **原因**　鉄の摂取に関しては，日常の食事に含まれる鉄量は1000kcal当たり6mgとされる。成人男性では成長期を除いて不足することは少ないが，女性では成長期のほか，月

***1 ヘプシジン**：鉄の代謝を制御するホルモン。腸管からの鉄吸収を抑制し，マクロファージからの鉄の放出を防ぐ。
***2 フェロポルチン**：細胞膜にある鉄の輸送担体。ヘプシジンが結合すると，鉄が細胞外へ出るのを防ぐ。

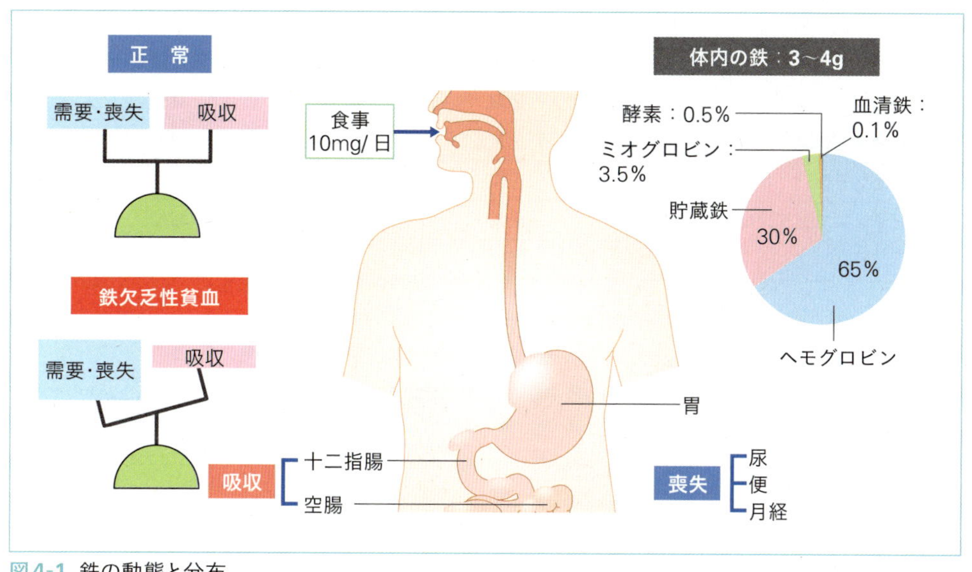

図4-1 鉄の動態と分布

経や妊娠によりしばしば不足する。また，胃切除後や腸からの吸収不良があると鉄欠乏の原因となる。

血液の喪失の原因として，男性では消化管出血が最も多く，消化性潰瘍（かいよう），悪性腫瘍（しゅよう），痔疾などが重要である。女性では婦人科出血が最も多く，月経により 30～60mL/月が失われる。また，子宮筋腫（きんしゅ）や子宮内膜症に伴う過多月経も多い。そのほか頻回の採血検査や，過度の献血も鉄欠乏の原因となり得る。

▶ **症状**　貧血の自覚症状として**倦怠感**（けんたいかん），**動悸**（どうき），**めまい**（**眩暈**（げんうん）），**息切れ**などがある。他覚的には**皮膚の蒼白感**（そうはく），**口角炎**，**舌炎**（ぜつえん），**咽頭炎**，**匙状爪**（さじじょうそう），**異嗜症**（いし）などを認める。本症に伴う固形物の嚥下（えんげ）困難は**プランマー-ヴィンソン症候群**（Plummer-Vinson syndrome）とよばれ，食道の粘膜の萎縮（いしゅく）によるヒダ形成がみられることによる。

▶ **検査所見**　血液検査では赤血球の1個あたりの容積が正常より小さくなる**小球性**や，**低色素性貧血**を示し，赤血球は淡染性で中心部が透けて見える。大小不同や奇形赤血球もみられる。白血球数は正常であるが，血小板数は増加することが多い。

血清鉄は，鉄運搬能を有するたんぱくであるトランスフェリンと結合している。鉄と結合していないトランスフェリンも存在し，これを**不飽和鉄結合能**（un-saturated iron binding capacity；**UIBC**）という。鉄結合トランスフェリンと UIBC を合わせると総トランスフェリンになり，これを**総鉄結合能**（total iron binding capacity；**TIBC**）とよんでいる。鉄欠乏では**血清鉄減少**，**TIBC 増加**を伴う（表4-1）。血清トランスフェリンレセプター*は増加する。

* **血清トランスフェリンレセプター**：トランスフェリンレセプターは各細胞の膜表面に存在し，鉄を取り込む役割をしているが，赤芽球表面のレセプターは切り離されて血液中に少量存在する。この血液中のレセプターの量が赤芽球の総量と鉄欠乏の状態を反映する。

表4-1 鉄欠乏性貧血における鉄欠乏状態の進行

	正常時	潜在性鉄欠乏	鉄欠乏性貧血
血清鉄	正常	正常	減少
総鉄結合能（TIBC）	正常	正常〜増加	増加
血清フェリチン	正常	減少	減少
血清トランスフェリンレセプター	正常	増加	増加
貧血	無	無	有

表4-2 鉄欠乏性貧血と慢性疾患に伴う貧血の鑑別

	鉄欠乏性貧血	慢性疾患に伴う貧血
血清鉄	減少	減少
総鉄結合能（TIBC）	増加	減少
不飽和鉄結合能（UIBC）	増加	減少
血清フェリチン	減少	増加
血清トランスフェリンレセプター	増加	正常

骨髄（こつずい）像は正形成だが赤芽球（せきがきゅう）の過形成を認め，M/E比（顆粒球 / 赤芽球比）は低下する。鉄可染性の赤芽球は極度に減少する。

鉄代謝では血漿鉄（けっしょうてつ）消失時間（plasma iron disappearance time；PIDT 1/2）短縮，血漿鉄交代率（plasma iron turnover rate；PITR）増加，赤血球鉄利用率（red cell iron utilization；% RCU）100％，赤血球鉄交代率（red cell iron turnover rate；RITR）増加を認める。

血清フェリチンの値は貯蔵鉄量と組織や細胞の破壊による。**血清フェリチンが低値**の場合は鉄欠乏と考えることができる。潜在性鉄欠乏では血清フェリチンのみ減少しているがヘモグロビン濃度の低下はまだない。血清フェリチンが枯渇（こかつ）するとヘモグロビン濃度の低下が起こり，血清鉄も減少してTIBCの増加も認められるようになる（表4-1）。

▶ **診断**　小球性貧血に血清鉄低値，TIBC高値，血清フェリチン低値を伴えば鉄欠乏性貧血と診断できる。また鉄欠乏性貧血でも，すでに鉄剤の投与や輸血を受けているときには血清フェリチンが低値を示さないことがあり，注意が必要である。

小球性貧血で血清鉄が低値であっても，TIBCの減少と血清フェリチンの高値を認める場合は，後述する慢性疾患に伴う貧血が考えられる（表4-2）。鉄欠乏性貧血が疑われるが血清フェリチンが減少していないときには，鉄欠乏性貧血に慢性疾患を合併していることがある。

▶ **治療**

- **経口での鉄剤投与：**治療の原則は**経口での鉄剤の投与**である。徐放剤である硫酸鉄水和物（フェロ･グラデュメット®），フマル酸第一鉄（フェルム®），クエン酸第一鉄ナトリウム（フェロミア®）などが用いられる。副作用としては嘔吐（おうと），腹痛，下痢（げり），便秘などがある。経口鉄剤とビタミンCを併用すると吸収率が20～30％増加するが，上記の副作用も増加する。

- **鉄剤の静脈内投与**：鉄の静脈内投与の適応は，経口鉄剤の副作用が強く継続できない場合，出血など体外喪失が強く経口では需要に追いつかない場合，消化管に病変があり鉄剤投与が悪影響を与える場合，鉄の吸収障害がある場合などである。**静脈内注射用鉄剤**としては含糖酸化鉄（フェジン®）がある。静脈内注射の場合は，吸収に影響を受ける経口鉄剤とは異なり，鉄過剰状態を引き起こしやすいため，あらかじめ投与量を決定する。
- **効果の観察**：通常，鉄剤の投与により1～2か月くらいでヘモグロビンは正常化する。しかし，この段階ではまだ貯蔵鉄は十分に補充されておらず，鉄剤の中止により短期間で貧血が再燃することが多い。このため鉄欠乏性貧血では，ヘモグロビン，血清鉄，TIBCとともに，フェリチンを経時的に測定し鉄補充療法の効果をみる。フェリチンが正常化するまで鉄剤の補充療法を続ける。貯蔵鉄が正常化するまでには貧血の回復後3か月ほどかかる。
- **原因疾患の治療**：鉄欠乏性貧血の治療では鉄剤の補充だけでなく，原因の検索とそれに対する治療が重要である。前出のように消化管からの出血の検索，婦人科疾患，泌尿器疾患などの有無を中心に調べ，原因疾患があれば同時に治療を行う。

近年，**ヘリコバクター・ピロリ菌**（*Helicobacter pylori*）**感染**と鉄欠乏性貧血の関連が報告されている。ヘリコバクター・ピロリ菌感染があると，潰瘍（かいよう）の有無とは関係なく鉄欠乏性貧血に罹患しやすいことが明らかになった。鉄剤に不応性の場合や鉄剤依存性の萎（い）縮（しゅく）性胃炎には，ヘリコバクター・ピロリ菌感染を調べることも有用と思われる。

▶ **患者生活への影響**　貧血自体による影響としては，**組織の酸素欠乏**がある。脳の酸素欠乏によりめまいや耳鳴り，頭痛が出現し，動悸・息切れを自覚する。全身の筋肉の酸素欠乏とも相まって，易（い）疲労感や倦怠（けんたい）感が現れる。特にこれらの症状が強く自覚されるのは，坂道や階段の昇り降りのとき，起立時，電車内などで長く立っている場合などである。

組織の鉄欠乏による影響としては，舌炎（ぜつえん），食道粘膜の萎縮，萎縮性胃炎などによる嚥下障害が主だが，異嗜症による食習慣の変化も起こり得る。

B 二次性（症候性）貧血

Digest

二次性（症候性）貧血	
疾患概念	●何らかの基礎疾患があるために生じる貧血。慢性炎症性疾患や慢性感染症，悪性腫瘍，腎疾患，内分泌疾患，肝疾患などに伴う貧血がある。
原因・病態	●慢性疾患に伴う貧血：骨髄での鉄の利用障害が起こる。 ●腎不全に伴う貧血：エリスロポエチンの産生が低下し，赤血球産生が低下。 ●肝硬変に伴う脾機能亢進による赤血球の脾臓への貯留など。
症状	●組織への酸素供給の低下で，顔面蒼白，労作時の動悸・息切れ，倦怠感，耳鳴り，頭痛など。
検査所見・診断	●貧血の鑑別診断が重要。慢性疾患に伴う貧血では総鉄結合能（TIBC）減少，血清フェリチン増加（鉄欠乏性貧血では逆）。 ●腎性貧血では血清エリスロポエチン濃度低値。 ●基礎疾患に対する特異的な検査を行い，診断を確定。
治療	●二次性貧血は基礎疾患の治療により改善。基礎疾患の治療が困難な場合は輸血で対応。 ●腎性貧血はエリスロポエチンの投与。 ●内分泌疾患は，欠乏ホルモンを補充。

▶ **疾患概念**　何らかの基礎疾患があるために二次的に生じた貧血を，**二次性貧血**あるいは**症候性貧血**という。慢性炎症性疾患や慢性感染症，悪性腫瘍（しゅよう）などに続発する，いわゆる**慢性疾患に伴う貧血**（anemia of chronic disease：**ACD**）と，全身疾患に随伴する貧血がある。この場合の全身疾患としては**腎疾患**，**内分泌疾患**，**肝疾患**などがある。

そのほか特殊なものとして，妊娠，スポーツ，薬物による貧血なども症候性貧血として分類される。

▶ **原因・病態**　インターロイキン-6（IL-6）などの炎症性サイトカインによりヘプシジンの発現が増加し，細胞の鉄輸送体であるフェロポルチンの発現を低下*させることによって，老化赤血球を貪食したマクロファージからの鉄の放出を抑制し，**骨髄（こつずい）での鉄の利用障害**が起こる。

腎不全では腎臓からの**エリスロポエチン**（**EPO**，**赤血球系の造血因子**）**の産生が低下**して，赤血球産生が低下する（**腎性貧血**）。

肝硬変に伴う脾（ひ）機能亢進（こうしん）症による赤血球の脾臓への貯留なども原因となることがある。

甲状腺機能低下症などのホルモン異常や妊娠における希釈性貧血（**生理的水血症**），スポーツにおける機械的刺激による溶血も忘れてはならない。

▶ **症状**　貧血全般に共通する症状としては，**顔面蒼白（そうはく）**，**労作時の動悸（どうき）・息切れ**，**倦怠感（けんたい）**な

＊ ヘプシジンが結合したフェロポルチンは細胞内で分解されるため，フェロポルチンが減少し，細胞内の鉄は細胞外へ放出できなくなる。

どがあげられる。そのほかにめまい，耳鳴り，頭痛も貧血による症状である。これらはすべて，組織への酸素供給の低下による症状である。

診察所見としては，顔色や眼瞼(がんけん)結膜の蒼白，頻脈(ひんみゃく)のほか，収縮期心雑音が聴取されることは，ほかの原因の貧血と同様である。

▶ **検査所見・診断**　問題となるのは貧血の鑑別診断である。症候性貧血の場合，正球性～小球性貧血のパターンをとることが多いが，特に小球性貧血のときに慢性疾患に伴う貧血（ACD）と鉄欠乏性貧血との鑑別が問題となってくる。両方の病態が共に血清鉄が低値を示すので紛らわしい。鑑別のポイントは，ACD では TIBC が減少して，貯蔵鉄を反映する血清フェリチンが増加するのに対して，鉄欠乏性貧血では逆に TIBC が増加して血清フェリチンが減少することである（表 4-2）。それぞれの基礎疾患に対する特異的な検査を行って，診断を確定することはいうまでもない。

なお，腎性貧血が疑われた場合は，血清エリスロポエチン濃度の測定は重要である。

▶ **治療**　症候性貧血では基礎疾患の治療が最も重要であり，その治療が奏効すれば貧血も改善することが期待される。しかし，実際的には治療困難な基礎疾患も多く，この場合は輸血で対応せざるを得ない。輸血はショックなどのアレルギーのほか，種々の感染症を引き起こす可能性があるので，必要最小限にとどめなければならない。大まかな目安としては，ヘモグロビンで 7g/dL，ヘマトクリット値で 20％を切らないようにするのが原則だが，日常生活や合併症，社会活動の状況を考慮して調節する必要がある。

腎性貧血ではエリスロポエチンの投与が有効である。内分泌疾患で特にホルモン不足によるものでは，欠乏しているホルモンを補充すればよい。

C 鉄芽球性貧血

▶ **疾患概念・病態**　**鉄芽球性貧血**(てつがきゅう)（sideroblastic anemia；**SA**）は，骨髄における**環状鉄芽球の出現**を特徴とする貧血である。

環状鉄芽球はミトコンドリアへの鉄の異常蓄積により形成される。鉄芽球性貧血は，**遺伝性鉄芽球性貧血**と，**骨髄異形成症候群**（myelodysplastic syndromes；MDS）およびアルコールや薬剤による**二次性鉄芽球性貧血**からなる**後天性鉄芽球性貧血**に大別される。

遺伝性鉄芽球性貧血はまれな疾患で，ヘム合成に関与する酵素の遺伝子，X 染色体上の 5 アミノレブリン酸合成酵素遺伝子の変異によりヘム合成が障害されて生じる。

▶ **症状**　病型により軽度～中等度の貧血が認められる。

▶ **検査所見・診断**　小球性低色素性の貧血で血清フェリチンの増加，不飽和鉄結合能減少を認める。骨髄では環状鉄芽球が総赤芽球の 15％を超える（FAB 分類）。核周囲 1/3 以上にわたって 5 個以上の鉄顆粒が存在するものを環状鉄芽球と定義している（WHO 分類）。

家族歴は遺伝性鉄芽球性貧血を強く疑わせる。遺伝性で最も頻度の高い **X 連鎖性鉄芽球性貧血**（X-linked sideroblastic anemia；**XLSA**）は男児発症を特徴とする。

▶ **治療**　XLSAではビタミンB_6の大量投与が有効である。

▶ **鉄過剰症**　赤血球輸血が重なると糖尿病，心不全，肝障害などの鉄過剰症の症状が徐々に進行する。輸血による鉄過剰症に対しては，経口の除鉄薬デフェラシロクス（エグジェイド®）が用いられ臓器障害を改善する。

D 再生不良性貧血

▶ **疾患概念・分類**　**再生不良性貧血**（aplastic anemia；**AA**）とは，末梢血（まっしょうけつ）で**汎血球減少症**（はんけっきゅう）を呈し，骨髄（こつずい）が低形成を示す状態の総称である。先天性（ファンコニ［Fanconi］貧血）と後天性に分けられ，後天性はさらに一次性（特発性，原因不明）と二次性（続発性。薬物・放射線被曝などによる）に大別される。

▶ **病態**　病態は不明であるが，**多能性幹細胞**の異常で免疫的な機序が関与しているものと考えられている（図4-2）。また，発作性夜間ヘモグロビン尿症を合併することがある。

▶ **症状**　原因不明の骨髄における造血能の低下により，**汎血球減少症**（赤血球減少［貧血］，血小板減少，白血球減少）を呈する。

- **貧血**：動悸（どうき），息切れ，頭痛，めまい，易（い）疲労感を訴える。
- **血小板減少**：出血傾向を示し，皮膚出血（紫斑（しはん）），粘膜出血（鼻出血，歯肉出血）が出現する。重症では血尿，性器出血，消化管出血，脳出血なども起こす。
- **白血球減少**：免疫能（めんえきのう）が低下して易感染性となり，肺炎や敗血症を併発すると発熱などの感染症状を呈する。

▶ **検査所見・診断**　末梢血では汎血球減少症を呈し，リンパ球の割合が相対的に増加する。骨髄は低形成で，**脂肪髄**に置き換わっていることが多い。血小板のもとになっている巨核球も著減している。

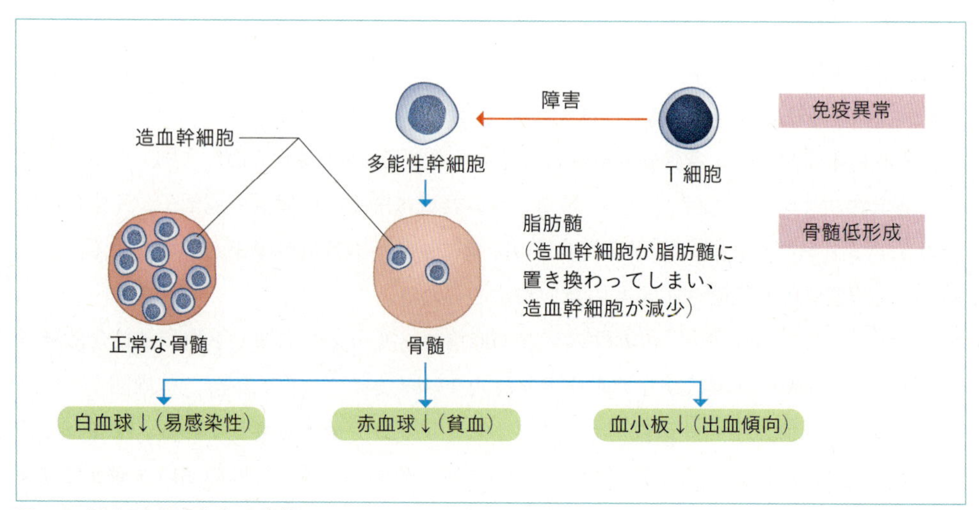

図4-2 再生不良性貧血の病態

鉄代謝を調べると，鉄の利用速度の低下，鉄の回転率の低下，赤血球あるいは造血組織への鉄の取り込み率の低下などの所見を呈する。

ほかの疾患に随伴する汎血球減少症は除外されるので，ビタミン B_{12} や葉酸が正常であること，砂糖水試験が陰性であること，抗核抗体が陰性で血清補体価が正常であること，および脾機能亢進症がないことなどを確認することが望ましい。

▶ **重症度**　重症度分類にはいくつかあるが，厚生労働省研究班の分類（平成 16 年度修正）では，白血球のうちの好中球が 1000/μL 以上，血小板が 5 万 /μL 以上，新しく産生された赤血球を表す網赤血球が 6 万 /μL 以上の 2 項目を満たせば軽症に分類される（表 4-3）。

▶ **治療**　治療は重症度分類に従って，最重症，重症，やや重症，中等症，軽症に分けて治療法を選択する。

中等症と軽症の治療で最も基本的なものは，**たんぱく同化ホルモンの経口投与**である。数か月後での奏効率は約 60％である。重症例で比較的若年例では，**造血幹細胞移植**を考慮するが，非血縁者のドナー（骨髄バンク）からの移植成績が良くないなどの問題点を残している。移植適応外の症例に対しては，**抗リンパ球**あるいは**抗胸腺細胞グロブリン療法**とシクロスポリンを併用した**免疫抑制療法**が有効である。

重症例，中等症･軽症例のどちらに対しても，その症状や治療で起こる副作用を予防･軽減する支持療法は重要である。

- **貧血**：輸血（白血球の混入を防ぐため，白血球除去赤血球製剤を使用する）で対処する。
- **血小板減少症**：出血傾向が強いときのみ濃厚血小板製剤の輸血を行う。この際も白血球除去処理（フィルターの使用）が必要である。
- **顆粒球減少症**：感染時に顆粒球コロニー刺激因子（granulocyte colony-stimulating factor；G-CSF）製剤の投与，細菌感染症に対しては適切な抗菌薬の十分量の投与を行う。

表 4-3　再生不良性貧血の重症度分類

Stage	重症度	基準
Stage 1	軽症	下記以外
Stage 2	中等症	以下の 2 項目以上を満たす 好中球：1000/μL 未満，血小板：5 万 /μL 未満， 網赤血球：6 万 /μL 未満
Stage 3	やや重症	以下の 2 項目以上を満たし，定期的な赤血球輸血を必要とする 好中球：1000/μL 未満，血小板：5 万 /μL 未満， 網赤血球：6 万 /μL 未満
Stage 4	重症	以下の 2 項目以上を満たす 好中球：500/μL 未満，血小板：2 万 /μL 未満， 網赤血球：2 万 /μL 未満
Stage 5	最重症	好中球の 200/μL 未満に加えて，以下の 1 項目以上を満たす 血小板：2 万 /μL 未満，網赤血球：2 万 /μL 未満

注 1：定期的な赤血球輸血とは毎月 2 単位以上の輸血が必要なときを指す。
注 2：この基準は 1998（平成 10）年度に設定された 5 段階基準を修正したものである。
出典／日本造血細胞移植学会：造血細胞移植ガイドライン；再生不良性貧血（成人），2010，p.4.

▶ **患者生活への影響**　貧血の強い症例では日常の活動はかなり制限されるほか，血小板の低い症例では鼻出血や歯肉出血，痔核からの出血などに悩まされる。感染症を併発する頻度も高く，出血創部の清潔を保つことも重要である。転倒や打撲（だぼく）による重篤な臓器出血のおそれもあるので，生活行動には十分な注意が必要なばかりか，時には第三者による監視や介助が大切である。

E 赤芽球癆

▶ **疾患概念・分類**　**赤芽球癆**（せきがきゅうろう）（pure red cell aplasia；**PRCA**）とは，血球の産生の場である骨髄（こつずい）で**赤芽球が著減**する疾患で，赤血球の産生が低下して貧血を呈するものをいう。先天性（ダイアモンド-ブラックファン［Diamond-Blackfan］貧血）と後天性，急性（一過性）と慢性などに分けられるが，多くは後天性で慢性のものである。

▶ **原因・病態**

- **急性例**：ウイルス感染（パルボウイルス B19 による溶血性貧血に伴うもの，肝炎ウイルス，EB ウイルスなど）や薬剤（ジフェニルヒダントインなど）による赤血球系の幹細胞の障害である。
- **慢性例**：原因は不明で，**胸腺腫**（きょうせんしゅ）（10～50％）や**重症筋無力症**を合併する例や，慢性リンパ性白血病，自己免疫（めんえき）疾患などに合併する例などがあり，免疫系の異常が関与していると考えられている。

▶ **症状**　**動悸**（どうき），**息切れ**，**頭痛**，**めまい**，**易疲労感**（い）などの貧血の症状を訴える。重症筋無力症を合併する例では，脱力や**眼瞼下垂**（がんけんかすい）を呈する。

▶ **検査所見**　血液検査で，貧血に加えて，骨髄での造血能の低下を反映した**網赤血球数の減少**（もうせっけっきゅう）を示す。骨髄では赤芽球だけが著減あるいは消失していて，鉄代謝を調べると鉄の利用障害のパターンに一致する。胸部X線撮影や胸部CTで胸腺腫を認めることがある。抗核抗体陽性などの所見が得られることもある。

▶ **診断**　骨髄所見により，骨髄での赤芽球の著減を確認する。

▶ **治療**　**免疫抑制剤**（シクロスポリン単独，もしくはプレドニゾロンとの併用など）**の投与**を行う。胸腺腫のある例では，胸腺の摘出術を行うと約半数で改善がみられる。薬物性が考えられる場合は，原因と思われる薬物の使用を中止する。

▶ **患者の生活への影響**　貧血の強い症例では，日常の活動が制限される。輸血を繰り返している症例では，心不全や肝不全に陥ることがあるので，適切な対応が必要である。

F 巨赤芽球性貧血と悪性貧血

Digest

巨赤芽球性貧血と悪性貧血	
疾患概念	● 巨赤芽球性貧血とは巨赤芽球の増加を伴う貧血の総称で，ビタミン B_{12} 欠乏や葉酸欠乏の結果生じる。ビタミン B_{12} 欠乏は悪性貧血により起こることが多く，ついで胃全摘手術後に起こる。
原因	● 悪性貧血は，胃粘膜の萎縮によって内因子の分泌不全が生じ，ビタミン B_{12} の吸収が障害されることにより生じる。抗内因子抗体が多く検出され，自己免疫疾患と考えられている。 ● 胃全摘手術後には胃液が分泌されないため，ビタミン B_{12} が吸収されないことにより生じる。 ● 葉酸欠乏は極端な偏食，溶血や妊娠による需要の増大で生じる。
症状	● ビタミン B_{12} 欠乏性貧血は，動悸，息切れ，倦怠感，ハンター舌炎などがみられる。悪性貧血では，さらに萎縮性胃炎や精神・神経症状（しびれ，運動失調など）が加わる。 ● 葉酸欠乏性貧血は，一般的貧血症状は同じで，悪性貧血の症状（萎縮性胃炎や精神・神経症状）はみられない。
治療	● ビタミン B_{12} 欠乏性では，ビタミン B_{12} の筋肉内注射。 ● 葉酸欠乏性では，葉酸の経口摂取と食事の改善。
患者の生活への影響	● 組織の酸素欠乏による自覚症状（めまい，動悸，息切れなど）。

▶ 疾患概念　**巨赤芽球性貧血**（megaloblastic anemia；**MA**）とは，巨赤芽球の増加を伴う造血がみられる一群の貧血の総称である。その代表は，**ビタミン B_{12} 欠乏**や**葉酸欠乏**でみられる貧血である。これらが欠乏するとDNA合成が障害されて，細胞質に比べて核の成熟が遅れた，いわゆる巨赤芽球が出現するようになる。ただし，その成因や自覚症状などはやや異なるので，これらを区別して概説する。

1. ビタミン B_{12} 欠乏性貧血

▶ 病態　ビタミン B_{12} は体内で合成できず，**胃の壁**（へき）**細胞**から分泌される**内因子**と結合し回腸末端で吸収される（図4-3）。胃全摘出手術後のビタミン B_{12} 欠乏によるものが多いが，この場合は胃切除後すぐではなく，5年くらい経過してから貧血が起こることがポイントである。これは，術後しばらくの間はビタミン B_{12} の蓄えがあるからである。

また，特定の機序で起こるビタミン B_{12} の吸収障害による貧血を**悪性貧血**（pernicious anemia；PA）とよぶことがある。これは胃底部，胃体部の高度の萎縮（いしゅく）による壁細胞からの**内因子の分泌不全**に起因する。ビタミン B_{12} の吸収には内因子の手助けが必要である。悪性貧血では，**抗内因子抗体**，**抗壁細胞抗体**が検出されることが多く，自己免疫疾患に合併することもあり，悪性貧血自体も自己免疫的な機序が関与していると考えられている。

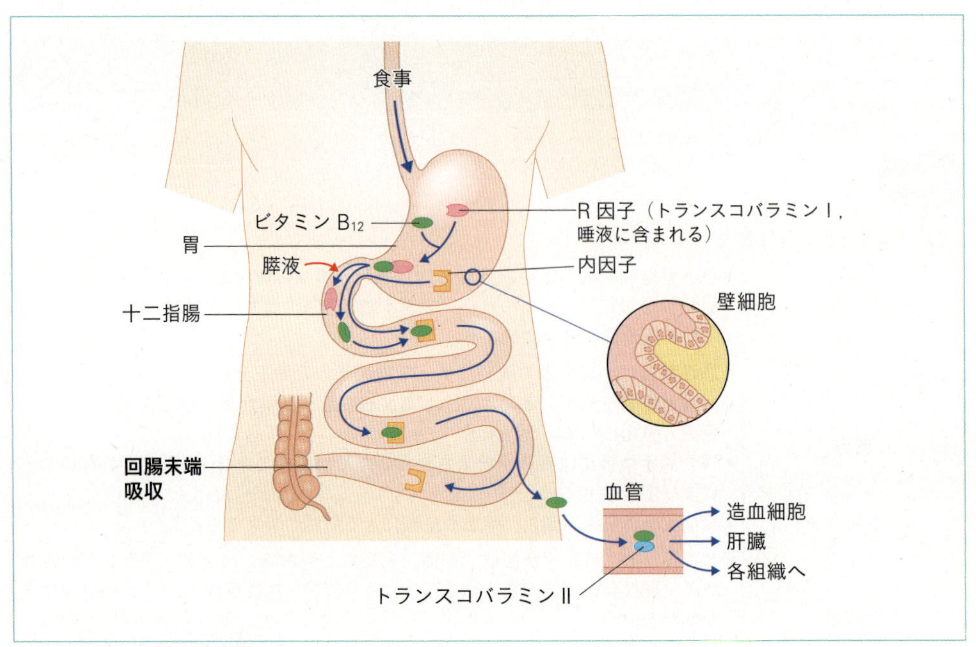

図4-3 ビタミンB_{12}の吸収

▶ **症状**　一般的な**貧血症状**（動悸，息切れ，倦怠感，めまいなど）に加えて，**消化器症状**（悪心・嘔吐，胃部不快感）があり，**萎縮性胃炎，**ヒスタミン不応性無酸症を伴う。**ハンター舌炎**（舌乳頭が萎縮して舌の表面が平滑になり，真っ赤になる）は特徴的である。そのほか，このタイプの貧血の特徴として**精神症状**や**神経症状**（下肢の振動覚の低下，しびれ，運動失調，病的反射など。亜急性連合性脊髄変性症）の出現がある。若年の白髪や高齢者の急な白髪の増加も起こり得る（図4-4）。

また，悪性貧血では**胃がんの合併**が多いので注意が必要である。

▶ **検査所見**　末梢血液像は重要で，**大球性貧血**（平均赤血球容積［MCV］で101fL以上）で網赤血球（新しい赤血球）は減少，DNA合成障害を反映して，時に好中球や血小板も減少する。さらには，赤血球は大小不同で**奇形赤血球**も出現し，核の遺残物である**ハウエル－ジョリー小体**（Howell-Jolly body）がみられることもある。骨髄像も，巨赤芽球を伴う赤芽球の過形成などの所見である。生化学検査では，総ビリルビンやLD（乳酸脱水素酵素）の上昇，**ビタミンB_{12}の低値**，悪性貧血では**抗内因子抗体，抗壁細胞抗体**の出現などが認められる。

▶ **診断**　診断は，貧血，舌炎，神経症状に大球性貧血，ビタミンB_{12}の低値，骨髄所見などによる。シリング試験（コバルトの放射性同位体である^{57}Coや^{58}Coを利用したビタミンB_{12}の吸収試験）は悪性貧血の診断に用いられたが，近年はほとんど施行されなくなった。

▶ **治療**　ビタミンB_{12}の筋肉内注射（1回500～1000μg）を，初めは連日1～2週間，安定したら1か月に1回行い，さらには2～3か月ごとに1回の頻度で生涯継続する。

▶ **患者の生活への影響**　貧血自体による影響としては，ほかの貧血と同様に組織の酸素欠

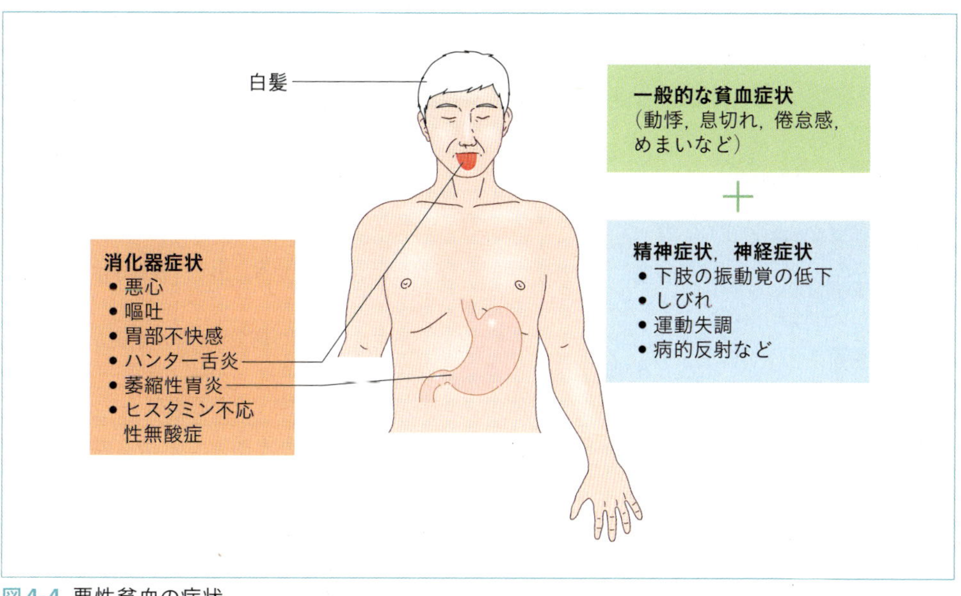

図4-4 悪性貧血の症状

乏症状が主である。めまいや耳鳴り，頭痛，動悸・息切れを自覚する。これらに加えて消化器症状や神経症状などの多彩な症状が出現するので，食事や行動の制限を余儀なくされる。特に精神・神経症状が出現するようであれば，場合によっては第三者による監視や介助の必要も出てくる。

2. 葉酸欠乏性貧血

▶ **病態**　第2次世界大戦中および戦後には頻繁にみられたが，現代の日本の食生活では食事から摂取する葉酸が欠乏することはまずない。例外的には，大酒家で偏った食事を長期間摂取している場合や，溶血に伴い造血が亢進(こうしん)したり，妊娠によって葉酸の需要が高まったときに起こり得る。葉酸もまた核酸合成に欠かせない物質であり，赤芽球(せきがきゅう)の成熟障害を招いて巨赤芽球が出現する貧血となる。

▶ **症状**　ビタミンB_{12}欠乏性貧血と同様に貧血症状を認めるが，大切な鑑別点は神経症状や胃粘膜の萎縮を伴わないことである。

▶ **検査所見・診断**　生化学検査において葉酸が低値，ビタミンB_{12}が正常域であること以外は，ビタミンB_{12}欠乏性貧血と同様である。

▶ **治療**　葉酸の経口投与と食事の改善を行う。

▶ **患者の生活への影響**　貧血自体による影響は，ほかの貧血同様，組織の酸素欠乏症状が主であるため，めまい，耳鳴り，頭痛の出現，動悸や息切れが自覚される。

G 溶血性貧血

Digest

自己免疫性溶血性貧血	
疾患概念	• 赤血球膜に損傷が起こり，ヘモグロビンが赤血球外に出て，赤血球が破壊されてしまうために生じる貧血をいう。
病態	• 赤血球に対する自己抗体ができ，抗原抗体反応の結果赤血球が破壊されるために生じる溶血性貧血で，自己免疫疾患である。
診断	• 溶血所見があり，クームス（抗グロブリン）試験陽性から診断する。
治療	• 副腎皮質ステロイド薬が有効。

▶ **疾患概念**　溶血とは赤血球膜に何らかの損傷が起こり，ヘモグロビンが赤血球の外に出てしまう現象をいう。**溶血性貧血**（hemolytic anemia；**HA**）は，生体内における赤血球の寿命の短縮を骨髄（こつずい）での産生が補えなくなり生じた貧血である。

▶ **溶血機序**（血管内溶血と血管外溶血）　溶血には血管内溶血と血管外溶血とがある（図4-5）。

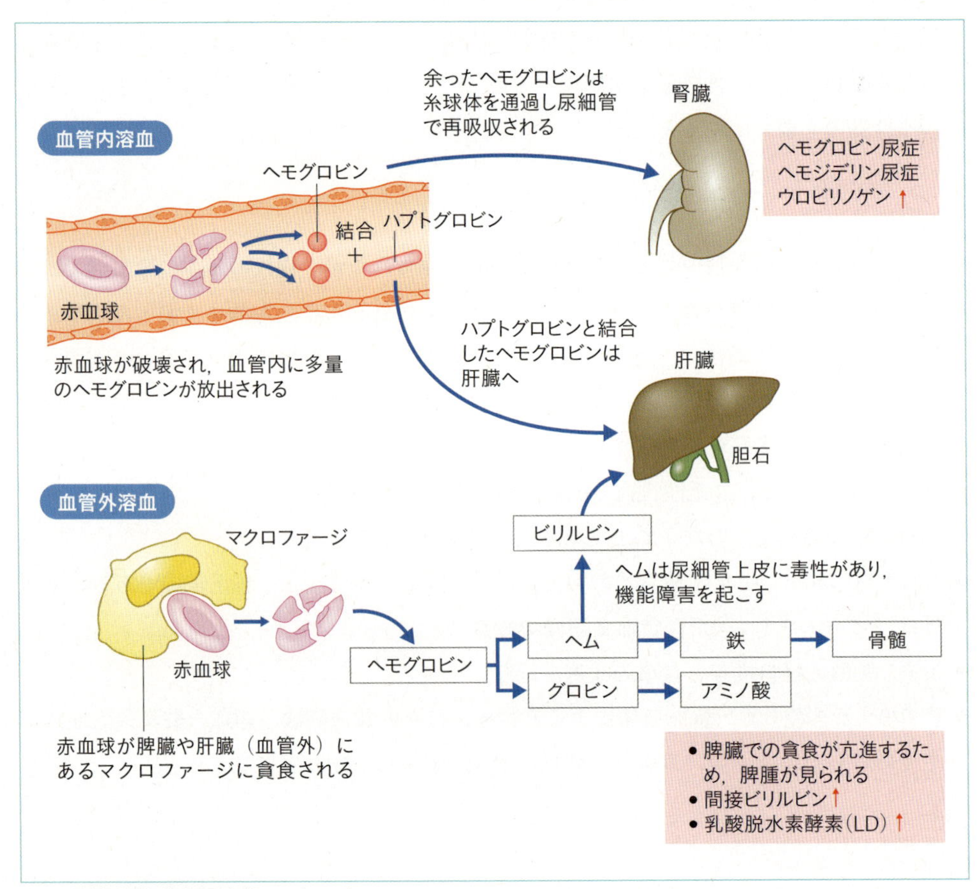

図4-5 溶血性貧血の病態

血管外の溶血の場としては**脾臓**が代表的である。先天性の場合もあり，また赤血球以外の異常で起こる場合もある。

▶ **検査所見**　間接ビリルビンの上昇，血清ハプトグロビンの低下，血清 LD の上昇（1 型優位），尿中ウロビリノゲンの増加をみる。

ヘモグロビン濃度の低下（主に正球性または大球性正色素性貧血）などは一般的な所見である。血管内溶血ではヘモグロビン血症，ヘモグロビン尿症，あるいはヘモグロビンが変性したヘモジデリン尿症などをみる。代償的に骨髄での造血が亢進するので，網赤血球の割合が増加する。

▶ **鑑別診断**　溶血性貧血の鑑別診断には，まずその分類を理解しなくてはならない。先天性のもののなかには，赤血球の形態異常によるもの（この代表が遺伝性球状赤血球症である），赤血球酵素異常症，異常ヘモグロビン症が含まれる。

後天性の代表は，自己抗体が関与する自己免疫性溶血性貧血であるが，不適合輸血や薬剤性の溶血性貧血も抗原抗体反応が関与する溶血性貧血である。そのほかに，赤血球膜の異常による発作性夜間ヘモグロビン尿症や，マラリア，熱傷などによるものなどがある。

鑑別診断の順番としては，溶血が確認されたら，次にクームス（抗グロブリン）試験の結果をみて，赤血球に結合する自己抗体の関与した溶血か否かを判定する。

- **陽性の場合：**さらに抗体の種類から自己免疫性溶血性貧血のタイプを決定する。
- **陰性の場合：**末梢血塗抹標本を顕微鏡で観察し，赤血球の形態に異常がないかを確かめる。球状，楕円状などのほか，細血管異常における機械的な破壊によって生じる破砕赤血球の有無をみることも重要である。播種性血管内凝固症候群（DIC）や血栓性血小板減少性紫斑病（thrombotic thrombocytopenic purpura；TTP）における溶血はこのタイプに分類される。

これらがすべて正常なときに，膜異常，酵素異常，ヘモグロビン自体の異常などを考えるが，これらを確定診断するには特殊な検査が必要になることが多い。発作性夜間ヘモグロビン尿症では **Ham 試験**（酸性化血清溶血試験），砂糖水試験が有用だが，最近ではフローサイトメトリーによる赤血球表面の CD55，CD59 の減少が診断に用いられる。遺伝性球状赤血球症では**赤血球浸透圧脆弱性試験**が診断の助けとなる。

1. 自己免疫性溶血性貧血

▶ **原因・病態**　**自己免疫性溶血性貧血**（autoimmune hemolytic anemia；**AIHA**）は，リウマチなどの自己免疫疾患の仲間で，産生された自己抗体によって赤血球が破壊されるために起こる。

▶ **症状**　**貧血**，**黄疸**，**脾腫**などがある。

▶ **検査所見**　診断に必須の**クームス（抗グロブリン）試験**は，赤血球に直接結合している抗体を検出する**直接クームス試験**と，血清中に遊離した状態で存在する自己抗体を検出する

IgG 抗体
赤血球
IgG
Fc レセプター
マクロファージ
自己抗体が結合する赤血
球はマクロファージに貪
食され破壊される。

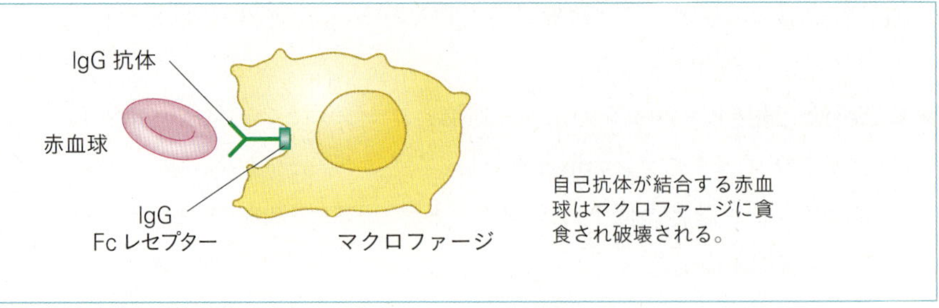

図4-6 自己抗体と自己免疫性溶血性貧血

間接クームス試験がある。抗体には反応する温度によって温式と冷式がある。温式は37℃前後で高い活性を示すもので，大半がこのグループに属する。主に血管外溶血である（図4-6）。

▶ **診断**　溶血の所見，すなわち間接ビリルビンの上昇，血清ハプトグロビンの低下，血清LDの上昇，尿中ウロビリノゲンの増加，網赤血球（もうせっけっきゅう）の増加，貧血，**クームス試験陽性**が大切な所見である。このタイプでも球状赤血球がみられることに注意したい。

なお，自己抗体による血小板減少症，すなわち特発性血小板減少性紫斑（しはん）病（idiopathic thrombocytopenic purpura；ITP）を合併しているものをエバンス症候群（Evans syndrome）とよぶ。冷式自己免疫性溶血性貧血の**寒冷凝集素症**（cold agglutinin disease；**CAD**）では，寒冷凝集素価の高値が重要な所見である。

▶ **治療**　**副腎皮質ステロイド薬の投与**が，多くの場合に有効である。プレドニゾロン1mg/kg相当の経口投与で開始して，溶血の鎮静傾向をみたら4週間を目安に減量していく。減量後に再燃するような症例では，脾臓（ひぞう）摘出術や免疫抑制剤の投与などを考慮する。輸血が必要なときもあるが，抗体があるために交差適合試験で適合血が見つけにくいことが多い。やむを得ないときは交差適合試験で反応が最も弱い血液（通常は生理食塩水で洗浄した新鮮洗浄赤血球）をゆっくりと輸血する。

一方，冷式抗体の関与する寒冷凝集素症などでは，まずは徹底した保温に努めることが基本である。先行する感染症が発症に関与している場合は，急性一過性のことも多い。副腎皮質ステロイド薬を短期間投与することもあるが，AIHAと違いあまり効果はない。

▶ **患者の生活への影響**　慢性的な貧血のために常に酸素欠乏の状態にあるので，激しい運動や負荷は避けなければならない。感染やストレスを契機に溶血発作を起こすこともあるので，人混みを避け，過労にならないように注意する。

輸血を繰り返す症例では，心不全，肝不全の合併にも気をつけなければならない。

2. 遺伝性球状赤血球症

▶ **原因・病態**　**遺伝性球状赤血球症**（hereditary spherocytosis；**HS**）においては，赤血球が赤血球膜を構成するたんぱくの異常のために球状を呈することが溶血の原因である。球状化した赤血球は変形能が低下しているために，**脾臓**の微小血管で破壊されやすい。**常**

染色体優性遺伝の先天性疾患で，慢性溶血性貧血を呈する。

▶ **症状**　ほかの慢性溶血性貧血と同様に，**貧血**，**黄疸**（おうだん），**脾腫**（ひしゅ）と**胆石**の合併などがあるが，パルボウイルス B19 感染の後に貧血の急激な悪化（無形成発作）を起こすことがあるので注意を要する。

▶ **診断**　溶血性貧血，**黄疸**，**脾腫**の所見に加えて，末梢血塗抹（まっしょうけつとまつ）標本で球状赤血球が存在し，赤血球浸透圧脆弱（ぜいじゃく）性が亢進（こうしん）していることが特徴である。ほかの溶血性貧血との鑑別のために，**クームス**（**抗グロブリン**）**試験陰性**，赤血球酵素（こうそ）活性正常を確認できれば確実である。家族歴があれば診断の助けとなる。

▶ **治療**　**脾臓の摘出**が唯一の有効な治療法である。脾臓を摘出しても球状赤血球はそのままだが，赤血球の破壊場所を失って，症状および検査所見は速やかに改善する。

3. 発作性夜間ヘモグロビン尿症

▶ **原因·病態**　**発作性夜間ヘモグロビン尿症**（paroxysmal nocturnal hemoglobinuria；**PNH**）は，後天性の溶血性貧血で，主に夜間に血管内溶血を起こしてコーラ色の**ヘモグロビン尿**（**血色素尿**）を呈することが特徴である。後天性であるが，多能性幹細胞レベルでの遺伝子異常が原因で，特に赤血球膜の補体活性化抑制因子（CD55，CD59）の欠乏から，**補体による溶血**が起こる。白血球や血小板の減少も伴って，汎血球（はんけっきゅう）減少症をきたす。また，再生不良性貧血に合併することがある。

▶ **症状**　慢性溶血性貧血の結果として貧血，黄疸を呈するほか，ヘモグロビン尿（血色素尿）を特徴とする。かぜやストレスが引き金となって溶血発作を起こす。静脈血栓を伴いやすい。

▶ **検査所見・診断**　慢性溶血性貧血，特に血管内溶血の所見（ヘモジデリン尿），汎血球減少症を示す。砂糖水試験，Ham 試験が行われていたが，最近ではフローサイトメトリーにより赤血球の表面形質 CD55，CD59 の低下を検出する。

▶ **治療**　根本的な治療法はなく，強い貧血に対しては**洗浄赤血球を輸血**する。最近，補体 C5 の活性化による溶血を抑えるエクリズマブ（ソリリス®）が市販されたが，高価薬で生涯にわたる投与の継続が必要であり，適応は溶血による貧血のため輸血が継続的に必要な症例に限定される。

4. 遺伝性楕円赤血球症

▶ **原因・病態**　**遺伝性楕円赤血球症**（hereditary elliptocytosis；**HE**）においては，赤血球が楕円もしくは卵円形を呈する。常染色体優性遺伝の先天性疾患である。

▶ **症状**　溶血を起こすが，症状は遺伝性球状赤血球症と比べて軽いことが多い。

▶ **診断**　溶血性貧血と末梢血塗抹標本で楕円赤血球が存在していることが特徴である。

▶ **治療**　症状が軽度であれば経過観察する。

5. 赤血球酵素異常症

▶ **原因・病態**　赤血球酵素（こうそ）異常症は，赤血球の糖代謝に関与する酵素の先天的な異常により生じる溶血性貧血である。代表的なものはグルコース6リン酸脱水素酵素（G6PD）欠乏症，ピルビン酸キナーゼ（PK）欠乏症である。

▶ **症状**　慢性溶血性貧血を呈するものと薬剤起因性の急性溶血性発作をきたすものがある。

▶ **治療**　G6PDでは原因となりうる薬剤の投与をさける。その他には治療方法はない。

6. 赤血球破砕症候群

▶ **原因・病態**　**赤血球破砕（はさい）症候群**は赤血球が機械的，物理的な作用により損傷を受けて出現する**破砕赤血球**と血管内溶血が特徴である。血栓性血小板減少性紫斑病，溶血性尿毒症症候群，播種（はしゅ）性血管内凝固症候群（DIC）などがある。

細血管の障害による血管壁へのフィブリンの沈着の結果，細かいフィブリン線維に赤血球が引っかかり，血流によってちぎれて破砕（はさい）赤血球となり溶血する。

▶ **症状，検査所見**　**腎不全**，**発熱**，**精神症状**などの症状を呈し，クレアチニン上昇，血小板減少，溶血所見，破砕赤血球を認める。

▶ **治療**　原因により異なる。

7. 薬剤による溶血性貧血

▶ **原因・病態**　免疫学的機序によるものと，非免疫学的機序によるものがある。

▶ **症状**　溶血性貧血による症状を呈する。

▶ **治療**　可能な限り全薬剤を中止する。

8. 新生児溶血性貧血

▶ **原因・病態**　母体と胎児の間でのRh式など血液型不適合のため貧血と黄疸（おうだん）を呈する。

▶ **検査所見・診断**　母親がRh陰性，児がRh陽性で貧血や黄疸など溶血所見がある場合に疑う。

▶ **治療**　早期からの光線療法や交換輸血を要することもある。

9. サラセミア

▶ **原因・病態**　サラセミア（thalassemia）とは，グロビン鎖の生合成障害により貧血と溶血をきたす遺伝性疾患である。グロビンα鎖合成障害をαサラセミアといい，α遺伝子の欠失が原因である。β鎖合成異常をきたす疾患をβサラセミアといい，グロビン鎖mRNAの量の減少が原因である。

▶ **症状**　貧血症状と溶血症状を呈する。αサラセミアは東南アジア，βサラセミアは地中海地方に多く，日本人では少ない。

▶ **検査・診断**　小球性低色素性貧血，末梢血と塗抹標本における奇形赤血球や標的赤血球，血清鉄およびフェリチン値は正常ないし高値，β サラセミアではヘモグロビン分画でHbF の増加をみる。小球性低色素性貧血を示すことから鉄欠乏性貧血と間違われることがある。

▶ **治療**　対症的な治療しかない。重症例では造血幹細胞移植。

II 白血球系疾患

血球系の血液疾患は大部分が腫瘍性疾患で，しかも悪性であることから生命予後を左右することが多い。特に急性白血病は，的確な診断に基づく迅速な治療が要求される。近年，病態の解明に伴う分子標的療法の進歩で予後は著しく改善し，治癒する可能性も多いにある。

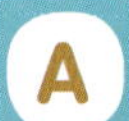 急性白血病

Digest

急性白血病	
疾患概念	遺伝子の変異により，造血幹細胞または造血前駆細胞が腫瘍化し，未熟な芽球が骨髄をはじめとする全身臓器に増殖・浸潤し，末梢血中にも出現する疾患。
発生機序	ウイルス，放射線，抗がん剤，有機溶剤などの薬物，喫煙などにより，造血幹細胞の DNA に変異を生じ，染色体の異常が生じて発症。
病型分類	急性骨髄性白血病（AML）と急性リンパ性白血病（ALL）に分けられる。病型分類は，FAB 分類と WHO 分類が用いられる。
疫学	罹患率は，小児期に 1 つのピークがあり 10 代でいったん下がり，成人では年齢が高くなるにしたがい頻度が高くなる。年齢中央値は 60 歳。急性リンパ性白血病は小児に多く，6 歳以下が 75%を占める。
症状	• 赤血球産生抑制による貧血，顆粒球減少による感染。 • 血小板産生抑制による出血傾向。 • 白血病細胞の浸潤による骨痛，リンパ節腫脹，肝脾腫，歯肉腫脹など。
検査所見・診断	• 末梢血で正常好中球は常に減少，血小板減少。 • 骨髄の過形成で芽球が増加，正常顆粒球は著しく減少。 • 細胞の形態や表面形質検査で増加している細胞の系統を同定し，染色体・遺伝子検査で詳細な病型を診断する。 • 急性白血病では骨髄中の芽球比率 20%以上。 • 芽球の 3%以上が MPO 反応陽性の場合は急性骨髄性白血病，3%未満は急性リンパ性白血病。
治療	• 化学療法：多剤併用化学療法が原則。効果増強と副作用軽減のために複数の抗がん剤を同時に投与し，寛解導入療法を行う。 • 分化誘導療法：急性前骨髄球性白血病に対しレチノイン酸を用いる。連日服用で寛解に導入する。

治療	●抗体薬：難治性急性白血病に抗体薬が用いられる。 ●造血幹細胞移植：適切なドナーから造血幹細胞（骨髄，末梢血，臍帯血など）を移入し，正常造血を再構築する。 ●中枢神経系に対する治療：腰椎穿刺によって，メトトレキサートやシタラビンを予防的に髄腔内注入する。 ●支持療法：輸血，抗生物質投与など全身状態の改善を目的に行う。
予後	白血病細胞の染色体・遺伝子異常が最も予後と相関する。

▶ **疾患概念**　**急性白血病**（acute leukemia；**AL**）とは，遺伝子変異により造血幹細胞または未分化な造血前駆細胞が腫瘍化し，分化能が乏しく強い増殖力を有する未熟な芽球が骨髄をはじめとする全身の臓器に増殖・浸潤し，末梢血中にも出現する疾患である。治療をしないと数か月の経過で死に至る予後不良の疾患である。

▶ **発生機序**　造血幹細胞のDNAにウイルス，放射線，抗がん剤，有機溶剤などの薬物，喫煙などにより変異が生じ染色体の異常が生じる。これに伴いがん遺伝子の活性化，がん抑制遺伝子の抑制などが起こり，増殖シグナルの活性化や分化シグナルの不活性化などが生じて白血病を発症すると考えられている。

急性骨髄性白血病（acute myeloid leukemia；**AML**）の発症には，増殖に関与する遺伝子の変異class Iと分化を阻害する遺伝子変異class IIが同時に起こることが必要で，さらにエピゲノム修飾（ゲノムに対して後天的に付加される修飾），RNAスプライシング，がん抑制遺伝子の変異なども発症と病態に関与すると考えられている。

▶ **分類**　急性白血病は増殖している細胞の種類によって**急性骨髄性白血病**（AML）と**急性リンパ性白血病**（acute lymphoblastic leukemia；**ALL**）に分けられる。

病型には，従来の**FAB**（French-American-British）**分類**と，最近提唱された**WHO**（World Health Organization；世界保健機関）**分類**がある。FAB分類は形態的・細胞化学的な特徴に基づいた分類で，どのような医療施設でも世界共通の客観的な診断が可能であるという利点がある。AMLをM0〜M7までの8種類に，ALLはL1〜L3までの3種類に分類される。一方，WHO分類（改訂第4版，2017年）は腫瘍細胞の発生母地を主体とし，細胞遺伝学的な性質を重要視し，分子遺伝学的な特徴も加えて分類したものである。特定の遺伝子異常を有する白血病は臨床的・細胞形態的に類似点を多く有し，生物学的に共通の基盤をもつ均一な疾患と考えられることから分類されたものである。通常，急性白血病の診断時には，芽球の形態からおおよその病型を判断し，細胞表面形質・染色体・遺伝子検査の結果が判明したところで詳細な病型を判定する。詳細な分類は治療法の決定に必要である。**表4-4**にFAB分類，**表4-5**にWHO分類（改訂第4版，2017年）を示す。

▶ **疫学**　白血病の罹患率は小児期に1つのピークがあり，10代でいったん下がる。成人では年齢が高くなるにしたがって頻度は高くなり，年齢中央値は60歳で男性にやや多く，死亡率は10万人当たり6人である。AMLとALLとの発症頻度は2.6：1と前者のほうが多い。ALLは小児に多く，6歳以下が75％を占める。

▶ **症状**　急性白血病の症状は，①白血病細胞が増加し正常の造血幹細胞由来の血球産生が

表4-4 FAB分類による急性骨髄性白血病の分類

急性骨髄性白血病（AML）		
M0	急性骨髄性白血病（AML）最未分化型	骨髄芽球は最も未分化な形態で分化傾向なし MPO染色陰性
M1	急性骨髄性白血病（AML）未分化型	骨髄芽球は未分化な形態で分化傾向なし 骨髄芽球は90%以上，MPO染色陽性3%以上
M2	急性骨髄性白血病（AML）分化型	顆粒球系への分化傾向あり 骨髄芽球は90%未満，MPO染色陽性3%以上 アウエル小体が目立ち，染色体異常t（8；21）を認める
M3	急性前骨髄球性白血病（APL）	アウエル小体が集まった（ファゴット）前骨髄球が増殖し，染色体異常t（15；17）を認める 前骨髄球はMPO染色陽性，特異的エステラーゼ染色陽性 播種性血管内凝固症候群（DIC）が必発する
M4	急性骨髄単球性白血病（AMML）	分化傾向を有する骨髄芽球と単芽球が混在する 好酸球の増加する亜型がある（M4Eo） MPO染色陽性，特異的・非特異的エステラーゼ染色陽性 末梢血中に単球が多い 血清・尿中リゾチーム高値
M5	急性単球性白血病（AMoL）	単芽球が主体であるM5aと分化した単球が主体のM5bに分かれる MPO染色は陰性のこともあり，非特異的エステラーゼ染色陽性
M6	赤白血病	異形成の強い赤芽球が増加し，骨髄芽球も増加する PAS染色陽性
M7	急性巨核芽球性白血病（AMKL）	巨核芽球が増加した亜型で，MPO染色陰性 電子顕微鏡ペルオキシダーゼ染色は陽性
急性リンパ性白血病（ALL）		
	芽球はMPO染色陰性，PAS染色陽性	
L1	小型リンパ芽球が均一に増加	
L2	大型と小型リンパ芽球が混在	
L3	バーキットリンパ腫の白血化，大型で空胞を有するリンパ芽球	

MPO：ミエロペルオキシダーゼ，PAS：periodic acid-Schiff

抑制されるために起こる症状と，②増殖した白血病細胞の臓器浸潤によって起こる症状に分けられる（図4-7）。

白血病細胞が増加すると正常造血が抑制されることによって**貧血**が起こり，白血球（顆粒球）が減少した結果，**感染**を起こし**発熱**する。また，血小板減少のため**出血傾向**を呈する。**播種性血管内凝固症候群**（disseminated intravascular coagulation；**DIC**）を合併するときには，出血傾向はより高度となる。

骨髄中で白血病細胞が増えると**骨痛**が起こり，白血病細胞の浸潤によって**リンパ節腫脹**や**肝脾腫**をきたす。骨痛やリンパ節腫脹はALLでより高頻度である。中枢神経系の髄膜浸潤があれば頭痛，嘔吐などが生じるが，ALL，AMLのM4，M5に多い。歯肉腫

表4-5 WHO分類（改訂第4版, 2017年）による急性白血病の分類

急性骨髄性白血病（AML）と関連前駆細胞腫瘍

1）反復性遺伝子異常を伴う急性骨髄性白血病
- 転座 t(8;21)(q22;q22.1) を伴う急性骨髄性白血病（融合遺伝子 *RUNX1-RUNX1T1*）
- 逆位 inv(16)(p13.1q22) または転座 t(16;16)(p13.1;q22) を伴う急性骨髄性白血病（融合遺伝子 *CBFB-MYH11*）
- 急性前骨髄球性白血病（APL）転座 t(15;17)(q22;q11-12)（融合遺伝子 *PML-RARA*）
- 転座 t(9;11)(p21;q23.3) を伴う急性骨髄性白血病（融合遺伝子 *KMT2A-MLLT3*）
- 転座 t(6;9)(p23;q34.1) を伴う急性骨髄性白血病（融合遺伝子 *DEK-NUP214*）
- 逆位 inv(3)(q21.3q26.2) または転座 t(3;3)(q21;q26.2) を伴う急性骨髄性白血病（遺伝子 *GATA2*, *MECOM*）
- 転座 t(1;22) (p13.3;q13.1) を伴う急性巨核芽球性白血病（融合遺伝子 *RBM15-MKL1*）
- 融合遺伝子 *BCR-ABL1* を伴う急性骨髄性白血病
- 遺伝子 *NPM1* 変異を伴う急性骨髄性白血病
- 遺伝子 *CEBPA* 2本鎖変異を伴う急性骨髄性白血病
- 遺伝子 *RUNX1* 変異を伴う急性骨髄性白血病

2）骨髄異形成関連変化を伴う急性骨髄性白血病
3）治療関連性骨髄性腫瘍
4）急性骨髄性白血病, 非特定型
- 急性骨髄性白血病最未分化型
- 急性骨髄性白血病未分化型
- 急性骨髄性白血病分化型
- 急性骨髄単球性白血病
- 急性単芽球性・単球性白血病
- 急性赤芽球性白血病
- 急性巨核芽球性白血病
- 急性好塩基球性白血病
- 骨髄線維症を伴う急性汎骨髄症

5）骨髄性肉腫
6）ダウン症候群関連骨髄増殖性疾患
- 一過性骨髄造血異常症
- ダウン症候群関連骨髄性白血病

芽球性形質細胞様樹状細胞腫瘍

分化系統不明確な急性白血病

1）急性未分化白血病
2）転座 t(9;22) (q34;q11.2) を伴う混合表現型急性白血病（融合遺伝子 *BCR-ABL1*）
3）*KMT2A* 遺伝子再構成を伴う混合表現型急性白血病 t(v;11q23.3)（遺伝子再構成 *KMT2A-rearranged*）
4）混合表現型急性白血病, B/骨髄性, 非特定型
5）混合表現型急性白血病, T/骨髄性, 非特定型
6）混合表現型急性白血病, 非特定型, 稀少型
7）分化系統を特定できない白血病, 非特定型

リンパ系前駆性腫瘍

1）Bリンパ芽球性白血病/リンパ腫・非特定型
2）反復性遺伝子異常を伴うBリンパ芽球性白血病/リンパ腫
- 転座 t(9;22)(q34.1;q11.2) を伴うBリンパ芽球性白血病/リンパ腫（融合遺伝子 *BCR-ABL1*）
- KMT2A 再構成 t(v;11q23.3) を伴うBリンパ芽球性白血病/リンパ腫（遺伝子再構成 *KMT2A*-rearranged）
- 転座 t(12;21)(p13.2;q22.1) を伴うBリンパ芽球性白血病/リンパ腫（融合遺伝子 *ETV6-RUNX1*）
- 高二倍体性Bリンパ芽球性白血病/リンパ腫
- 低二倍体性Bリンパ芽球性白血病/リンパ腫
- 転座 t(5;14)(q31.1;q32.1) を伴うBリンパ芽球性白血病/リンパ腫（融合遺伝子 *IGH/IL3*）
- 転座 t(1;19)(q23;p13.3) を伴うBリンパ芽球性白血病/リンパ腫（融合遺伝子 *TCF3-PBX1*）
- *BCR-ABL1-like* Bリンパ芽球性白血病/リンパ腫
- iAMP21を伴うBリンパ芽球性白血病/リンパ腫

3）Tリンパ芽球性白血病/リンパ腫
- 初期T前駆細胞性リンパ芽球性白血病/リンパ腫

4）NKリンパ芽球性白血病/リンパ腫

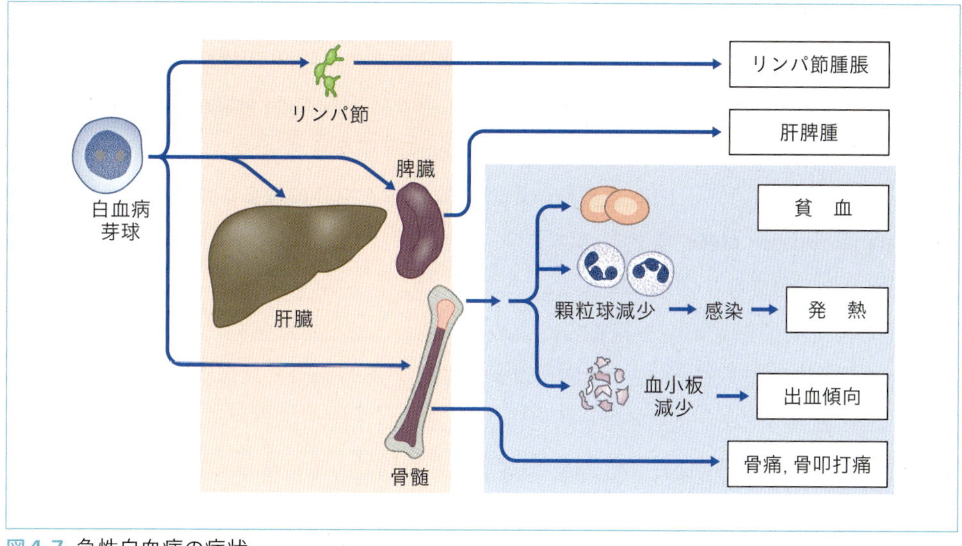

図4-7 急性白血病の症状

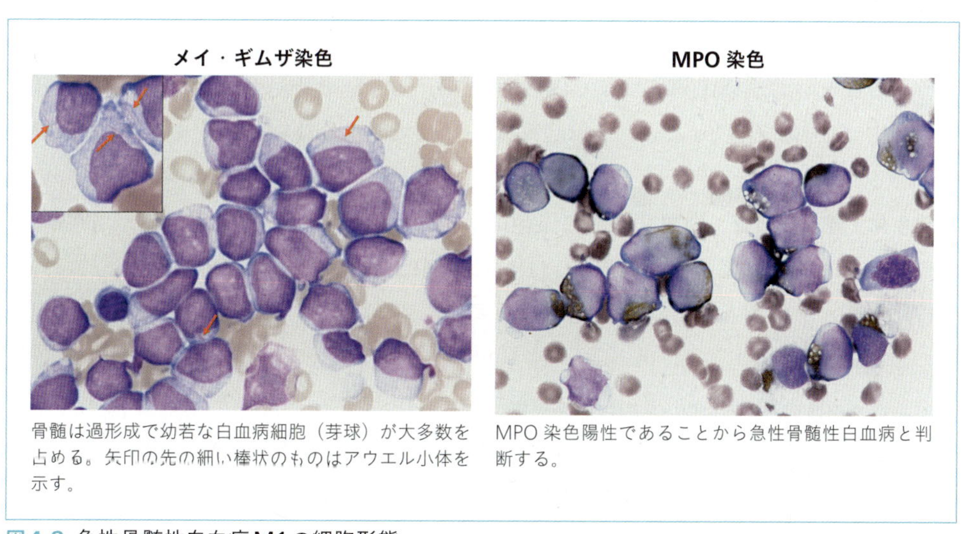

骨髄は過形成で幼若な白血病細胞（芽球）が大多数を占める。矢印の先の細い棒状のものはアウエル小体を示す。

MPO 染色陽性であることから急性骨髄性白血病と判断する。

図4-8 急性骨髄性白血病M1の細胞形態

脹や皮膚浸潤は単球系の白血病（acute myelomonocytic leukemia；AMML［M4］，acute monocytic leukemia；AMoL［M5］）でよくみられる。

▶ 検査所見・診断

- **末梢血**：白血球数は増加，正常，減少と様々であるが，**正常好中球**は常に減少している。貧血と**血小板減少**を認める。白血球分画では未熟な芽球（白血病細胞）と残存する成熟好中球のみを認め，中間の成熟段階にある細胞を認めない。この所見を**白血病裂孔**（hiatus leukemics）という。白血病細胞は正常の顆粒球系細胞のように成熟能，分化能を持たないために生じる現象である。AMLでは白血病細胞の細胞質内に**アウエル小体**（Auer body）を認めることがあるが，これは診断的価値がある（図4-8）。

- **骨髄**（こつずい）：骨髄は通常過形成で芽球が増加しており，巨核球（きょかくきゅう），赤芽球や正常顆粒球系細胞は著しく減少している。骨髄が低形成のため，塗抹（とまつ）標本にて評価が困難な場合，または過形成で白血病細胞が充満しているために吸引できない場合には，骨髄生検にて判定する。細胞形態をみるためにはメイギムザ（May-Giemsa）染色またはライトギムザ（Wright-Giemsa）染色を行うが，白血病細胞の系統を同定するためには**ミエロペルオキシダーゼ**（myeloperoxidase；**MPO**）染色，エステラーゼ染色，PAS（periodic acid-Schiff）染色などの細胞化学染色を行う（図 4-8）。

  MPO 染色は骨髄系細胞を特異的に染める染色で，顆粒球は強陽性，単球性細胞は弱陽性または陰性である。MPO 反応で芽球が陽性である場合には AML，陰性の場合には ALL と診断するが，AML のなかでも M0，M5a，M7 の場合には MPO 染色が通常陰性である。単球系白血病（M4, M5）の芽球は非特異的エステラーゼ染色が陽性である。また，ALL の芽球は PAS 染色が陽性である。
- **細胞表面形質検査**：白血病細胞は各系統の様々な分化段階に特徴的な**分化抗原**をその細胞表面に有するので，種々の分化抗原に対するモノクローナル抗体を用いて，増加している細胞の系統を同定する（第 3 章 II -E「細胞表面形質検査」参照）。表 4-6 に各細胞の特徴的な形質を示す。AML 細胞では CD33，CD13，MPO，B 細胞系 ALL 細胞では CD10，CD19，CD20，CD79a など，T 細胞系 ALL では CD3，CD2，CD5，CD7 などが陽性となる。
- **染色体・遺伝子検査**：白血病細胞の染色体分析や遺伝子検査を行う（表 4-7）。病型に特異的な異常を認める。M2 では t(8;21)(q22;q22) が多く，M3 では t(15;17)(q21;q11)，inv16(p13;q22) は M4 にみられる（図 4-9）。転座に伴い，t(8;21) では *RUNX1-*

表 4-6 急性白血病の診断に用いる細胞表面形質

細胞の系統	分化抗原
未分化	CD34, CD117, HLA-DR
骨髄系	CD33, CD13, cytMPO
単球系	CD14, CD11b
T 細胞系	CD3, CD2, CD5, CD7
B 細胞系	CD10, CD19, CD20, CD79a, cytCD22

cyt：cytoplasmic（細胞内）抗原，HLA-DR：ヒト組織適合性抗原 -DR

表 4-7 急性骨髄性白血病における染色体異常と予後

予後良好群	t(15;17), t(8;21), inv(16)/ t(16;16)
予後中等度群	正常核型, t(9;11), del(7q), del(9q), del(11q), del(20q), +8, +11, +13, +21, -Y
予後不良群	複雑核型, inv(3), t(6;9), t(6;11), t(11;19), del(5q), -5, -7

t（translocation）：転座，inv（inversion）：逆位，del（deletion）：欠失（染色体の一部が欠ける異常），＋，－：染色体腕の増加（＋）減少（－），複雑核型：3 種類以上の染色体異常があるものをいう。

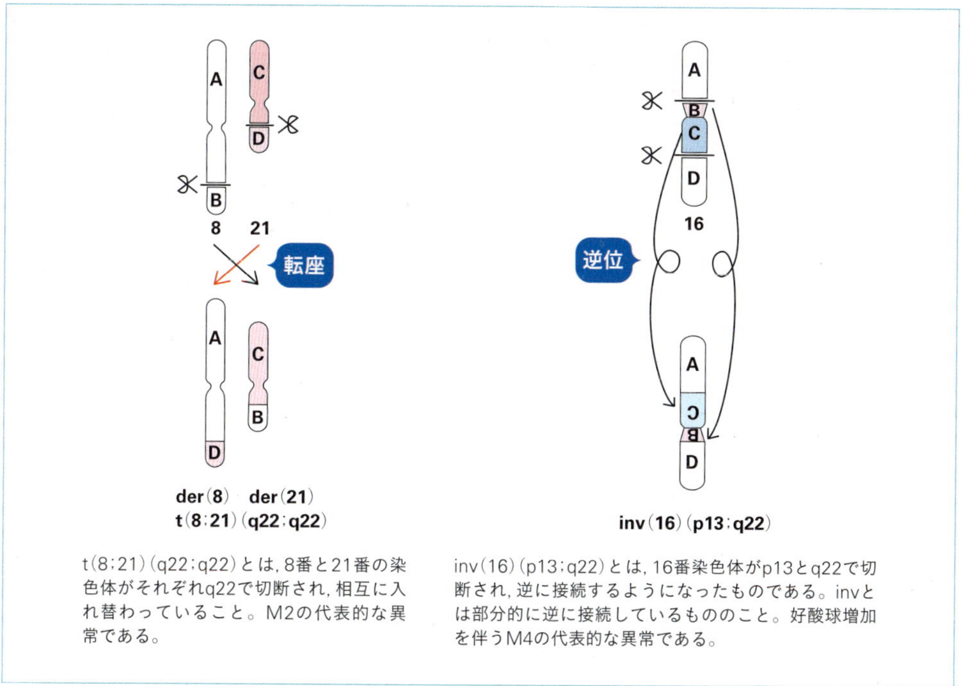

図4-9 急性骨髄性白血病の染色体異常の模式図

RUNX1T1 融合遺伝子，t(15;17) では *PML-RARA* 融合遺伝子を認める。RT-PCR 法による遺伝子検査で融合遺伝子の検出が可能である。

免疫グロブリン H 鎖遺伝子の再構成があれば B 細胞系の ALL，**T 細胞抗原受容体遺伝子の再構成**があれば T 細胞系の ALL である可能性が高い。

- **そのほかの検査**：LD（乳酸脱水素酵素）や尿酸の増加，M4，M5 などの単球系白血病では血中・尿中リゾチームの高値がみられる。播種(はしゅ)性血管内凝固症候群（DIC）をしばしば発症する。DIC を発症するとプロトロンビン時間の延長，フィブリン・フィブリノゲン分解産物（fibrin/fibrinogen degradation products；FDP），D ダイマーの増加，フィブリノゲンの減少をみる。

骨髄検査で採取した骨髄液を用い，骨髄像検査，病理検査，細胞表面形質検査，染色体検査，遺伝子検査を行う。骨髄中の芽球(がきゅう)比率が 20％以上の場合を AL と診断し，増加している芽球の 3％以上が MPO 反応*陽性であれば AML，3％未満を ALL と診断する。細胞形態学的検査に加えて，白血病細胞の細胞表面形質検査，染色体・遺伝子検査などの所見を加えて病型を決定する。予後もその生物学的特徴によって異なることから，最適な治療を選択するうえでも詳細な病型の決定は重要である。

▶ **治療**　治療目的は，白血病細胞の根絶を図り，正常細胞の産生を回復させることである。

＊ **MPO（ミエロペルオキシダーゼ）反応**：顆粒球の細胞内に存在する顆粒はミエロペルオキシダーゼに反応し，酸化される。この顆粒は骨髄系細胞に存在し，リンパ系細胞には存在しないので，MPO 反応は細胞の同定に頻用される。

抗がん剤を用いた化学療法が主な治療法であるが，近年，特定の白血病細胞に対してより特異性の高い分子標的薬，抗体薬なども併用した化学療法も行われるようになってきている。

- **化学療法：多剤併用化学療法が原則**である。治療効果を高め，副作用を軽減する目的で，複数の抗がん剤を併用して**寛解**（かんかい）**導入療法**を行う（図 4-10）。

急性白血病では診断時，体内に約 10^{12} 個の白血病細胞が存在すると考えられている。寛解導入療法で体内から白血病細胞を減少させ，正常造血能を回復させて一見正常の状態にする。この状態を完全寛解という。

完全寛解に入っても白血病細胞は約 10^{9} 個程度残存していると考えられており，これをさらに減少させるために，抗がん剤の多剤併用療法（地固め療法という）を 3 ～ 4 回行う。地固め療法を行っても体内の白血病細胞はまだ残存しており，再度増殖をきたし再発する可能性が大いにある。

AML の治療に使用される主な抗がん剤としては，ダウノルビシン塩酸塩（ダウノマイシン®）またはイダルビシン塩酸塩（イダマイシン®）とシタラビン（キロサイド®）がある。ALL には，ビンクリスチン硫酸塩（オンコビン®），メトトレキサート（メソトレキセート®），シクロホスファミド（エンドキサン®），ドキソルビシン塩酸塩（アドリアシン®），L-アスパラギナーゼ（ロイナーゼ®），プレドニゾロン（プレドニン®）などが用いられる。フィラデルフィア染色体陽性の ALL には上記のような多剤併用化学療法のほかに，分子標的薬であるチロシンキナーゼ阻害薬（TKI）であるイマチニブ（グリベック®），ダサチニブ（スプリセル®）やポナチニブ（アイクルシグ®）が併用される。

- **抗体薬**：AML では大多数の症例で CD33 抗原が発現している。CD33 抗原を認識する遺伝子組み換え**ヒト化抗 CD33 モノクローナル抗体**に抗がん剤カリケラマイシンを結合させたゲムツズマブオゾガマイシン（マイロターグ®）が難治性 AML に用いられる。難治

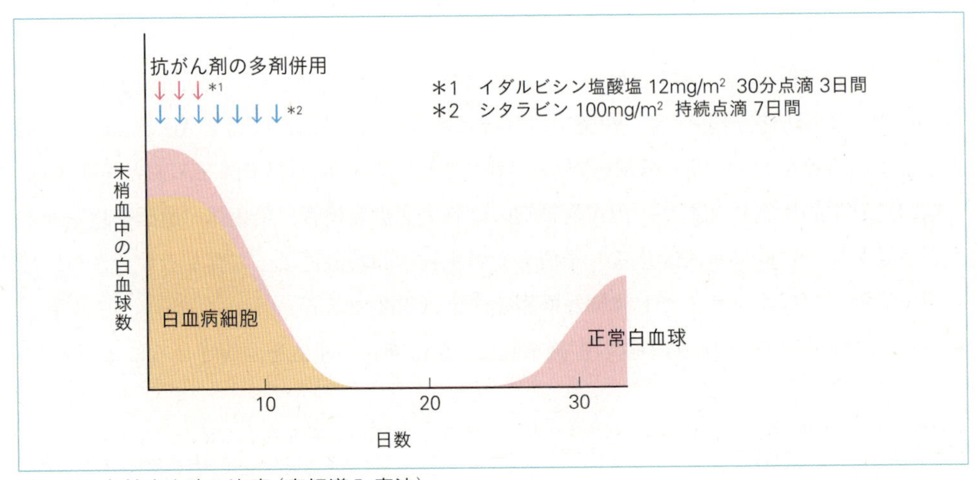

図 4-10　急性白血病の治療（寛解導入療法）

性ALLにはCD22抗原を認識する抗CD22モノクローナル抗体イノツズマブオゾガマイシン（ベスポンサ®）が使用できるようになった。

- **分化誘導療法**：急性前骨髄球性白血病（acute promyelocytic leukemia；APL）（M3）に対してはビタミンAの誘導体である**レチノイン酸**（トレチノイン［ATRA］，ベサノイド®）を用いて**分化誘導療法**を行う。ATRAを連日服用させることで，高率に寛解に導入することができる。M3ではt(15;17)の結果*PML-RARA*融合遺伝子が形成されており，細胞の分化成熟が阻害されている。ATRA投与によって分化のブロックが解除されて分化能，成熟能が回復し，前骨髄球が好中球にまで分化し寛解に入る。
- **中枢神経系に対する治療**：血液脳関門によって抗がん剤は脳に移行しにくく，そのために中枢神経系に白血病の再発が生じることがある。ALLで生じる頻度が高く，**腰椎穿刺**を施行しメトトレキサートやシタラビンを予防的に注入する。
- **造血幹細胞移植療法**：適切な提供者（ドナー）からの**造血幹細胞**（骨髄，末梢血，臍帯血など）を移入し，正常造血を再構築する治療法である。あらかじめ患者に強力な抗がん剤投与と全身放射線照射を行ったのちに造血幹細胞を輸注する。HLA（ヒト白血球型抗原）の一致したドナーが望ましい。

拒絶反応，感染症などの重篤な合併症発生率が高いため，移植療法を行うか否かは予後との兼ね合いになる。AMLでは年齢が比較的若年で予後不良が予測される群では造血幹細胞移植を考慮する。予後良好が予測される群では初発寛解時に移植を行うのはリスクが高いと判断され，地固め療法として大量シタラビン療法が推奨される。再発した場合には化学療法（再寛解導入）で再度寛解に導入したのちに造血幹細胞移植をするのがよいとされる。中等度の予後を有する患者では造血幹細胞移植をするのがよいか否かは明らかではない。なお，非寛解状態での移植は絶対適応であるものの，成功率は極めて低い。

ALLではフィラデルフィア染色体陰性の場合，若年であれば造血幹細胞移植をするのがよい。フィラデルフィア染色体陽性の場合にも今のところ造血幹細胞移植が一般的であるが，TKI薬（チロシンキナーゼ阻害薬）を用いた治療成績が非常に改善してきているので，今後適応の検証が必要になるであろう。

- **支持療法**：全身状態を改善するために行う治療で，特に化学療法後，正常造血が回復してくるまでの約2～3週間は骨髄抑制が強く致死的な感染症や出血をきたしやすいので重要である。

貧血に対しては輸血でヘモグロビンを約8～9g/dLに維持する。血小板数が2万/μL以下になっているときには**血小板輸血**を行う。顆粒球が500/μL以下になると重症感染症をきたしやすいので，顆粒球の増加を目的として**顆粒球コロニー刺激因子**（**G-CSF**）**製剤**（ノイトロジン®など）を投与する。また，非吸収性の抗生物質を経口投与して腸管を無菌化し，生ものの食事は禁止する。

発熱に対しては，直ちに抗菌スペクトラムの異なる何種類かの抗生物質を同時に投与する。真菌感染も多く，真菌感染が疑われた場合には抗真菌薬を投与する。高尿酸血症やDICに対する治療も必要に応じて行う。

▶ **予後**　予後を規定する因子のなかで最も強く予後と相関するものは，白血病細胞の染色体・遺伝子異常で，そのほかの因子としては，AMLの場合には患者の年齢，全身状態，発症様式，染色体核型，寛解(かんかい)までに要した治療回数などがある（表4-8）。図4-11に示すように予後因子によって生存率は異なる。

ALLの場合にもt(9；22)，t(4；11)などの染色体異常，年齢30歳以上，著しい白血球増加症例などが予後不良因子となる。近年，リスクが細かく分類され，これに基づいた治療法が推奨されるようになった。

わが国では日本成人白血病治療共同研究グループ*によるプロトコルによって治療を行うことが一般的である。AMLの寛解率は77～80％，5年生存率は30～44％である（図4-12）。ALLのALL93プロトコルによる治療成績は寛解率78%，6年生存率33%

表4-8 AMLにおける予後層別化因子

層別化因子	良好となる因子	不良となる因子
年齢	50歳以下	60歳以上
全身状態（PS）	PS2以下	PS3以上
発症様式	*de novo*	二次性
染色体核型	t(8;21)(q22;q22.1) inv(16)(p13.1q22) t(16;16)(P13.1;q22) t(15;17)(q24.1;q21.2)	3q異常〔inv(3)(q21.3q26.2)，t(3;3)(q21.3;q26.2)など〕 5番・7番染色体の欠失または長碗欠失 t(6;9)(p23;q34.1) 複雑核型
遺伝子変異	*NPM1*変異 両アレル*CEBPA*変異	*FLT3*-ITD変異
寛解までに要した治療回数	1回	2回以上

出典／日本血液学会編：造血器腫瘍診療ガイドライン2018年版，金原出版，2018.

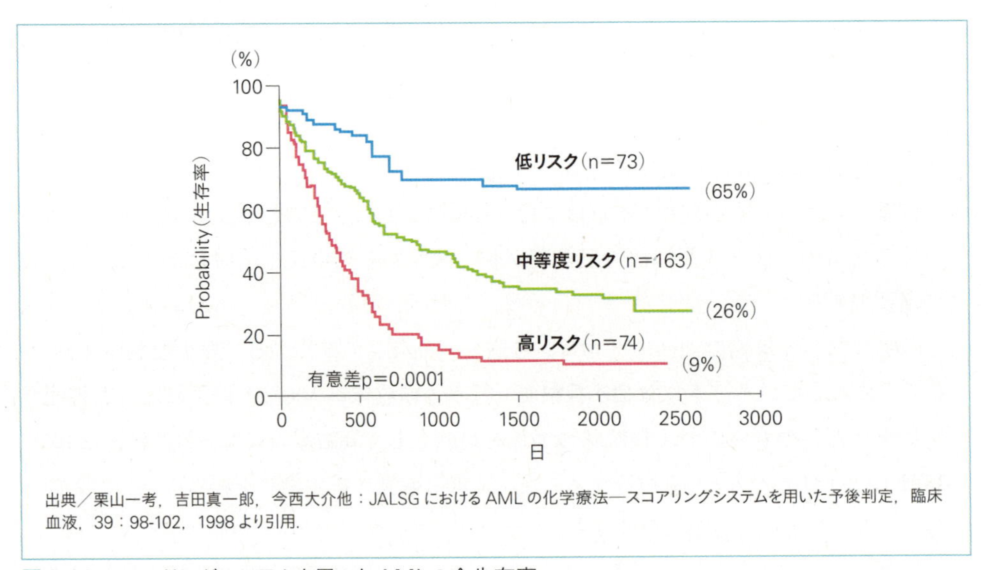

出典／栗山一考，吉田真一郎，今西大介他：JALSGにおけるAMLの化学療法―スコアリングシステムを用いた予後判定，臨床血液，39：98-102，1998より引用.

図4-11 スコアリングシステムを用いたAMLの全生存率

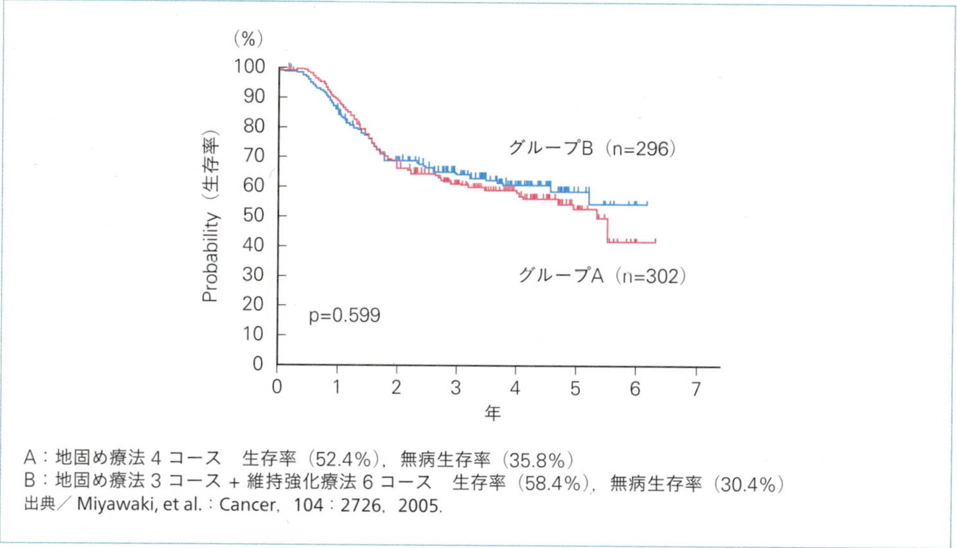

図4-12 急性骨髄性白血病の生存率（JALSG AML97プロトコルによる）

であった。

予後不良因子は 30 歳以上，白血球数 3 万 /μL 以上，フィラデルフィア染色体やMLL 転座といった染色体異常であった。しかし，フィラデルフィア染色体陽性 ALL については分子標的療法が使用されるようになって劇的に成績は改善し，フィラデルフィア染色体陽性 ALL208 プロトコルでは寛解率 96%，3 年生存率は 62% であった。

▶ **患者生活への影響**　短期間に必要な治療を優先して行うことが重要である。発熱や出血傾向がでた場合には早急に病院を受診する。

B 骨髄異形成症候群

Digest

骨髄異形成症候群	
疾患概念	造血幹細胞の増殖をきたす疾患群。骨髄系細胞の形態異常（異形成）と骨髄の無効造血による末梢血の血球減少，急性骨髄性白血病への高率の移行が特徴。
発生機序	造血幹細胞の遺伝子変異によって腫瘍化が生じる。一次性または新規（*de novo*）MDS と化学療法や放射線治療に続発して生じる二次性 MDS がある。
疫学	年間発症頻度は 10 万人当たり 3～ 5 人。年齢中央値は 70 歳。男性に多い。
症状	血球減少に関連した症状が多い。赤血球減少による貧血が最多で，全身倦怠感，動悸，息切れなど。次いで，好中球減少による肺炎などの感染症，血小板減少による出血傾向。
検査所見・診断	末梢血での 1，2 ないし 3 系統の血球減少，骨髄塗抹標本で細胞形態の異形成，特徴的な染色体異常や遺伝子異常などから診断する。

＊ **日本成人白血病治療共同研究グループ**：Japan Adult Leukemia Study Group（JALSG）。1987（昭和 62）年に設立された多施設による日本における白血病臨床研究グループ。

治療	● 低リスク群：血球減少が軽度の場合，経過観察。エリスロポエチン・レナリドミド，たんぱく同化ホルモンなどを用いる。 ● 高リスク群：アザシチジン，シタラビンなどを用いる。輸血などの支持療法が多い。
予後	予後は，骨髄不全による感染症，出血や急性白血病への移行により決まる。白血病への移行は，低リスク群 10～15%，高リスク群 50%以上。
患者の生活への影響	顆粒球減少に伴う易感染性があるため，発熱時はすぐに受診する。貧血の進行により活動性が低下する。出血傾向が出やすい。

▶ **疾患概念**　**骨髄異形成症候群**（myelodysplastic syndrome；**MDS**）とは，**造血幹細胞の増殖**をきたす疾患群で，1 系統または 2 系統以上の骨髄系細胞の形態異常（**異形成**）と骨髄の**無効造血**による末梢血の血球減少，急性骨髄性白血病（AML）への高い移行率を特徴とする疾患である。

無効造血とは，骨髄は過形成であるが造血前駆細胞の分化･成熟が正常に行われずに，その過程で死滅（アポトーシス）を起こしやすく，成熟した血球産生が低下し，末梢血で血球減少を示す状態をいう（図 4-13）。

▶ **発生機序**　造血幹細胞の遺伝子変異によって腫瘍化が生じる一次性または**新規**（*de novo*）**MDS** と，化学療法（アルキル化薬など）や放射線治療に続発する**二次性 MDS** がある。*de novo* MDS の想定される病因としては，化学物質（ベンゼン，農薬，溶剤など）への曝露，喫煙，家族の造血器腫瘍の既往歴などの関与があげられる。

小児では MDS を起こしやすい先天的な造血器疾患としてファンコニ（Fanconi）貧血，ダイアモンド - ブラックファン（Diamond-Blackfan）貧血などが知られている。

▶ **病型分類**　MDS の WHO 分類（改訂第 4 版，2017 年）を表 4-9 に示す。WHO 分類は，血球の形態的な細胞化学的所見の特徴を基盤とした FAB 分類をもとに臨床所見や染色体・遺伝子所見を考慮に入れた新しい分類である。

WHO 分類改訂第 4 版では，①不応性貧血が血球形態異常を示す細胞系統の数により 1 系統の異形成を伴う MDS と多系統の異形成を伴う MDS に分けられた，②環状鉄芽球性貧血も 1 系統の異形成を伴う MDS と多系統の異形成を伴う MDS に分けられた，③ MDS-U（分類不能型骨髄異形成症候群），MDS with del（5q）（染色体異常・単独 5 番染色体長腕の欠失を伴う骨髄異形成症候群；5q －症候群）という 2 つの病型が追加された。血球の形態異常が 2 系統以上に及ぶ症例は，赤芽球系に限定される症例よりも予後は高リスク群に属することから，これらを分けるべきとの考えによる。

▶ **疫学**　年齢中央値は 70 歳と高齢者に多い。年間発症頻度は 10 万人当たり 3 ～ 5 人で，男性に多い。

▶ **症状**　多くの症例は血球減少に関連した症状で発症する。**貧血**が最も多く，**全身倦怠感**，**動悸**，**息切れ**などの症状をみる。

次いで好中球減少による肺炎などの**感染症**，血小板減少による**出血傾向**をみる。肝脾腫は通常みられない。

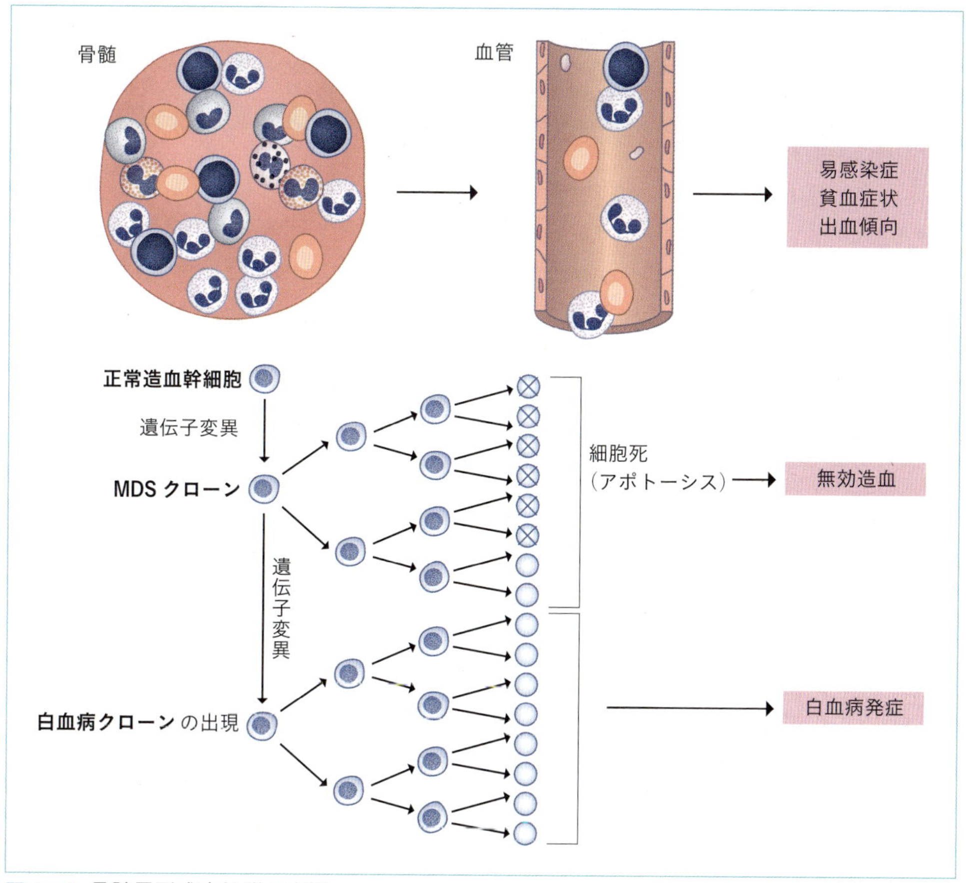

図4-13 骨髄異形成症候群の病態

▶ 検査所見・診断

- **血液検査**：1，2ないし3系統の血球減少を認める。血球減少の程度はヘモグロビン10g/dL以下，好中球1800/μL未満，血小板10 × 10^4/μL未満が目安である。
  骨髄検査 正形成ないし過形成骨髄で赤芽球，顆粒球，巨核球の形態異常を特徴とする。主に下記のような**形態異常**を10%以上の細胞に認める場合に**異形成**ありと判定する。なお，環状鉄芽球とは，ミトコンドリアの鉄代謝異常のために鉄の利用障害が生じミトコンドリアに鉄が環状に沈着したものをいう。

> 顆粒球：顆粒減少，偽ペルゲル核異常（2核までの分葉），過分葉，巨大後骨髄球
> 赤芽球：巨赤芽球，多核赤芽球，環状鉄芽球
> 巨核球：単核の小巨核球，核の分離した巨核球，巨大血小板

- **染色体・遺伝子検査**：染色体異常はMDSの約50%の症例に認められ，予後と密接な関連を有する。MDSにおいて頻度の高い染色体異常は，5番または7番染色体の全欠失または長腕欠失，5番長腕単独の欠失，17pの欠失，8番，20番の異常などで，複数の

表4-9 MDSのWHOによる分類(改訂第4版, 2017年)

分類	異形成の系統数	血球減少系統数	環状鉄芽球の%(骨髄中の赤芽球)	骨髄(BM)と末梢血(PB)の芽球数	染色体異常
単一系統の異形成を伴うMDS MDS-singlelineage dysplasia (MDS-SLD)	1	1~2	<15%/<5%[a]	BM<5%, PB<1%, アウエル小体なし	del(5q)単独の診断に合致しなければどの異常でもよい
多系統の異形成を伴うMDS MDS-multilineage dyaplasia (MDS-MLD)	2~3	1~3	<15%/<5%[a]	BM<5%, PB<1%, アウエル小体なし	del(5q)単独の診断に合致しなければどの異常でもよい
環状鉄芽球を伴うMDS (MDS-RS)					
単一系統の異形成を伴うMDS MDS-RA-SLD	1	1~2	≧15%/>5%[a]	BM<5%, PB<1%, アウエル小体なし	del(5q)単独の診断に合致しなければどの異常でもよい
多系統の異形成を伴うMDS MDS-RA-MLD	2~3	1~3	≧15%/>5%[a]	BM<5%, PB<1%, アウエル小体なし	del(5q)単独の診断に合致しなければどの異常でもよい
del(5q) 単独欠失のMDS MDS with isolated del (5q)	1~3	1~2	0%またはいずれの%でもよい	BM<5%, PB<1%, アウエル小体なし	del(5q)単独欠失,あるいは7番の欠失またはdel(7q)を除く1つの追加的な異常あり
芽球の増加を伴うMDS MDS-EB					
MDS-EB-1	1~3	1~3	0%またはいずれの%でもよい	BM5~9%または PB2~4%, BM<10%および PB<5%, アウエル小体なし	どの異常でもよい
MDS-EB-2	1~3	1~3	0%またはいずれの%でもよい	BM10~19%または PB5~19%, またはアウエル小体を認める, BMおよび PB<20%	どの異常でもよい
分類不能なMDS MDS-unlcassifable (MDS-U)					
1%の芽球を末梢血にみるもの	1~3	1~3	0%またはいずれの%でもよい	BM<5%, PB=1%, アウエル小体なし	どの異常でもよい
SLDがあり汎血球減少症を伴うもの	1	3	0%またはいずれの%でもよい	BM<5%, PB<1%, アウエル小体なし	どの異常でもよい
MDS診断に確定的な染色体・遺伝子異常がみられるもの	0	1~3	<15%[b]	BM<5%, PB<1%, アウエル小体なし	MDS診断に確定的な異常

a:SF3B1が存在した場合。
b:赤芽球の過形成を伴って環状鉄芽球が15%以上あるものはMDS-RS-SLDと診断する。

複雑な異常を示す場合もある。*NRAS* や *TP53* 遺伝子の変異，*RPS14* 遺伝子の欠失，*TET2* 遺伝子などのエピゲノム制御遺伝子の変異が高頻度にみられる。

診断は末梢血（まっしょうけつ）での血球減少と骨髄塗抹（こつずいとまつ）標本で細胞形態の異形成を認めること，特徴的な染色体異常を認めることなどから判断する。持続的な血球減少を認めるものの異形成が10%に満たない場合や染色体異常が認められない場合などは，原因不明な血球減少症（ICUS）として経過観察をする。

▶ **治療**　進行は比較的緩徐であるが有効な治療法が存在しない。病型とリスク群によって治療法を選択する。

- **低リスク群：** 血球減少が軽度の場合には経過観察のみでよい。貧血に対してはエリスロポエチンであるダルベポエチンアルファ（ネスプ®）が有効で，血清エリスロポエチン濃度が500U/L以下の症例では効果が期待できる。5番染色体長腕欠失（5q−）を有する症例ではサリドマイド誘導体のレナリドミド（レブラミド®）が有効である。たんぱく同化ホルモンであるメテノロン（プリモボラン®）やプレドニゾロン（プレドニン®），メチルプレドニゾロンなども効果を有する場合がある。免疫（めんえき）抑制剤であるシクロスポリンは有効なことがあるが，保険適用外である。
- **高リスク群：輸血**などの支持療法を行う場合が多い。芽球を減らす目的で脱メチル化阻害剤であるアザシチジン（ビダーザ®），シタラビン（キロサイド®）の少量投与などが用いられることがある。比較的若年者で白血病への移行が高いと予想される群や，進行性の血球減少を呈し頻回の輸血を要する症例では，造血（ぞうけつ）幹（かん）細胞移植を考慮する。輸血量が多く**鉄過剰症**（血清フェリチン高値）となった場合には，鉄キレート剤であるデフェラシロクス（エクジェイド®）が生命予後を改善するのに有効である。

▶ **予後**　改訂国際予後スコアリングシステム（Revised International Prognostic Scoring System：IPSS-R）が予後判定に用いられる（表4-10）。染色体異常の種類，骨髄での芽球（がきゅう）の比率，血球減少の程度からスコアを計算し，合計点数から予後を5グループに分類する。予後は骨髄不全による感染症，出血や急性白血病への移行によって決まる。白血病への移行は低リスク群では10～15%，高リスク群では50%以上である（図4-14）。

▶ **患者の生活への影響**　顆粒球（かりゅうきゅう）減少に伴う易感染性があるため，発熱時にはすぐ病院を受診する。貧血が進めば活動性が低下する。出血傾向もでやすいので日常生活にも注意が必要である。

C 骨髄増殖性腫瘍

骨髄増殖性腫瘍（こつずいぞうしょくせいしゅよう）（myeloproliferative neoplasms：MPN）とは，多能性造血幹細胞の**クローン性増殖**からなる腫瘍で，1系統または2系統以上の骨髄系細胞（顆粒球，赤芽球，巨核球（きょかくきゅう））が増加する。

本疾患に属する主な疾患は，*BCR-ABL1* 陽性慢性骨髄性白血病（CML），真性赤血球増加

表4-10 改訂国際予後因子（IPSS-R）

予後因子	0	0.5	1	1.5	2	3	4
染色体	非常に良好な異常	-	良好な異常	-	中間群	不良な異常	非常に不良な異常
骨髄での芽球（%）	≦2	-	＞2～＜5	-	5～10	＞10	-
ヘモグロビン（g/dL）	≧10	-	8～＜10	＜8	-	-	-
血小板数（x 10^4/μL）	≧10	5～＜10	＜5	-	-	-	-
好中球数（/μL）	≧800	＜800	-	-	-	-	-

-：適用できず

予後グループ	染色体異常の種類
非常に良好な異常	-Y，11q 欠失
良好な異常	正常，5q 欠失，12p 欠失，20q 欠失
中程度の異常	7q 欠失，＋8，＋19，i(17q)，他の独立したクローンがあること
不良な異常	-7,3 の逆位 / 3q の転座 / 3q の欠失，-7 と 7q の欠失の合併，複雑な３つ以上の異常
非常に不良な異常	複雑な３つ以上の異常

リスク群	リスクスコア
非常に低いリスク	≦1.5
低リスク	＞1.5～3
中等度リスク	＞3～4.5
高リスク	＞4.5～6
非常に高いリスク	＞6

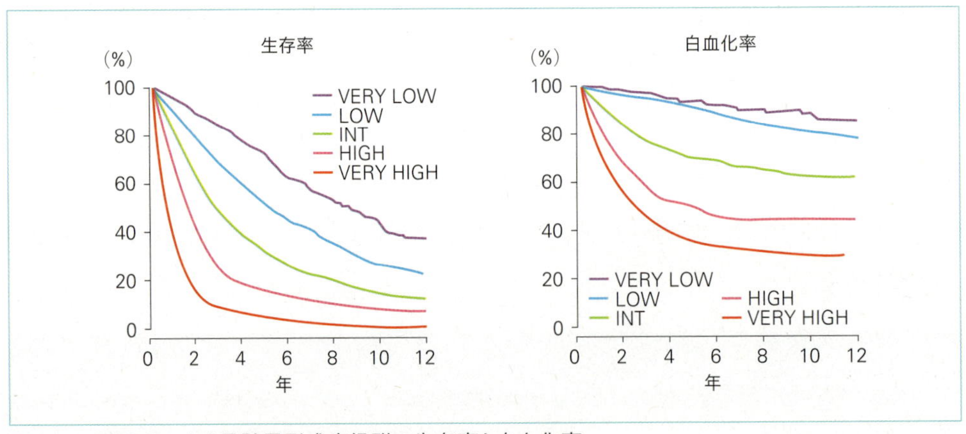

図4-14 IPSS-Rによる骨髄異形成症候群の生存率と白血化率

症（PV），本態性血小板血症（ET），原発性骨髄線維症（PMF）である。いずれの病型においても骨髄は通常過形成で血球の成熟は保たれるため，末梢血中に成熟した顆粒球・赤血球・血小板数の増加が種々の組み合わせでみられる。

各病型は主たる増殖細胞の系統を基本として分類され，CMLは顆粒球，PVは赤芽球，ETは巨核球の分化を示す病型である。これに該当しない病型はPMFで，骨髄の線維化と高度の髄外造血などを特徴的所見とする病型である。

いずれの疾患も緩徐であるが進行し，最終的には骨髄線維化や無効造血による骨髄造血不全あるいは急性白血病への移行（急性転化）を起こす場合がある。

1. 慢性骨髄性白血病

▶ **疾患概念**　**慢性骨髄性白血病**（chronic myelogenous leukemia；CML）は，**脾腫**と**著明な白血球増加**（未熟な骨髄芽球から成熟した顆粒球まですべての成熟段階の顆粒球細胞の増殖）を特徴とし，慢性に経過する白血病である。白血球のみならず赤血球，血小板の前駆細胞，リンパ球にも染色体異常が認められることから，多能性幹細胞のレベルで腫瘍化が起こったと考えられている。

発病後慢性に経過するが，ほぼ全例で急性期に移行する。急性転化すると最も未熟な芽球が急激に増加し，急性白血病様の病態を示すようになる。

▶ **発生機序**　この疾患に特徴的な染色体異常は，9番と22番染色体の一部が入れ替わっているt(9；22)（q34；q11.2）で，これを**フィラデルフィア染色体**（Ph）という（図4-15）。この転座の結果*BCR-ABL1*という融合遺伝子が形成され，この融合遺伝子からつくられるp210というたんぱくは高いチロシンキナーゼ活性を有し，いくつかのシグナル伝達経路を恒常的に活性化して，自律性の恒常的な細胞増殖刺激増殖をきたすことで腫瘍発生にかかわる。

▶ **疫学**　好発年齢は50～60歳代で男性にやや多い。発症頻度は10万人に1～2人である。

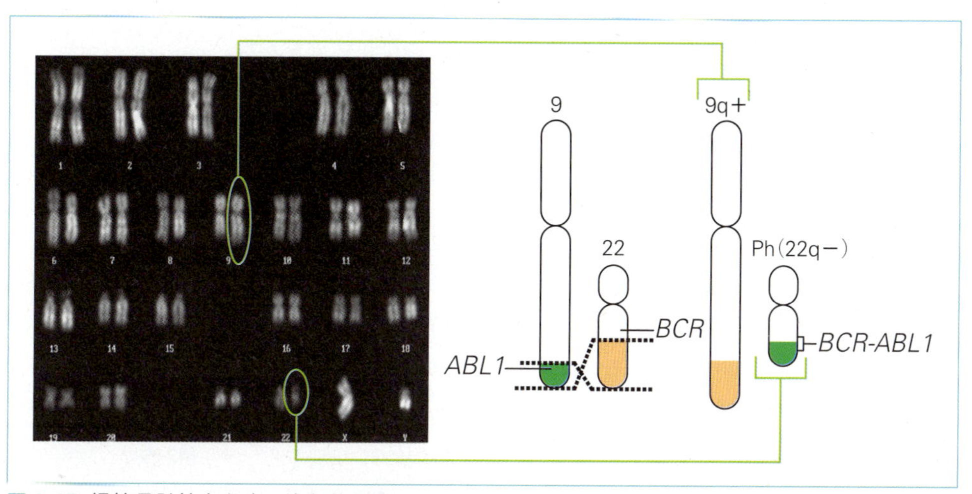

図4-15　慢性骨髄性白血病の染色体異常

▶ **症状**　発病当初は無症状で，約 20 〜 40％の症例では通常の血液検査における白血球増加から診断される。慢性期に診断されることがほとんどであるが，まれに急性転化で診断される。

- **自覚症状**：①代謝亢進の症状（全身倦怠感，微熱，盗汗［寝汗］，体重減少），②脾腫による圧迫症状（食欲不振，腹部膨満感）がみられる。
- **他覚的所見**：脾腫があり，しばしば**巨大脾腫**を認める。胃潰瘍や皮膚瘙痒感を伴うことも多いが，これは好塩基球増加による高ヒスタミン血症が原因である。

　移行期と急性転化を起こしたときの症状は，発熱，出血傾向，骨痛，高度の貧血，脾腫，リンパ節腫大，四肢痛などである。全身状態の悪化がみられ，急性期になるとほぼ全例で死亡する。

▶ **検査所見・診断**

- **血液検査**：**白血球数増加**（中央値 10 万 /μL 程度）がみられ，なかには 30 万 /μL 以上になることもある。白血球分画では，幼若な骨髄芽球から成熟好中球までの様々な成熟段階の細胞がみられる。また好酸球，好塩基球の増加を認める。貧血は軽度ないし中等度で，血小板数は増加する。急性転化時には急性白血病の病像を呈するようになり，成熟顆粒球の減少，貧血の進行，血小板減少などの検査所見がみられる。増加した芽球の細胞表面形質検査から，骨髄性急性転化とリンパ性急性転化とに分けられる。**好中球アルカリホスファターゼ**（neutrophil alkaline phosphatase；**NAP**）**活性**は慢性期には低下するが，急性転化時には上昇する。
- **骨髄検査**：有核細胞数の著増をみる。顆粒球系細胞，巨核芽球系が増加し，赤芽球系は低形成となり，顆粒球系細胞と赤芽球系細胞の比率は非常に高値となる。
- **染色体・遺伝子検査**：骨髄細胞の染色体検査で，**t**（**9**；**22**）を検出するか，あるいは骨髄または末梢血より，間期核蛍光原位置（FISH）法または RT-PCR 法で ***BCR-ABL1*** **融合遺伝子**を検出する。染色体検査あるいは遺伝子検査が診断に必須である。これらの細胞遺伝学的および分子遺伝学的検査は治療効果をみるうえでも使用される。急性転化時には 80％の症例で付加的 Ph，＋8，＋19，i(17q) などの染色体異常が加わる。
- **そのほかの検査**：血清ビタミン B_{12} 高値，血清 LD（乳酸脱水素酵素）高値，血清尿酸値増加などがみられる。様々な成熟段階の幼若白血球がみられる白血球増加があること，骨髄で顆粒球系の増加をみること，白血病細胞にフィラデルフィア染色体を認めることが診断の決め手となる。ほかの骨髄増殖性腫瘍を鑑別する必要がある。

▶ **治療**

- **慢性期**：キメラたんぱく BCR-ABL1 の ATP 結合部位に特異的に結合し，細胞増殖刺激の伝達を遮断する作用を有する**チロシンキナーゼ阻害薬**（**TKI**）であるイマチニブ（第 1 世代 TKI［グリベック®］），第 2 世代 TKI であるダサチニブ（スプリセル®）やニロチニブ（タシグナ®）は，BCR-ABL1 を有する細胞の増殖を特異的に抑制する（分子標的療法，図 4-16）。白血病細胞を速やかに減少させ，早期に細胞学的寛解，分子学的寛解に到達させること

イマチニブ投与時

イマチニブは，*BCR-ABL1* 遺伝子に由来するチロシンキナーゼ活性を阻害する。その機序はチロシンキナーゼの ATP 結合部位に ATP と競合的に結合し，*BCR-ABL1* 遺伝子由来のチロシンキナーゼ活性を選択的に阻害することにより作用を発揮する。

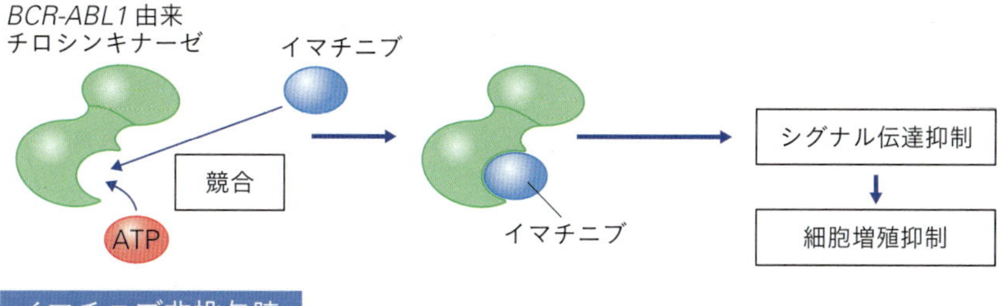

イマチニブ非投与時

BCR-ABL1 遺伝子に由来するチロシンキナーゼの特異的結合部位に ATP と基質たんぱくが結合し，リン酸基を ATP から切り離して，基質のチロシン残基がリン酸化する。リン酸化により活性化した基質がシグナル伝達を促進し，細胞が増殖する。

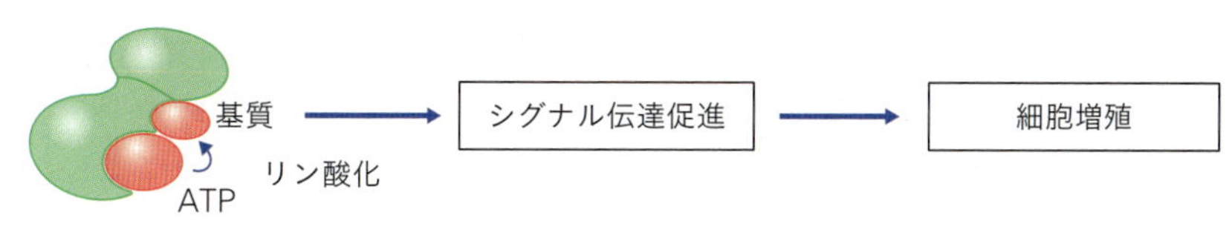

図4-16 細胞増殖機構と分子標的療法ーイマチニブの作用機序

が移行期や急性転化への進展を防ぎ得る。いずれの TKI も副作用があるので十分に注意する必要がある。効果が不十分な場合や不耐容である場合には TKI の種類を変更する。セカンドラインの TKI としてはボスチニブ（ボシュリフ®），ポナチニブ（アイクルシグ®）も使用できる。

治療効果は染色体検査で Ph の有無を検討する，または定量的リアルタイムで *BCR-ABL1* mRNA の残存を定期的に検査する。TKI の種類を変更しても効果が不十分な場合には**造血幹細胞移植**（ぞうけつかん）の適応となる。

造血幹細胞移植療法は，慢性期に行うと約 70％の患者で長期生存でき治癒が期待できるが，移植関連死が約 30％にみられる。TKI に不耐容で造血幹細胞移植の適応がない場合には，インターフェロン α（イントロン®A など），ヒドロキシカルバミド（ハイドレア®）を使用するが，これらは細胞の増殖を抑制するものの白血病細胞に特異的ではなく，急性転化を防ぐ力を持たない。

- **進行期・急性転化期**：進行期・急性転化時には**高用量 TKI** を試みるが，6～12 か月という早期で薬物耐性が発現してくることが多いので，効果がみられた時点で，可能であれば**造血幹細胞移植**を行うのが望ましい。

リンパ性急性転化の場合には，ビンクリスチン硫酸塩（オンコビン®），プレドニゾロン（プレドニン®）の併用療法が有効であることが多い。急性白血病に準じた抗がん剤による化学療法は CML の急性転化に対しては効果が低く，特に骨髄性の急性転化例ではまず寛解は得られない。

▶ **予後**　第1世代TKIによる生存期間は8年で全生存率85%，CMLに関連する死因のみを考慮した場合の生存率は93%と極めて優れた成績である。十分な効果があれば急性転化に移行する可能性は極めて低い。TKIにより分子学的寛解を2年以上維持することによって，約40%の症例がTKIを中止しても無再発であるが，現時点では中止は勧められない。

▶ **患者の生活への影響**　治療の必要性を自覚してもらい，薬の継続服用，特に飲み忘れなどを防ぐことが大切である。

2. 真性赤血球増加症

▶ **疾患概念**　**真性赤血球増加症**（polycythemia vera；**PV**）は，自律性の赤芽球造血亢進(せきがきゅうぞうけつこうしん)による著明な赤血球増加を特徴とする**骨髄増殖性腫瘍**(こつずいぞうしょくせいしゅよう)（**MPN**）の一病型である。中高年者に多く慢性の経過をたどる疾患で，循環赤血球量の著しい増加を特徴とする。

本疾患は，①境界域～軽度の赤血球増加を示す前駆期（pre-polycythemic phase），②明らかな赤血球増加をきたす多血症期（polycythemic phase），③無効造血による血球減少，骨髄線維化，髄外造血，脾(ひ)機能亢進症をきたす消耗期（"spent" phase），または多血症後の骨髄線維症期（post-polycythemic myelofibrosis phase；post-PV MF）の3つの病期に分けられる。

自然経過のなかで赤血球は次第に正常から減少に転じ，診断から8～10年経つと10～20%の患者は予後不良な消耗期に移行する。一部の症例ではMDSやAMLへの移行もみられる。原因はほとんどの場合不明であるが，一部の家系に好発の報告もあり，放射線被曝や毒素への曝露(ばくろ)が一部の症例では関与する可能性もある。

▶ **発生機序**　本症患者ではドライバー遺伝子変異として***JAK2*遺伝子変異**（V617F：JAK2たんぱくの617番目のアミノ酸がバリンからフェニルアラニンに置換される変異）が約95%に認められ，残りの症例は*JAK2* exon12変異が認められる。*JAK2*遺伝子変異によりJAK2の恒常的活性化が生じ，サイトカイン非存在下でもJAK-STATシグナルが活性化して細胞増殖が異常に亢進し，エリスロポエチンなどの増殖因子に対する過敏性を獲得することで腫瘍(しゅよう)が発生すると考えられている。そのほかにもエピゲノム制御分子の変異が発症に密接に関与していると考えられている。

▶ **疫学**　欧米での年間罹患率は10万人当たり約1～3人であるが，わが国ではこれよりも少ない。年齢中央値は60歳，男女比は1～2：1である。

▶ **症状**　血液粘度増加，循環障害，頭痛，めまい，視覚障害，知覚異常などの症状をしばしば訴える。また，赤血球増加により，赤ら顔で口唇(こうしん)，頬部(きょうぶ)，鼻尖(びせん)，耳などの皮膚が赤紫色となる。入浴後に増悪する皮膚瘙痒感(そうようかん)は特徴的な所見で，これは好塩基球(こうえんききゅう)増加による高ヒスタミン血症によって生じる。皮膚紅痛(こうつう)症，高血圧や高尿酸血症もしばしばみられる。

脾腫は約70%の患者にみられ診断的価値が高い。消耗期になると脾腫の増大により腹部膨満感が強くなる。**血栓症**（脳梗塞，肺梗塞，下肢静脈血栓，下大静脈血栓，腸間膜静脈・門脈・脾静脈血栓など）を合併しやすく，血栓部位によって症状は異なる。一方，消化管出血，皮下出血，手術後の出血などの**出血傾向**をみる。

▶ 検査所見・診断

- **血液検査**：男性ではヘモグロビン濃度16.5g/dL以上，あるいはヘマトクリット値49%以上，女性では16.0g/dL以上あるいはヘマトクリット値48%以上と高値を示す。赤血球が特に増加する理由は，異常な血液幹細胞がエリスロポエチンに対して感受性が高いためである。赤血球の過剰産生による鉄の消費や合併する出血のために鉄欠乏となっていることが多く，赤血球は小球性低色素性を示すことが多い。網赤血球は増加しているが，赤血球増加ばかりでなく白血球や血小板も増加していることが多い。**NAP活性**は上昇していることが多い。
- **骨髄検査**：骨髄生検で全血球系統の過形成がみられ，診断上有用である。
- **染色体・遺伝子検査**：*JAK2*遺伝子変異がほぼ全例にみられる。
- **そのほかの検査**：^{51}Cr標識赤血球を用いた**循環赤血球量**の増加がみられる（男性≧36mL/kg，女性≧32mL/kg）。エリスロポエチンの産生は赤血球増加の結果抑制されており，血清エリスロポエチン濃度は正常以下である。動脈血酸素飽和度は正常である。

相対的に赤血球が増加していることもあるので，循環赤血球量が増加していることを確認する。さらに①〜③のような二次性赤血球増加症（secondary erythrocytosis，二次性に赤血球が増加する疾患）があるので，これらの疾患とも鑑別する（図4-17）。

①組織の酸素欠乏によりエリスロポエチンの産生が高まる場合：高地滞在，右−左シャントのある心疾患などによる動脈血酸素飽和度の低下，肺気腫などの慢性閉塞性肺疾患，肺胞換気不全症（中枢性，末梢性），過度の喫煙，先天性メトヘモグロビン血症など。

②エリスロポエチンの異常産生がある場合：腎がん，肝がん，小脳血管芽細胞腫などの腫瘍では，腫瘍細胞がエリスロポエチンを過剰に産生する。水腎症，嚢胞腎などの疾患では，腎臓の血流障害のためエリスロポエチン異常産生が起こる。

③常染色体優性遺伝を示す家族性多血症では，赤芽球細胞表面に存在するエリスロポエチンレセプターの感受性が増大する。表4-11にWHO分類（改訂第4版，2017年）による診断基準を示す。

▶ 治療　PVでは**血栓症**のリスクが高いので，血栓の危険性を軽減するためにはヘマトクリット値を45%以下に下げることが推奨される。また，白血球や血小板数が多いことも血栓症のリスクが高いため，代謝拮抗薬であるヒドロキシカルバミド（ハイドレア®）が化学療法薬として用いられ，瀉血も必要に応じて行われる。ルキソリチニブ（ジャカビ®）はヒドロキシカルバミドによる治療で十分な効果が認められない場合に用いる。ヒドロキシカルバミドの白血病誘発作用はほぼ認められないと報告されているが，若年者にはできるだけ使用を避ける。さらに少量のアスピリン（81〜100mg/日）は血栓症

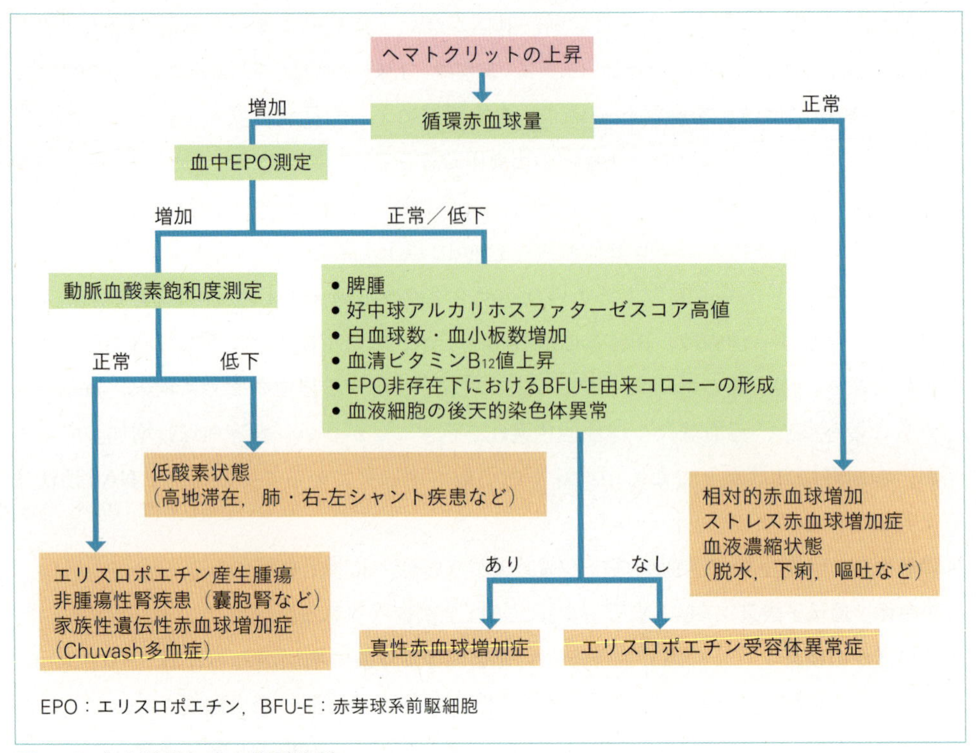

図4-17 赤血球増加症の鑑別診断

表4-11 真性赤血球増加症のWHO分類（改訂第4版, 2017年）による診断基準

下記の大基準の3項目すべて，または大基準1，2と小基準を満たすときに診断できる。

大基準
1. ヘモグロビン濃度が男性＞16.5g/dL，女性＞16.0g/dLに増加していること。 あるいはヘマトクリットは男性＞49%，女性＞48%に増加していること。 あるいは循環赤血球量が正常値の25%以上に増加していること。
2. 骨髄生検で年齢に比して過形成であり，血球3系統の増殖がみられること。 特に成熟巨核球は大きさが様々で多形であること。
3. *JAK2*V617Fまたは*JAK2* exon 12の変異があること。
小基準
1. 血清エリスロポエチン値が正常域より低いこと。

大基準2は絶対的な赤血球増加が持続している場合（ヘモグロビン男性＞16.5g/dL，女性＞16.0g/dL，ヘマトクリット男性＞55.5%，女性＞49.5%）には絶対必要ではない。その場合には大基準3と小基準がみられることが必要である。しかしながら，初期から骨髄線維症が存在する症例があり，その場合には骨髄生検によってしか診断できない。

のリスクを下げるのに有用である。インターフェロンは高リスクで化学療法をしなければならない若年者には推奨されるが，保険適用はない。

▶ **予後**　予後不良因子となるのは年齢が60歳以上，血栓症の既往があることである。自然経過のなかで赤血球総量はしだいに正常化から減少に転じ，診断から8～10年経つと，10～20%の患者は予後不良な消耗期に移行する。死因の多くは出血または血栓症であるが，一部の症例ではMDSやAMLに移行して死亡する場合がある。

▶ **患者の生活への影響**　脱水に注意する。手術などの場合には血小板数を正常値近くまで減少させてから行う。

3. 本態性血小板血症

▶ **疾患概念**　**本態性血小板血症**（essential thrombocythemia；**ET**）とは，巨核球系細胞が増殖の主体をなす骨髄増殖性腫瘍の一病型である。末梢血の持続する血小板数増加と骨髄における大型で成熟した巨核球の増殖によって特徴づけられる疾患で，臨床的には繰り返す**血栓症**と**出血**を特徴とする。

▶ **発生機序**　***JAK2* 遺伝子**の V617F 変異が約 40 ～ 50％，*CALR*（*calreticulin*）遺伝子変異は 15 ～ 25％の症例にみられ，それぞれ病因への関与があるとされる。

▶ **疫学**　年間発症頻度は 10 万人に約 1 人で年齢は 50 ～ 60 歳に多いが，特に女性では 30 歳前後にも第 2 のピークがみられる。

▶ **症状**　半数以上の症例は無症状で，検診などの血液検査にて**著明な血小板増加**により偶然発見され，残りは**血栓症**や**出血症状**をきっかけに診断される。脾腫も一部の症例でみられる。

血栓症は微小血管から大型の動静脈まで様々な部位に起こり，多彩な症状を起こす。閉塞する部位により症状が異なり，大血管の血栓症では，脳梗塞，虚血性心疾患，肺塞栓，門脈血栓，深部動静脈血栓などを起こす。静脈血栓よりも動脈血栓をきたす頻度が高い。また，微小血管の血栓による四肢の虚血性病変として**皮膚紅痛症**を起こし，ひどいと壊疽を引き起こす場合もある。

出血の合併症は 5％程度で，消化管や上気道の粘膜に多くみられる。ほかに皮下出血，尿路出血，鼻出血，手術後の出血などがある。

▶ **検査所見・診断**

- **血液検査：**血小板は 45 万 /μL 以上に増加し，大部分の患者で 100 万 /μL 以上となる。白血球数は正常または増加していることもある（2 万 /μL 程度）。血小板凝集能検査では，アドレナリンとアデノシン二リン酸（ADP）にて低下，コラーゲンでは正常を示す。
- **骨髄検査：**過形成で過分葉核の巨核球の増加がみられる。
- **染色体・遺伝子検査：**5 ～ 10％の症例に +8，9q の異常，20q の欠失などの染色体異常が認められる。*JAK2* 遺伝子の V617F 変異が約 40 ～ 50% にみられ，*CALR* 遺伝子変異を 15 ～ 25% に認める。
- **そのほかの検査：**血清ビタミン B_{12} は増加し，血清カリウムはみかけ上増加する。

表 4-12 に WHO 分類（改訂第 4 版，2017 年）による診断基準を示す。PVSG（真性赤血球増加症研究グループ）による血小板増加の診断基準では 60 万 /μL 以上とされていたが，それ未満の値でも出血や血栓症をきたす症例があることから，45 万 /μL 以上に変更された。しかし，この変更により ET に類似するほかの疾患が含まれる可能性も高まるため，すべての項目が満たされる必要がある。

表4-12 本態性血小板血症のWHO分類（改訂第4版, 2017年）による診断基準

下記の大基準4項目すべてが満たされる必要がある。または大基準の1～3までと小基準が共に満たされる必要がある。
大基準
1. 血小板数が持続的に45万/μL以上。
2. 骨髄生検で巨核球系統を主体とする増殖がみられ，大型の過分葉成熟巨核球が増加している。好中球系の左方移動と増加および赤芽球系の有意な増加は認めない。レチクリン線維の増加はあっても微増である。
3. CML, PV, PMFその他の骨髄系腫瘍のWHO診断基準に合致しない。
4. *JAK2*, *CALR*, または*MPL*変異があること。
小基準
クローナルなマーカーが存在すること。
反応性の血小板増加である証拠がないこと。

鑑別すべき疾患として，血小板増加を伴うほかの骨髄(こつずい)増殖性疾患（5q−(マイナス)症候群，血小板増加を伴う環状鉄芽球(てつがきゅう)の増加を伴う骨髄異形成症候群［RARS］，前線維化期骨髄線維症［pre-PMF］など），反応性の血小板増加をきたす疾患として関節リウマチや結核などの慢性炎症性疾患，悪性腫瘍(しゅよう)など，脾(ひ)摘後などがある。

▶ **治療**　血栓症のリスクを減らすために代謝拮抗薬であるヒドロキシカルバミド（ハイドレア®）とアナグレリド（アグリリン®）が選択可能である。これらの薬剤により血小板数を40万/μL以下に抑制するのが望ましい。ヒドロキシカルバミドの白血病誘発作用はほぼ認められないと報告されているが，若年者にはできるだけ使用を避ける。

また血栓予防に少量のアスピリン（81～100mg/日）を投与する。本剤は皮膚紅痛(こうつう)症の痛みを軽快させるのにも有効である。しかしながら，血小板150万/μL以上の患者や血栓症の既往がある患者ではアスピリンを長期に投与すると消化管の出血をきたしやすい。血清中のフォン・ウィルブランド因子（von Willbrand factor；vWF）活性が消費されるためで，vWF活性が30%未満の場合にはアスピリンは投与しないほうがよい。

手術時は血栓症発生率や血栓症による死亡率が高いため，あらかじめヒドロキシカルバミドやアナグレリドの投与により血小板数を40万/μL以下にした後に手術を行う。

▶ **予後**　長い無症状の期間中に重篤な血栓症や出血などの症状を繰り返す緩徐な経過をとる。何年も経過するうちに原発性骨髄線維症（PMF），AMLやMDSに移行する場合がある（5%以下）。

60歳以上，白血球数1万1000/μL以上，血栓症の既往があることが不良因子になり，点数化して3群に分けると高リスク群の生存期間中央値は13.8年，中間リスク群では24.5年，低リスク群の生存期間は中央値に達しておらず正常に近い寿命が期待できる。

▶ **患者の生活への影響**　**脱水**に気をつけること。手術などの際には血小板数を十分減らすことが出血や血栓を防ぐのに必要である。

4. 原発性骨髄線維症

▶ **疾患概念**　**原発性骨髄線維症**（primary myelofibrosis；**PMF**）は，巨核球系と顆粒球系細胞の増殖を主体とする慢性骨髄増殖性腫瘍（myeloproliferative neoplasm；MPN）の一型で，①全身の**骨髄の線維化**，②肝臓，脾臓における**髄外造血**を伴い，③末梢血に幼若な顆粒球と赤芽球が出現する**白赤芽球症**（leukoerythroblastosis）を認めることを特徴とする疾患である。2つの病期に分けられ，初期の前線維化期には骨髄は過形成性で線維化はないか軽微であるが，時間の経過とともに線維化期へと移行する。線維化期には細網線維または膠原線維の増加による骨髄線維症のため造血は低形成となり，同時にしばしば骨硬化症を起こし，骨髄不全となるが，急性白血病に移行する場合もある。

▶ **発生機序**　*JAK2* 遺伝子の V617F 変異が約 50％に，巨核球系の造血因子であるトロンボポエチン（thrombopoietin；TPO）の受容体遺伝子 *MPL* の異常が少数例に認められる。さらに最近，*CALR* 遺伝子の変異が約 35％に報告され，それぞれ病因への関与があるとされる。骨髄の線維化を起こす線維芽細胞は腫瘍成分ではなく，腫瘍性造血細胞（特に巨核球系）により産生される液性因子（サイトカイン）が**線維芽細胞**を刺激して線維化を起こすと考えられている。

骨髄の線維化は造血幹細胞を末梢に動員し，線維化期には末梢血中に多数の未分化な CD34 陽性細胞が出現する。造血幹細胞が末梢組織に集まることで髄外造血が起こり，肝脾腫をきたすと考えられる。

▶ **疫学**　線維化期 PMF の発症頻度は 10 万人に約 1 ～ 2 人で，60 ～ 70 歳代に多くみられる。性差は認められない。

▶ **症状**　全身症状としては倦怠感，呼吸困難，体重減少，盗汗（寝汗），微熱，出血傾向などがある。無症状で肝脾腫や血液検査による貧血，白血球増加，血小板増加にて発見されることもある。脾腫，貧血が主である。

脾腫はしばしば巨大となり**腹部膨満感**を訴えることもある。また，**肝腫**は約 50％の患者にみられる。高尿酸血症のため，痛風性関節炎や腎結石を起こすことがある。

▶ **検査所見・診断**

- **血液検査**：正球性正色素性貧血，白血球数増加，血小板数増加が過半数に認められる。血球形態では白赤芽球症，涙滴状赤血球，多染性赤血球がみられる。巨大血小板がみられ，網赤血球は増加している。前線維化期には軽度の貧血，中等度の白血球増加，中等度ないし高度の血小板増加がみられる。線維化期には貧血を認め，白血球数は減少あるいは軽度増加，中等度の血小板増加がみられる。NAP 活性は増加している場合が多く，これが CML との鑑別点になる。
- **骨髄検査**：骨髄液の採取は不能である（ドライタップ）。骨髄生検で骨髄の線維化と巨核球増加がみられる。
- **染色体・遺伝子検査**：*JAK2* 遺伝子の V617F 変異が約 50％にみられる。

表 4-13 原発性骨髄線維症初期のWHO分類（改訂第4版，2017年）による診断基準

前線維期・初期 PMF 診断には３つすべての大基準と少なくとも１つの小基準を満たすことが必要である。

大基準

1. 年齢相当の骨髄細胞数の増加を認め，巨核球の増殖と異型，顆粒球の増加と赤芽球系の減少を時に認める。細網線維の線維化はあっても軽度である。
2. PV，CML，ET，MDS，他の骨髄系腫瘍の WHO 診断基準に合致しないこと。
3. *JAK2*, *CALR*，または *MPL* の変異をみること。またはほかにクローナルなマーカーが存在すること＊1，または反応性の軽度な骨髄細網線維の増加がみられないこと＊2。

小基準

下記に記す少なくとも２つの状況が存在すること。

1）他の疾患による貧血がみられないこと。
2）白血球数が 11,000/μL 以上であること。
3）脾腫を蝕知すること。
4）LD 高値であること。

＊1 *ASXL1*，*EZH2*，*TET2*，*IDH1*，*IDH2*，*SRSF2*，*SF3B1* 変異などがある。
＊2 軽度の反応性の増加は感染症，自己免疫疾患，慢性炎症性疾患，ヘアリー細胞白血病などのリンパ系悪性腫瘍，転移性悪性腫瘍，有毒物質による慢性の骨髄障害などの場合にみられる。

• **そのほかの結果**：血清尿酸値，LD（乳酸脱水素酵素），ビタミン B_{12} 値は増加する。抗核抗体陽性などの免疫学的異常所見をみることがある。

診断は骨髄の線維化，髄外造血を伴った著明な肝脾腫，末梢血での血球減少と白赤芽球症を認め，骨髄液が採取不能であることによる。診断時の病期によって所見が大きく異なるが，骨髄の線維化の程度は病期の進行と並行する。

鑑別を要する疾患は，慢性骨髄性白血病，真性赤血球増加症，本態性血小板血症などのほかの骨髄増殖性腫瘍である。また，二次性に骨髄線維症をきたす疾患との鑑別は注意深い基礎疾患の検索による。WHO 分類（改訂第 4 版，2017 年）の診断基準を**表 4-13**に示す。

▶ **治療**　予後リスク分類で低リスク群，中間 -I リスク群では症状がなければ経過観察でよい。症状がある場合には，それぞれの症状に応じて後述の治療を検討する。下記の予後不良因子の数によってリスクを調べ，中間 -II リスク群，高リスク群では適切なドナーが存在する場合には早期の造血幹細胞移植を念頭に置き治療にあたる。移植適応がない場合には症状に応じての治療選択，あるいは分子標的薬 JAK2 阻害薬のルキソリチニブリン酸塩（ジャカビ®）を使用する。

そのほか，用いられる治療薬としては，貧血に対してはたんぱく同化ホルモンのメテノロン（プリモボラン®），副腎皮質ステロイドのプレドニゾロン（プレドニン®），エリスロポエチン，サリドマイド（サレド®）やレナリドミド（レブラミド®）など，血球増加や脾腫大に対してはヒドロキシカルバミド（ハイドレア®），脾腫による圧迫症状や脾梗塞による疼痛に対しては少量の脾放射線照射が有効である。5q − の異常を有する症例ではレナリドミドと副腎皮質ステロイドの併用が第 1 選択とされる。

治癒が期待できる治療は**造血幹細胞移植**であるが，治療関連死が高いことから高リスク～中間リスク群で若年の患者のみが移植適応となる。造血幹細胞移植では 3 年生存率

が58%，無再発率は32%，用量減量前処置（RIC）を用いた造血幹細胞移植では31か月生存率が85%と報告されている。

▶ 予後　予後不良因子は，年齢65歳以上，ヘモグロビン＜10g/dL，白血球＞2万5000/μL，末梢血の芽球≧1%，症状（微熱，多汗や10%以上の体重減少のあること），さらに血小板数10万/μL以下，輸血の必要性，予後不良の染色体異常を加えた8項目であり，因子数が多くなるに従って生存期間中央値は短縮する。生存期間は診断時の病期によって異なる。線維化期に発見された症例では生存期間中央値は3～7年であるが，初期の前線維化期に診断された症例では10年生存率は約70%，15年生存率は約60%と大きく異なる。AMLへの移行は30%以下にみられる。

▶ 患者の生活への影響　代謝亢進（こうしん）によるやせに注意する。

D 慢性リンパ性白血病

▶ 疾患概念　**慢性リンパ性白血病**（chronic lymphocytic leukemia；**CLL**）は，成熟した形態を示す成熟小型Bリンパ球が腫瘍性に増殖する疾患である。慢性に経過する緩徐な疾患で，病初期には末梢血や骨髄でリンパ球の浸潤（しんじゅん）を認め，リンパ節，脾臓，肝臓などにもみられることがある。増殖する腫瘍細胞の起源は細胞表面に免疫グロブリンを有するメモリーB細胞である。なお，CLLと同一の組織形態や免疫学的形質を示すが悪性リンパ腫の臨床像を呈していて白血化していないものを，小リンパ球性リンパ腫（small lymphocytic lymphoma；SLL）という。血液腫瘍のなかで最も高い遺伝的疾病素因がみられる。患者の5～10%にCLLの家族歴が認められ，家族内のCLL発症率は通常の2～7倍である。

▶ 疫学　欧米では白血病のなかで最も頻度が高いが，わが国では白血病のうちの2～3%と少ない。高齢者に多く年齢中央値は約70歳で，男女比は2：1で男性に多い。

▶ 症状　初期には自覚症状がなく，検診などで白血球増加を指摘されて発見されることが多い。進行期には，**臓器腫大**（リンパ節，肝脾腫）や骨髄浸潤に伴う**血球減少**（貧血，易（い）疲労感，好中球減少（こうちゅうきゅう），血小板減少）による症状が出現する。免疫不全や自己免疫性溶血性貧血などをしばしば併発する。

▶ 検査所見・診断

- **血液検査**：成熟小型リンパ球が末梢血中に増加（5000/μL以上）する。病期の進行に伴い，貧血，血小板減少，好中球減少（顆粒球減少（かりゅうきゅう））を認める。
- **骨髄検査**：骨髄に小型リンパ球が増加，浸潤している。
- **細胞表面形質検査**：小型リンパ球は表面免疫グロブリン（sIg-CD79）弱陽性で，CD5，CD23，CD43，CD19，CD79aが陽性である。CD20，CD22は弱陽性である。

染色体・遺伝子検査：約80%に13qの欠失，12トリソミーなどの異常が検出される。免疫グロブリン遺伝子のH鎖可変部領域（IGVH）に，50～60%症例で体細胞の超変異が認められる。

- **そのほかの検査**：血清γ－グロブリン低下，しばしばクームス試験陽性である。

成熟した小型リンパ球が数か月以上にわたって増加しており，骨髄中にリンパ球の浸潤を認め，特異的な細胞表面形質がみられることで診断する。自己免疫性溶血性貧血や悪性腫瘍を合併することがある。表4-14にCLLの病期分類を示す。

▶ **治療**　一般に経過は緩徐であり化学療法のみでは治癒が困難なこと，また高齢者が多いことから，病期が進んでいなければ経過観察とする。

症状を伴うリンパ節腫脹や著明な脾腫があるとき，貧血や血小板減少がある場合には治療を行う。フルダラビン酸エステル（フルダラ®）とシクロホスファミド（エンドキサン®）との併用FC療法，さらにリツキシマブ（リツキサン®）を加えたFCR療法などが用いられる。またベンダムスチン（トレアキシン®）も効果がある。さらに最近ではオファツムマブ（アーゼラ®），イブルチニブ（イムブルビカ®）などの抗体薬，分子標的薬で高い効果が得られてきており，著しい延命が期待できる。従来のシクロホスファミド（エンドキサン®）の少量投与とプレドニゾロン（プレドニン®）も選択肢として残る。

進行例の場合は，悪性リンパ腫に用いられるCHOP療法（シクロホスファミド，アドリアマイシン，ビンクリスチン，プレドニゾロン）などの多剤併用療法も行われる。

▶ **予後**　病期が早い段階（Rai分類：0期，Binet分類：A期）では，かなりの頻度で長期生存（中央生存期間が9年以上）が望めるのに対し，進行した状態で発見されたもの（Rai分類：III，IV期，Binet分類：C期）では，生存期間は1～2年と短い（表4-14）。抗体薬，分子標的薬が使用できるようになり，著しく予後は改善してきている。

なお，全身症状や急速なリンパ節腫大などの臓器症状を伴ってびまん性大細胞型リン

Column

ヘアリー細胞白血病

ヘアリー細胞白血病（hairy cell leukemia；HCL）は，細胞表面に多数の毛（hair）状の突起を持つことからヘアリー細胞とよばれる成熟B細胞が増殖した白血病で，慢性リンパ性白血病の亜型である。毛状細胞質突起を持った細胞の同定には自然乾燥標本または位相差顕微鏡が必要である。巨脾と汎血球減少症を特徴とする，わが国ではまれな疾患である。

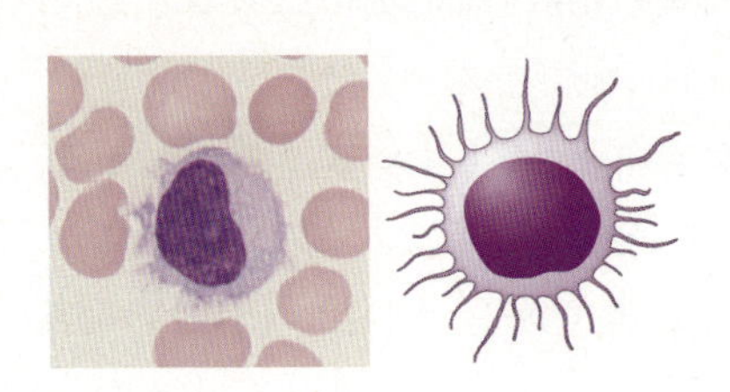

左：ヘアリー細胞白血病の末梢血所見
右：ヘアリー細胞白血病の模式図

表4-14 慢性リンパ性白血病（CLL）の病期分類

A. 修正 Rai 臨床病期分類

病期		所見	生存期間中央値（月）
低リスク	病期 0	末梢血リンパ球増加（＞5000/μL#），骨髄リンパ球増加（＞30%*）	150
中等度リスク	病期 I	末梢血リンパ球増加（＞5000/μL），骨髄リンパ球増加（＞30%），リンパ節腫脹	101
	病期 II	末梢血リンパ球増加（＞5000/μL），骨髄リンパ球増加（＞30%），肝腫大または脾腫大（リンパ節腫脹の有無は問わない）	71
高リスク	病期 III	末梢血リンパ球増加（＞5000/μL），骨髄リンパ球増加（＞30%），＋貧血（Hb＜11g/dL）（肝腫大・脾腫・リンパ節腫脹の有無は問わない）	19
	病期 IV	末梢血リンパ球増加（＞5000/μL），骨髄リンパ球増加（＞30%），＋血小板減少（PlLt＜10万/dL）（貧血・肝腫大・脾腫・リンパ節腫脹の有無は問わない）	19

#元来の Rai 分類では 15000/μL が 4 週間以上持続すること。
*元来の Rai 分類では 40%以上である。

B. Binet らの臨床病期分類

病期	所見	生存期間中央値（年）
A	貧血なし（Hb≧10g/dL），血小板減少なし（≧10万/μL）リンパ節，肝脾の腫大 2 か所以内	＞10
B	病期 A ＋リンパ節，肝脾の腫大 3 か所以上	7
C	貧血あり（Hb＜10g/dL），血小板減少あり（＜10万/μL）リンパ節，肝脾の腫大の数は問わない	5

腫大領域は，頸部，腋窩，鼠径，肝，脾の 5 か所を数える。最大は 5 となる。

パ腫に移行することがあり，リヒター（Richter）症候群とよばれる。

▶ **患者の生活への影響**　進行すると易感染性がでてくるので，発熱などの症状がでた場合にはすぐ病院を受診するようにする。

E 成人T細胞白血病／リンパ腫

▶ **疾患概念**　**成人 T 細胞白血病／リンパ腫**（adult T-cell leukemia/lymphoma；**ATLL**）は**ヒト T リンパ球向性レトロウイルス I 型**（human T-cell leukemia virus type1；**HTLV-1**）の感染によって生じる末梢性 T 細胞の増殖からなる腫瘍である。腫瘍細胞は広い範囲のリンパ節と末梢血に浸潤する。病変は全身に及ぶことが多く，脾臓，皮膚，肺，肝臓，消化管，中枢神経系などが侵される。

▶ **発生機序**　表面形質 CD4 陽性のリンパ球に感染した HTLV-1 は宿主の DNA に入り込む。HTLV-1 の p40 tax たんぱくは感染リンパ球における種々の遺伝子の転写を活性化し，さらに時間経過のなかで種々の遺伝子異常が加わることで腫瘍化が起こると考えられている。

▶ **疫学**　ATLLは世界の特定の地域に集積して認められる。わが国における本疾患の多発地域は九州，沖縄，四国南部，本州の太平洋側沿岸などである。発病は中高年になってからのことが多く，発症年齢中央値は70歳である。男女比は1.5：1と男性にやや多い。約80万人の**HTLV-1陽性キャリア**がいると推定され，**キャリア**におけるATLL発症率は2.5％と報告されている。

リンパ球に含まれるウイルスが感染源で，①母乳による児への感染，②精液を介する感染，③血球成分の輸血による感染が考えられている。感染拡大を防ぐ対策として，妊婦検診でキャリアであることが判明した場合には母乳を与えない対策が取られている。また，献血時の検査により，輸血による感染は予防されている。

▶ **症状**　**リンパ節腫大**(しゅだい)をはじめとし，**肝腫大**，**脾**(ひ)**腫大**，丘疹(きゅうしん)，結節，紅皮症などの**皮膚症状**，高カルシウム血症に伴う眠気，口渇(こうかつ)，多飲多尿などの症状が主である。ほかに発熱，咳，喀痰(かくたん)，胸水，腹水などがみられることもある。

臨床亜型は次の4型に分けられる。

- **急性型**（acute variant）：腫瘍(しゅよう)細胞が末梢血中に出現して白血病の像を呈するもので，最も一般的な病型である。ATLLの50～60％を占める。著しい白血球増加，皮疹，全身リンパ節腫脹(しゅちょう)，肝脾腫などの臨床症状を呈する。高カルシウム血症がしばしばみられ，骨融解病変を伴う場合もある。
- **リンパ腫型**（lymphomatous variant）：顕著なリンパ節腫脹を示すが，末梢血(まっしょうけつ)に腫瘍細胞を認めない病型である。ATLLの20％を占める。ほとんどの患者が急性型と同様に進行した病期にあるが，高カルシウム血症は急性型に比較すると頻度が低い。皮膚病変がしばしばみられ，紅斑(こうはん)，丘疹，結節性病変などを呈する。
- **慢性型**（chronic variant）：末梢血中にリンパ球が増加するが，異型リンパ球は多くはない。ATLLの20％を占める。高カルシウム血症は認めない。
- **くすぶり型**（smoldering variant）：白血球数は正常であるが，末梢血に5％以上の腫瘍細胞を認める病型である。腫瘍細胞は通常小型で，形態的には正常である。ATLLの5％を占める。皮疹や肺病変をしばしば認めるが，高カルシウム血症はみられない。

▶ **検査所見・診断**

- **血液検査**：急性型では白血球数が増加するが，主にATLL細胞の増加による。ATLL細胞の形態的特徴は切れ込みや分葉を呈する核で，**花弁状の核**といわれる（図4-18）。貧血，血小板減少は少ない。
- **骨髄検査**：急性型では異型リンパ球の浸潤を認める。
- **細胞表面形質検査**：CD2，CD3，CD4，CD25陽性で成熟ヘルパーT細胞の性質を有する。しばしばケモカイン受容体のCCR4，FOXP3を発現している。
- **染色体・遺伝子検査**：ほぼ全例で染色体異常がみられるが，特異的なものはない。ATLL細胞のDNAにHTLV-1プロウイルスDNAの組み込みがサザンブロット法で証明される。T細胞受容体遺伝子の再構成が認められる。

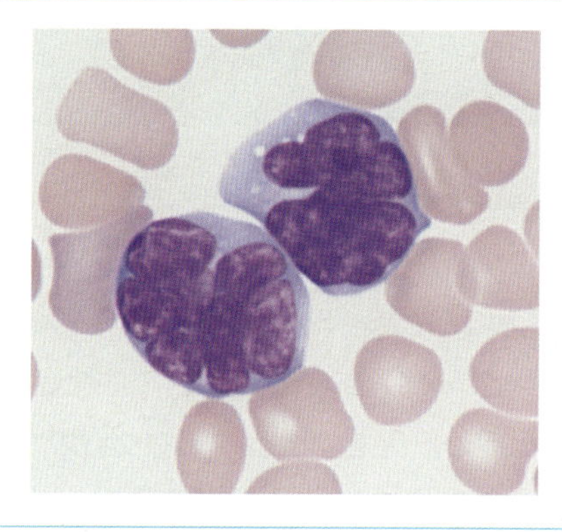

図4-18 成人T細胞白血病・リンパ腫の末梢血T細胞

- **その他の検査**：血清LD（乳酸脱水素酵素）上昇，高カルシウム血症，**可溶性インターロイキン-2受容体**の上昇は病勢を示すよい指標である。高カルシウム血症はATLL細胞から分泌される副甲状腺ホルモン関連ペプチドによる骨吸収が原因と考えられる。血清中に抗HTLV-1抗体を認める。末梢血で花弁状の核を有する，CD4，CD25陽性を示すリンパ球を認めること，HTLV-1抗体が陽性であることから診断する。リンパ節の病理組織検査ではびまん性の多型細胞型を呈し，皮膚では上皮，真皮にATLL細胞の浸潤（しんじゅん）をみる。判断に迷う場合には，腫瘍細胞DNAを用いたサザンブロット法でHTLV-1の組み込みを証明する。

▶ 治療　慢性型やくすぶり型のように慢性に経過する病型には原則として抗がん剤による治療を行わないが，定期的に診察と検査を行う。

一方，急性型やリンパ腫型では抗がん剤の**多剤併用療法**を行う。LSG15療法，VEPA療法（ビンクリスチン，シクロホスファミド，プレドニゾロン，ドキソルビシン），VEPAM療法（VEPA＋メトトレキサート）などがあるが，寛解（かんかい）導入，長期生存は困難である。新たな薬としてはCCR4抗体，モガムリズマブ（ポテリジオ®），レナリドミド（レブラミド®）が用いられる。そのほかペントスタチン（コホリン®），ソブゾキサン（ペラゾリン®）なども有用である。

長期生存を目指すためには，若年者であれば**造血幹細胞移植**（ぞうけつかん）を行う。

▶ 予後　ATLLの予後因子は臨床亜型，年齢，全身状態，血清カルシウム値およびLD値である。急性型，リンパ腫型では経過は急激で，慢性型とくすぶり型ではより長い臨床経過を示すが25%の症例は急性型に移行する。2年生存率は，急性型17%，リンパ腫型21%，慢性型52%，くすぶり型78%である。主たる死因は，腫瘍死または感染死である。T細胞性の免疫不全が高度で，ニューモシスチス肺炎などの日和見（ひよりみ）感染を合併することが多い。

▶ 患者の生活への影響　急性型やリンパ腫型では易（い）感染性があるので，発熱などの症状がでた場合にはすぐ病院を受診するようにする。慢性型やくすぶり型では自覚症状はないものの定期的に病院を受診するように話す。

F 好中球減少症（無顆粒球症）

▶ **疾患概念**　**好中球減少症**（neutropenia）とは，末梢血中の好中球（顆粒球数）が減少する疾患である。顆粒球が 500/μL 以下を**無顆粒球症**（agranulocytosis）という。

先天性と**後天性**に分類される。先天性としては先天性無顆粒球症（コストマン[Kostmann]症候群），周期性好中球減少症（cyclic neutropenia），家族性好中球減少症がある。

▶ **病態**　先天性の好中球減少症の原因としては，現在 24 個以上の**遺伝子異常**が同定されており，*HAX1* 遺伝子の変異，顆粒球コロニー刺激因子（G-CSF）レセプター遺伝子（*CSF3R*）の変異，好中球エラスターゼ遺伝子（*ELANE*）の変異などが報告されている。

後天性の好中球減少症または無顆粒球症の多くは**薬剤に起因**するもので，抗甲状腺薬，向精神薬，マクロライド系抗生物質，鎮痛解熱薬，プロカインアミド，ST 合剤，カルバマゼピン，インドメタシンなどが原因となる。発生機序は以下にあげる 2 つがある。

①薬剤が細胞毒性として作用し，顆粒球産生が抑制されることによるもので，薬剤投与量と関連する。

②薬剤と顆粒球との結合複合体に抗原性が生じ，これに対する抗体が産生され，免疫学的機序によって顆粒球が破壊されることによるもの。

全身性エリテマトーデスなどの自己免疫疾患に伴う好中球減少症では，免疫学的な機序による好中球破壊機序の亢進によって生じる。

▶ **症状**　先天性では反復する口腔内感染，皮膚・粘膜の感染がみられる。後天性では薬物の投与中または投与後まもなく発熱をもって発症する。そのほか，悪寒，咽頭痛，口腔粘膜の潰瘍，敗血症などを起こす。

顆粒球が 1000/μL 以下になると感染を起こしやすく，500/μL 以下になると重症感染症をきたしやすい。無顆粒球状態は，免疫学的機序による場合には数日～数週間，細胞毒性機序による場合には数週～数か月に及ぶ。

▶ **検査所見・診断**

- **血液検査**：急激に進行する顆粒球（主に好中球）減少（500/μL 以下）がみられ，白血球分画では成熟好中球をほとんど認めないが，ほかの血球には異常を認めない。
- **骨髄検査**：顆粒球系の骨髄球以降の成熟細胞が少なく，骨髄芽球，前骨髄球などの幼若顆粒球が増加し，いわゆる成熟障害がみられる。

先天性のものは感染症の既往と出生後の検査履歴が参考になり，遺伝子検査が確定になる。後天性の場合には，感染症状，急激に生じた顆粒球減少と薬剤の既往などが診断の一助となる。抗好中球抗体を認めた場合には自己免疫性の顆粒球減少症と診断する。

▶ **治療**　先天性の場合には，感染に対しては抗生物質を十分に投与する。G-CSF 製剤（グラン® など）を投与して顆粒球の増加を図る。後天性の場合には，まず原因と考えられる薬物を中止する。

▶ **患者の生活への影響**　後天性のものでは，発熱時に病院を速やかに受診することが大切である。

G 顆粒球機能異常症（白血球機能異常症）

1. チェディアック－東症候群

▶ **病態**　**チェディアック－東症候群**（Chédiak-Higashi syndrome；**CHS**）は，常染色体劣性遺伝のまれな先天性疾患で，*CHS1*（*LYST*）遺伝子の変異によって，白血球などの顆粒を有する細胞の顆粒形成が阻害され，巨大顆粒ができることで発症する。

▶ **症状**　反復する**気道感染**や**皮膚化膿症**によって，小児期に呼吸器感染症または皮膚感染症によって死亡することが多い。ほかに部分的な白皮症や神経症状などをみる。

▶ **診断**　末梢血および骨髄の塗抹(とまつ)標本で，顆粒球系細胞に巨大顆粒を認めることによる。

▶ **治療**　感染対策が重要で，早期に**造血幹細胞移植**(ぞうけつかん)によって根治を図るのが望ましい。

2. 白血球粘着不全症

▶ **病態**　**白血球粘着不全症**（leukocyte adhesion deficiency；**LAD**）は，炎症時に白血球（好中球など）が血管外に遊出するために必要な血管壁への粘着が障害される，まれな常染色体劣性遺伝疾患である。β_2インテグリン，GDP-fucose たんぱく，kindlin-3 をコードするそれぞれの *ITGB2*，*SLC35C1*，*FERMT3* 遺伝子の変異による。粘着能，遊走能や貪食能が障害され，乳幼児期から**感染**を繰り返す。

▶ **診断**　白血球の細胞表面形質検査や遺伝子検査で診断する。

▶ **治療**　感染は難治性で十分な**抗菌薬**が必要であり，早期に**造血幹細胞移植**を行うことが望ましい。

3. 慢性肉芽腫症

▶ **病態**　**慢性肉芽腫症**(にくげしゅ)（chronic granulomatous disease；**CGD**）では活性酸素産生酵素（NADPH oxidase）の働きが欠損または低下しているために，好中球をはじめとする食細胞の**殺菌能が低下**するまれな疾患である。活性酸素産生酵素複合体を形成する *CYBB*，*CYBA*，*NCF1*，*NCF2*，*NCF4* などの遺伝子変異が原因である。

▶ **症状**　乳幼児期から全身諸臓器に反復する難治性の細菌・真菌感染症をきたす。

▶ **診断**　好中球の NBT 還元テスト，細胞表面形質検査や遺伝子検査で診断する。

▶ **治療**　感染症対策が重要で，**造血幹細胞移植**で予後は著明に改善してきている。

Ⅲ リンパ増殖性疾患と類縁疾患

免疫を司るリンパ球が様々な原因で増加する疾患群である。感染性疾患，腫瘍性疾患が含まれる。腫瘍性疾患の代表は悪性リンパ腫であり，造血器悪性腫瘍の中で，最も頻度の高いものである。

A 伝染性単核球症

▶ **疾患概念・病態**　**伝染性単核球症**（infectious mononucleosis；IM）とは，**EBウイルス**（Epstein-Barr virus；EBV）の初回感染による急性感染症である。EBウイルスはヘルペスウイルスに属し，成人の多くで初感染の後，体内に潜伏している状態にある。幼少期に感染すると不顕性感染あるいは軽度の症状で終わることが多いが，思春期以降に初感染すると伝染性単核球症を発症する。

▶ **症状**　**発熱**，**リンパ節腫大**，**扁桃腫大**が主な症状である。肝脾腫も高頻度に認められる。発疹が認められることがある。

▶ **検査所見・診断**　末梢血検査で，**異型リンパ球**の出現を伴う**リンパ球優位の白血球増加**を認める。血液生化学検査では，肝機能障害を認めることが多い。EBウイルスがもつ各種抗原〔VCA（viral capsid antigen；ウイルス外殻抗原），EA（early antigen；早期抗原），EBNA（EB virus nuclear antigen；EBウイルス核内抗原）〕に対して患者に抗体がつくられるが，これらは感染から治癒に至る各段階で抗体価の経時的変動がみられる（図4-19）。VCA-IgM抗体価は上昇し，VCA-IgG抗体価やEBNA抗体価が陰性であれば初感染と診断される。

▶ **治療**　ウイルスに対する特異的な治療法はなく，解熱鎮痛薬などによる対症療法が中心

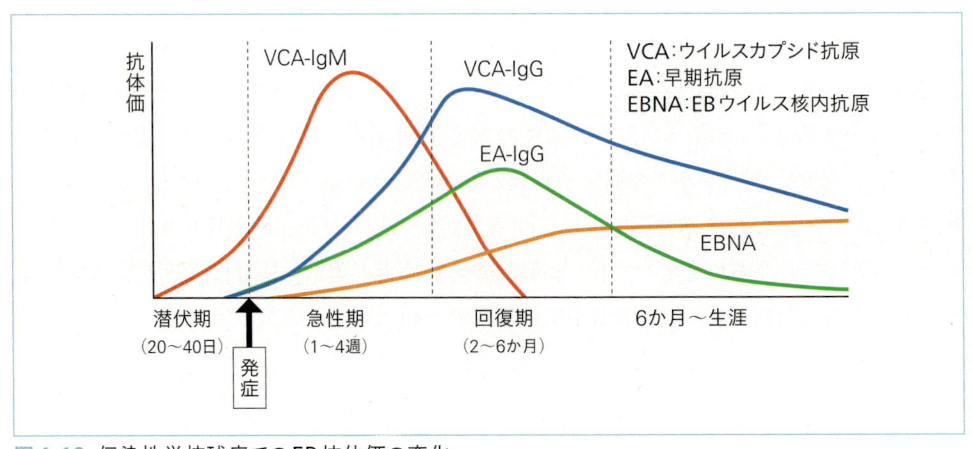

図4-19 伝染性単核球症でのEB抗体価の変化

となる。細菌性扁桃炎と診断されて，アンピシリンが使用されると皮疹が出現することがある。多くの症例は自然軽快するが，症状のある間，全身倦怠感，発熱などにより就労あるいは就学に支障をきたすことがある。一般的には予後良好な疾患である。まれに，扁桃腫大による気道閉塞や脾破裂を起こす。

B 悪性リンパ腫

Digest

悪性リンパ腫	
疾患概念・原因	リンパ球が腫瘍化した疾患で，遺伝子異常によると考えられる。
疫学	血液造血器腫瘍のなかで最も多く，10万人当たり約10～12人程度である。
分類	ホジキンリンパ腫と非ホジキンリンパ腫に分かれ，さらにそれぞれが病理組織的に細分される。頻度は日本人ではホジキンリンパ腫が5～10%，非ホジキンリンパ腫が90～95%である。
治療	化学療法が中心であるが，その他放射線療法も行われる。

▶ 疾患概念　**悪性リンパ腫**（malignant lymphoma；**ML**）は，免疫を司るリンパ球が腫瘍化（がん化）した疾患である。血液・造血器腫瘍の中で最も頻度が高い。日本ではがん登録の不備もあり正確な年間発生頻度は不明であるが，10万人当たり10～12人程度であると推定される。

リンパ節およびリンパ組織である扁桃や脾臓などに発生するものが多いが，リンパ組織以外の各臓器にも発生する。リンパ節以外の病変を節外病変とよぶ。

▶ 分類　悪性リンパ腫は，大きく**ホジキンリンパ腫**（Hodgkin lymphoma；**HL**）とそれ以外のリンパ腫＝**非ホジキンリンパ腫**（non-Hodgkin lymphoma；**NHL**）に分類され，それぞれがさらに細分化される（表4-15）。特に非ホジキンリンパ腫の分類は，時代とともに大きく変遷している。2017年に発表された最新のWHO分類改訂第4版では，非ホジキンリンパ腫は40以上に細分されているが，まだ流動的な部分も多い。これほどまで

表4-15 ホジキンリンパ腫と非ホジキンリンパ腫の比較

	ホジキンリンパ腫	非ホジキンリンパ腫
悪性リンパ腫における割合	5～10%	90～95%
好発部位	●リンパ節（なかでも頸部リンパ節が多い） ●節外病変は少ない	リンパ節（全身），節外リンパ組織（扁桃，脾臓），消化管，甲状腺，肺，脾臓，皮膚，中枢神経など多彩
治療に対する反応性，予後	良好	●ホジキンリンパ腫に比べると悪いが組織型により様々 ●一般にTおよびNK細胞リンパ腫はB細胞リンパ腫より悪い

に細分化されるのは，悪性リンパ腫自体が均一な疾患ではなく，腫瘍細胞の性質に大きな違いがあり，病因，悪性度，予後，治療に対する反応性などが異なっているからである。（ウイルスが原因となり，特徴的な病像を呈する成人T細胞白血病／リンパ腫は本章Ⅱ-E「成人T細胞白血病／リンパ腫」参照）。

1. ホジキンリンパ腫（HL）

▶ **疾患概念・病態**　病理組織所見で，**リード-ステルンベルグ**（Reed-Sternberg）**細胞**や**ホジキン**（Hodgkin）**細胞**とよばれる特徴的な大型の細胞がみられる（図4-20）。日本人では全悪性リンパ腫のおよそ5～10％程度と比較的まれな疾患である。WHO分類改訂第4版では，病理組織学的分類は5つの亜型に分類される（表4-16）。ホジキンリンパ腫の原因はよくわかっていないが，ほかの腫瘍同様，複数の後天的遺伝子異常が発症に関与していると考えられる。また，EBウイルスとホジキンリンパ腫の関連も考えられている。

▶ **症状**　**リンパ節腫大**に加えて**発熱**，**体重減少**，**盗汗**（寝汗）などの全身症状を呈する。周期的に高熱と平熱を繰り返す**ペル-エブスタイン**（Pel-Ebstein）**型発熱**が特徴的とされるが，典型的な症例は多くない。古典的ホジキンリンパ腫の結節硬化型では縦隔腫瘤を合併することが多い。

▶ **病期分類**　病理診断が確定したのち，全身のCT，骨髄穿刺，PET検査などにより，**臨**

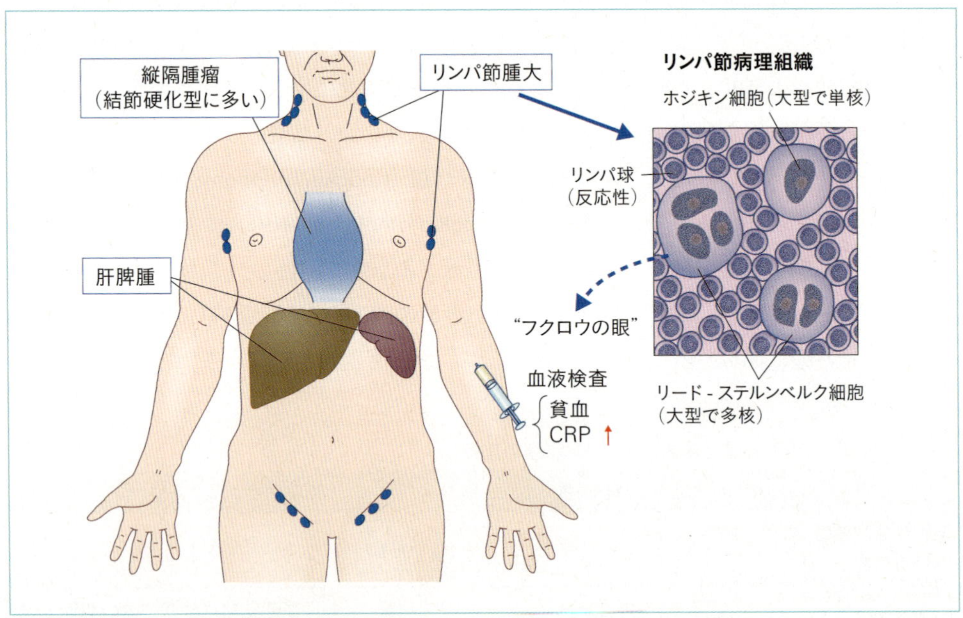

図4-20 ホジキンリンパ腫の臨床像

表4-16 ホジキンリンパ腫の病理組織学的分類

- 結節性リンパ球優位型ホジキンリンパ腫
- 古典的ホジキンリンパ腫
  （結節硬化型，リンパ球豊富型，混合細胞型，リンパ球減少型）

表4-17 悪性リンパ腫の臨床病期分類の概略（コッツウォルズ分類）

I	1つのリンパ節領域，リンパ組織に病変がある
II	横隔膜の片側に2つ以上のリンパ節領域，リンパ組織に病変がある
III	横隔膜の両側に病変がある
IV	節外組織，臓器にびまん性の浸潤がある

注）①～③の症状がある場合をBと記す（例＝ⅠB，ⅢB）
①6か月以内の原因不明の10％以上の体重減少
②1か月以内に原因不明の38℃以上の持続あるいは繰り返す発熱
③1か月以内の寝汗
①～③の症状がない場合はAと記す（例＝ⅠA，ⅣA）
限局したリンパ節外病変，あるいはリンパ節から連続した浸潤が認められる時をEと記す（例＝ⅠE）
巨大腫瘤が認められる時をXと記す（例＝ⅡX）

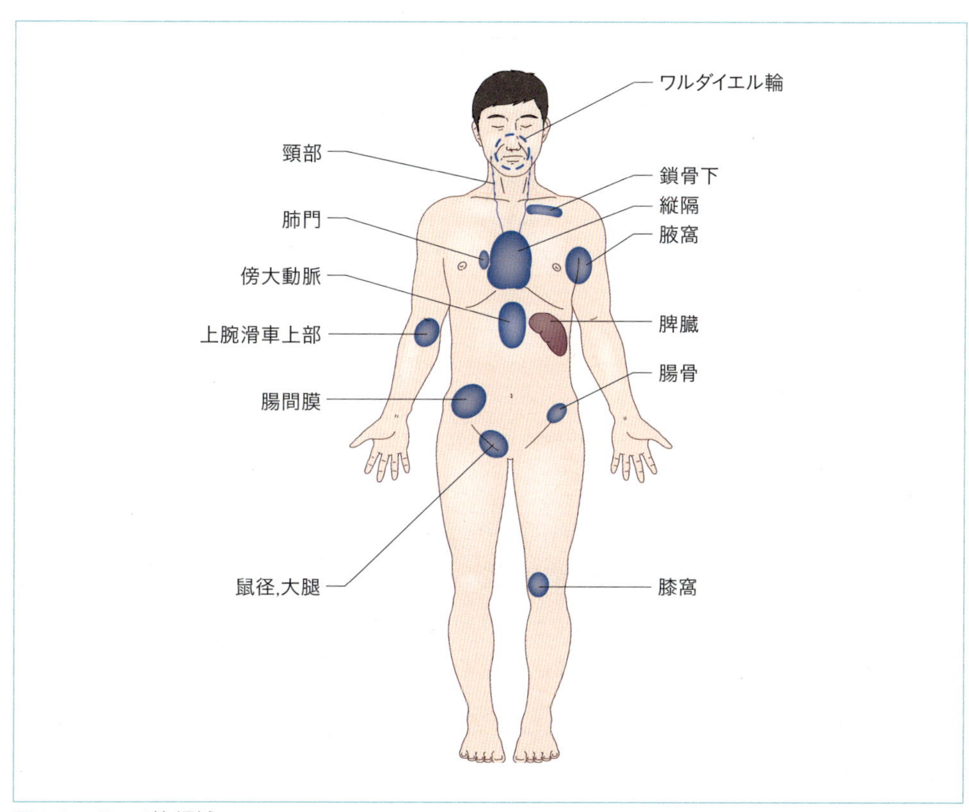

図4-21 リンパ節領域

床病期診断を行う。臨床病期は**アン・アーバー**（Ann Arbor）**分類**およびその修正版である**コッツウォルズ**（Cotswolds）**分類**（表4-17）が用いられる。基本的には，リンパ節領域（図4-21）における病変の広がり具合によりⅠ～Ⅳ期に分類する（図4-22）。さらに体重減少，寝汗，発熱という全身症状（B症状という）の有無によりA, Bに分類する。また，節外病変や巨大腫瘤についても表記する。

▶ **検査所見・診断**　血液検査では，貧血，CRP（C反応性たんぱく）上昇，炎症反応陽性，LD（乳酸脱水素酵素）上昇などがみられるが，いずれも特異的な所見ではない。確定診断にはリンパ節生検などによる病理組織学的診断が必須である。

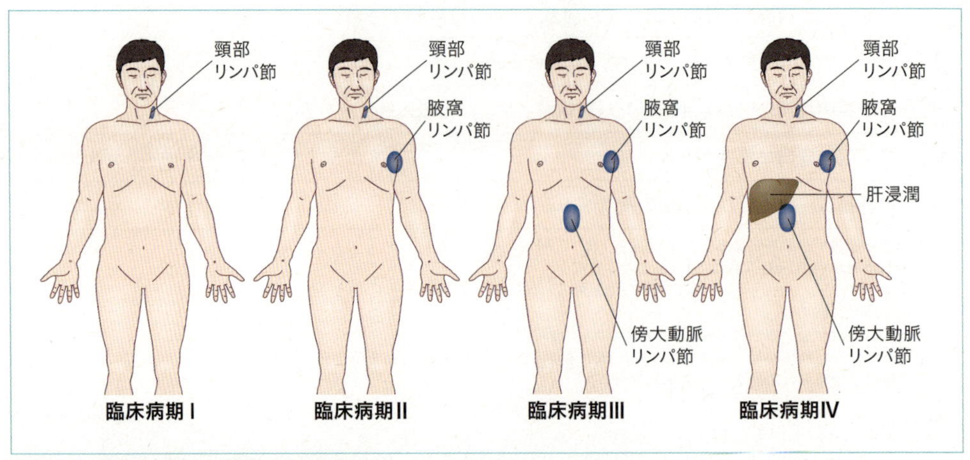

図4-22 ホジキンリンパ腫の臨床病期

表4-18 ABVD療法

		day1	day15	day28
ドキソルビシン（A=Adriacin®）	25mg/m^2	○	○	
ブレオマイシン（B）	10mg/m^2	○	○	
ビンブラスチン（V）	6mg/m^2	○	○	
ダカルバジン（D）	375mg/m^2	○	○	

＊28日ごとに繰り返す。

▶**治療**　治療法は，**抗腫瘍薬**（しゅよう）による**化学療法**と**放射線療法**が中心となる。化学療法はドキソルビシン（アドリアシン®），ブレオマイシン，ビンブラスチン，ダカルバジンによる**多剤併用療法**（**ABVD療法**とよばれる）が初回標準的治療法である（表4-18）。限局期（臨床病期ⅠA期，ⅡA期）症例では，ABVD療法4コース実施後に，病変部位に対する放射線療法が選択される。進行期（臨床病期ⅠB期，ⅡB期，およびⅢ期以上）では6～8コースのABVD療法が実施される。最近，腫瘍細胞表面に存在するCD30に対するモノクローナル抗体に抗がん薬を結合させた抗体療法薬（ブレンツキシマブ ベドチン，アドセトリス®）が保険適用となり，再発・難治症例に用いられている。

▶**予後**　悪性リンパ腫の中では，予後は最も良好な疾患であり，初回治療で完全寛解（かんかい）に達する症例は限局期で90％以上，進行期でも80％以上である。また，10年の全生存率は75％程度であり，半数以上の症例が初回治療で治癒（ちゆ）に至ると考えられる。その一方で二次発がんや，不妊など抗がん薬の晩期毒性が問題となる。

▶**患者の生活への影響**　全身症状を伴うことが多く，患者の日常生活へ影響が出ることが多い。また治療中は，抗がん薬や放射線照射に伴う副作用が患者の生活に影響を与える。

2. 非ホジキンリンパ腫（NHL）

▶**疾患概念・分類**　非ホジキンリンパ腫は不均一な疾患群であり，病理組織型により細分化され，また悪性度も異なる。ホジキンリンパ腫と異なり，リンパ節以外の臓器組織から発生することも多い。

- **組織型による分類**：非ホジキンリンパ腫はさらに細かく分類され，2017年のWHO分類改訂第4版では，暫定的な組織学的分類を含めると実に70種類以上の組織型に分けられる。組織型により，進行度，治療法，予後，病因が異なるが，大きく**B細胞リンパ腫**，**TおよびNK細胞リンパ腫**に分けられる（表4-19）。日本人における頻度はB細胞リンパ腫が70～80%，TおよびNK細胞リンパ腫が20～30%である。欧米人と比べるとTおよびNK細胞リンパ腫の割合が多い。代表的な非ホジキンリンパ腫について，表4-20にまとめて示す。
- **悪性度による分類**：年単位で進行する低悪性度群（濾胞性リンパ腫や小リンパ球性リンパ腫，濾胞辺縁帯リンパ腫など），月単位で進行する中等度悪性度群（びまん性大細胞型B細胞リンパ腫など），週単位で進行する高悪性度群（バーキットリンパ腫やリンパ芽球性リンパ腫など）に分けられる。
- **病変部位の特徴**：約半数の症例で節外病変を認める。節外病変で頻度が高い組織・臓器は，扁桃，胃，十二指腸，甲状腺，乳腺などである。

NHLの中で，最も頻度が高いのは，**びまん性大細胞型B細胞リンパ腫**で，続いて**濾胞性リンパ腫**が多い。消化管や肺，甲状腺などにできるB細胞リンパ腫の代表は**粘膜関連リンパ組織（MALT）リンパ腫**である。MALTリンパ腫は胃にできるものが多く，ヘリコバクター・ピロリ菌（*Helicobacter pylori*）との関連がいわれている。T細胞リンパ腫はリンパ節にできるもの以外に，皮膚にできるものがある。NK細胞リンパ腫は鼻腔にできるものが多い。

▶ **病態**　発症原因についてはわかっていないことが多いが，他の腫瘍と同様，後天的な遺伝子異常が原因となる。組織型に特徴的な染色体異常や転座が知られている（表4-21）。また，ウイルス（EBウイルス，HIV，HHV-8など）との関連が認められるタイプもある。

▶ **症状**　病変の部位により様々な症状が出現する。無痛性表在リンパ節腫大は最も頻度が高い症状である。発熱，体重減少，盗汗（寝汗）のB症状を含む全身症状を伴う症例もあるが，HLと比べて頻度は低い。

▶ **検査所見・診断**　末梢血で，白血球増加および腫瘍細胞の出現をみることがある（リンパ腫の白血化）。血液生化学所見では，LD値の高値は病勢を反映し，予後とも相関する。**血中可溶性インターロイキン（sIL）-2受容体**値の上昇が見られることがあり，診断や治療効果の判定の補助に用いられる。

診断では，生検あるいは手術によって得られた組織による病理診断が必須である。白血球表面形質解析，染色体分析が有用な診断の補助となることがある。また，診断の補助のため症例によっては遺伝子解析を実施する。

診断が確定した際にはHLと同様に臨床病期の決定を行う。臨床病期の分類にはHL同様，**アン・アーバー分類**および**コッツウォルズ分類**（表4-16）が用いられることが多いが，消化管や皮膚原発の悪性リンパ腫では，異なる病期分類法が用いられることがある。

表4-19 リンパ性悪性腫瘍の分類の概略（WHO分類改訂第4版より抜粋*）

●前駆リンパ系腫瘍
Bリンパ芽球性白血病/リンパ腫，非特定型
Bリンパ芽球性白血病/リンパ腫，特定の遺伝子異常を伴う群
Tリンパ芽球性白血病/リンパ腫，非特定型
　早期T前駆細胞白血病/リンパ腫
NKリンパ芽球性白血病/リンパ腫，非特定型

●成熟B細胞腫瘍
慢性リンパ性白血病/小リンパ球リンパ腫
単クローン性B細胞増加症
B細胞前リンパ球性白血病
脾辺縁帯リンパ腫
ヘアリー細胞白血病
リンパ形質細胞性リンパ腫
　Waldenström マクログロブリン血症
粘膜関連リンパ組織（MALT）型節外性辺縁帯リンパ腫（MALTリンパ腫）
節性辺縁帯リンパ腫
濾胞性リンパ腫
　in situ 濾胞性腫瘍
　十二指腸型濾胞性リンパ腫
小児型濾胞性リンパ腫
原発性皮膚濾胞中心リンパ腫
マントル細胞リンパ腫
　in situ マントル細胞腫瘍
びまん性大細胞型B細胞リンパ腫，非特定型
　胚中心B細胞型
　活性化B細胞型
T細胞/組織球豊富型大細胞型B細胞リンパ腫
中枢神経系 原発びまん性大細胞型B細胞リンパ腫
皮膚原発びまん性大細胞型B細胞リンパ腫，下肢型
EBウイルス陽性びまん性大細胞型B細胞リンパ腫，非特定型
慢性炎症関連びまん性大細胞型B細胞リンパ腫
リンパ腫様肉芽腫症
原発性縦隔（胸腺）大細胞型B細胞リンパ腫
血管内大細胞型B細胞リンパ腫
ALK陽性大細胞型B細胞リンパ腫
形質芽細胞性リンパ腫
原発性浸出液リンパ腫
バーキットリンパ腫
MYC, BCL2, BCL6 再構成を伴う高悪性度B細胞リンパ腫
高悪性度B細胞リンパ腫
びまん性大細胞型B細胞リンパ腫と古典的ホジキンリンパ腫の中間型の特徴を持つB細胞リンパ腫，分類不能型

●成熟TおよびNK細胞リンパ腫
小児全身性EBウイルス陽性T細胞 リンパ腫
　種痘様水疱症様リンパ増殖性疾患
成人T細胞白血病/リンパ腫
節外性NK/T細胞リンパ腫，鼻型
腸管症関連T細胞リンパ腫
単形態性表皮向性腸管T細胞リンパ腫
肝脾T細胞リンパ腫
皮下脂肪織炎様T細胞リンパ腫

菌状息肉症
セザリー症候群
原発性皮膚 CD30 陽性 T 細胞増殖性疾患
　リンパ腫様丘疹症
　原発性皮膚未分化大細胞リンパ腫
原発性皮膚 $\gamma\delta$T 細胞リンパ腫
末梢性 T 細胞リンパ腫，非特定型
血管免疫芽球性 T 細胞リンパ腫
ALK 陽性未分化大細胞型リンパ腫
ALK 陰性未分化大細胞型リンパ腫

＊ WHO 分類改訂第 4 版のリンパ系腫瘍の項目から白血病，移植後リンパ増殖性疾患，組織球および樹状細胞腫瘍などを除いたものを掲載した。

表 4-20 代表的な非ホジキンリンパ腫

組織型	割合	悪性度（増殖の速さ）	病変部位	治療	予後
びまん性大細胞型 B 細胞リンパ腫（DLBCL）	30～40%	中等度	リンパ節に多いが，約 40% の症例が節外（消化管，中枢神経，乳腺，甲状腺など多彩な臓器）。原発。	R-CHOP 療法が初回標準治療。	比較的良好。治療に対する反応性は良く治癒する例もある。放射線を併用することも。一方で難治例もある。
濾胞性リンパ腫（FL）	10～15%	低悪性度	リンパ節に多い。症状に乏しいため，大きな腫瘤を作ることもあり，進行期で発見されることが多い。	標準的な治療法は確立していない。放射線（限局期）。リツキシマブ単剤，R-CHOP，R-CVP，RB など。	緩慢な経過をとる。平均全生存率は 8～10 年。抗悪性腫瘍薬に対する反応性はよくない。治りにくい。
粘膜関連リンパ組織（MALT）リンパ腫	5～10%	低悪性度	消化管，甲状腺，肺，眼瞼などに病変を形成。	ピロリ菌除菌（胃）。放射線（限局期）。R-CHOP，R-CVP など。	緩慢な経過をとる。胃 MALT リンパ腫は除菌のみで消失することがある。
バーキットリンパ腫	1%	高悪性度	急速に進行する節外病変が中心。骨髄浸潤も高頻度。	強力な化学療法。急性リンパ性白血病に準ずる治療。	治療が遅れると致死的に。治療反応性は比較的良好。治癒することも多い。
末梢性 T 細胞リンパ腫，非特定型（PTCL-NOS）	2～5%	中等度	リンパ節病変が主節外病変も多く，肝臓，脾臓骨髄など。	標準的治療法は未確立。CHOP 療法など。	治療に対する反応性はよくない。長期的な予後は悪い。
未分化大細胞型リンパ腫（ALCL）	1～2%	中等度	リンパ節病変が主であるが，節外病変も多く皮膚原発もある。	CHOP 療法。	治療に対する反応性は，T 細胞リンパ腫のなかではよい。

R-CVP：リツキシマブ，シクロホスファミド，ビンクリスチン，プレドニゾロン
RB：リツキシマブ，ベンダムスチン

表 4-21 非ホジキンリンパ腫でみられる特徴的染色体転座

組織型	染色体転座	遺伝子異常
濾胞性リンパ腫	t(14;18)	*IGH-BCL2*
マントル細胞リンパ腫	t(11;14)	*IGH-BCL1*
バーキットリンパ腫	t(8;14)	*IGH-cMYC*

▶ 治療　組織型と臨床病期によって異なるが，基本的には抗悪性腫瘍薬による**化学療法**と**放射線照射**のどちらか，あるいは両方が行われる。診断目的以外での治療目的の外科的な摘出は一部の限られた症例で行われるのみである。

- **びまん性大細胞型 B 細胞リンパ腫**：最も頻度が高いびまん性大細胞型 B 細胞リンパ腫の場合には，一部を除いて抗体療法薬**リツキシマブ**（Column 参照）を含む化学療法 **R-CHOP 療法**が標準的治療法である（表 4-22）。限局期（臨床病期 I および II の一部）では，R-CHOP 療法を 3 コース施行した後，病変部位への放射線照射を行う。進行期症例では，R-CHOP 療法 6 〜 8 コースを行う。再発症例や難治症例に対しては自家末梢血造血幹細胞移植が行われる。
- **濾胞性リンパ腫**：化学療法に対する反応は良好とはいえないが，リツキシマブの登場により治療成績は改善している。限局期では放射線療法が，進行期には R-CHOP 療法が行われることが多い。またベンダムスチン塩酸塩（トレアキシン®）も有効であることが示されている。
- **胃 MALT リンパ腫**：ピロリ菌の除菌で縮小・消失することがある。
- **T/NK 細胞リンパ腫**：B 細胞リンパ腫と比べてより難治性である。現時点で標準的化学療法といえるべきものはないが，CHOP 療法などが行われる。近年，T 細胞リンパ腫に対する新規抗体療法薬も開発されており，今後治療成績の向上が期待される。

▶ 予後・予後因子　予後は，組織型および病期によりまったく異なる。

- **びまん性大細胞型 B 細胞リンパ腫**：完全寛解率は 60 〜 70％程度，5 年全生存率はおよそ 40 〜 60％といわれるが，治療に対する反応性は症例により差がある。
- **濾胞性リンパ腫**：5 年の全生存率は 80％以上であるが，化学療法の効果が十分に得られないことも多い。
- **T/NK 細胞リンパ腫**：予後は B 細胞リンパ腫よりも悪い。

また，臨床研究により予後を規定する因子（予後因子）が明らかにされ，その組み合わせで予後推定を行う。びまん性大細胞型 B 細胞リンパ腫に対しては，**国際予後指標**

Column

リツキシマブ

R-CHOP 療法で用いられるリツキシマブは抗体製剤であり，人工的に B 細胞の表面に存在する CD20 を標的に作成した抗体である。抗体製剤は悪性腫瘍や膠原病などの治療を目的に多くのものが開発されているが，リツキシマブはその先駆け的存在の薬剤である。リツキシマブの登場により，びまん性大細胞型 B 細胞リンパ腫をはじめとして多くの B 細胞リンパ腫の治療成績が向上した。さらに数種類の新規抗 CD20 抗体製剤が開発され，リツキシマブを上回る臨床効果が期待されている。そのうちの一つであるオファツムマブは（アーゼラ®），2013（平成 25）年に日本でも使用可能となった（ただし，承認時点での適応は再発または難治性の CD20 陽性慢性リンパ性白血病のみ）。

表4-22 R-CHOP療法

薬剤	投与量および投与方法	day1	2	3	4……5	21
リツキシマブ（R）	375mg/m²（点滴）	○				
シクロホスファミド（C）	750mg/m²（点滴）	○				
ドキソルビシン（H）	50mg/m²（点滴または静注）	○				
ビンクリスチン（O）	1.4mg/m²（点滴または静注）（最大2mg）	○				
プレドニゾロン（P）	100mg（内服）	○	○	○	○	○

原則として21日サイクルで繰り返して行う。3～8コース。
リツキシマブ投与のタイミング，プレドニゾロン投与量にバリエーションがある。

表4-23 中等度悪性群リンパ腫におけるIPIと予後

IPIでの予後因子	年齢	61歳以上
	血清LD	正常上限を超える
	performance status＊	2～4
	病期	IIIまたはIV
	節外性病変数	2以上
age-adjusted IPI（60歳以下の場合）での予後因子	血清LD	正常上限を超える
	performance status	2～4
	病期	IIIまたはIV

	予後因子の数	5年生存率
低リスク群	0または1　（0）	73%（83%）
低中等度群	2　（1）	51%（69%）
高中等度群	3　（2）	43%（46%）
高リスク群	4または5　（3）	26%（32%）

（　）は60歳以下のage-adjusted IPIの場合。
＊performance status（PL）：全身状態を表す指標。

（International Prognostic Index；**IPI**）が用いられる（表4-23）。また濾胞性リンパ腫ではFLIPI，マントル細胞リンパ腫ではMIPIなど，各組織型による予後指標が考案され用いられている。

▶ **患者の生活への影響**　悪性度，病変の存在部位により異なる。一般に低悪性度群は症状に乏しく，進行しても症状に乏しいことがある。一方，病変が存在する部位により多彩な症状が出現して生活に影響を及ぼす。たとえば，甲状腺悪性リンパ腫では気道狭窄症状が起こることがあり，胃悪性リンパ腫などの消化管原発悪性リンパ腫では，腫瘍からの出血，腫瘍による閉塞症状をきたすことがある。治療は抗がん薬と放射線照射が中心的役割を果たすが，これらの副作用が患者の生活にも影響を与える。

表4-24 血球貪食症候群の原因疾患別分類

一次性／遺伝性	• 家族性（原発性）血球貪食性リンパ組織球症など
二次性／反応性	• 悪性リンパ腫（lymphoma-associated HPS；LAHS） • ウイルス感染症（virus-associated HPS；VAHS） • 自己免疫性疾患：全身性エリトマトーデス（SLE）など • その他：細菌感染症，薬剤，骨髄移植など

C 血球貪食症候群

▶ **疾患概念・病態**　**血球貪食症候群**（hemophagocytic syndrome；**HPS** あるいは **hemophagocytic lymphohistiocytosis**；HLH）とは様々な原因となる疾患により（表4-24），骨髄においてマクロファージが異常に活性化され，それらによって造血細胞が貪食されてしまい，結果として**汎血球減少**をきたす疾患群である。

▶ **症状**　原因不明の**高熱**，**全身倦怠感**などの全身症状に加えて血球減少による症状，肝脾腫をきたす。また，原因疾患による症状がみられる。

▶ **検査所見・診断**　汎血球減少をきたし，血液生化学検査では肝機能異常，LD値の上昇とフェリチン値の著明な増加，中性脂肪値の上昇がみられる。これらの検査所見に加えて，マクロファージ，組織球による血球貪食像の異常な増加が**骨髄穿刺**および**骨髄生検**で確認されることで診断する。診断と同時に原因疾患の検索が重要である。

原因となる背景疾患によるが，悪性リンパ腫によって起こる症例，なかでも血管内リンパ腫という特殊な悪性リンパ腫に合併するものは診断が困難で，剖検によって初めて診断がつくことも多い。

▶ **治療**　現疾患に対する対応が重要である。ステロイド大量療法や抗がん剤を用いた化学療法が行われる。

D 多発性骨髄腫

Digest

多発性骨髄腫	
疾患概念	• 免疫グロブリンを産生するB細胞を形質細胞といい，この形質細胞が腫瘍化し，骨髄で増える疾患。
原因・病態	• 原因は十分に解明されていないが，遺伝子異常が関与している。
症状	• 初発症状は骨病変に伴う腰痛や背部痛が多い。進行するとCRAB（高カルシウム血症，腎障害，貧血，骨病変）の症状を呈する。
検査所見・診断	• 末梢血で血球減少。Mたんぱくのピークが認められ，正常な免疫グロブリン値は低下。 • 尿中にベンス・ジョーンズたんぱくがみられる。

検査所見・診断	● 骨髄では形質細胞の増加。 ● 腎機能障害，高カルシウム血症，骨病変を認める。
治療	● 症候性骨髄腫：化学療法を行う。若年者（65歳未満）には新規薬剤と自家末梢血造血幹細胞移植療法を行う。 ● 無症候性骨髄腫：経過観察。症候性骨髄腫へ進展が予想される場合，治療を開始する。
予後	● 平均生存期間3～5年とされるが，症例により差が大きい。骨髄腫の進行度を表す病期分類として国際病期分類が提唱されている。
患者の生活への影響	● 腎不全による透析，骨病変や骨折に伴う疼痛，治療に伴う副作用などがある。

▶ **疾患概念**　B細胞が分化して免疫グロブリン（抗体）を産生するようになった細胞を**形質細胞**という。この形質細胞が腫瘍（しゅよう）化した形質細胞腫瘍が骨髄腫である。多発性に病変が存在する**多発性骨髄腫**（multiple myeloma；**MM**）の形をとるものが多いが，腫瘤（しゅりゅう）を形成することもある（形質細胞腫）。

骨髄腫細胞は**Mたんぱく***（**単クローン性たんぱく**）という異常な免疫グロブリンを産生することが多く，血液中にMたんぱくが検出されることが診断のきっかけとなる。日本においては疾患登録制度が不完全であり，正確なデータはないが，発症時年齢の中央値は70歳，年間の罹患率は10万人当たり5人程度と推定されている。

▶ **原因・病態**　骨髄腫の原因は十分に解明されていない。ただ，ほかの血液・造血器腫瘍と同じく，**後天的な遺伝子異常**が発症に大きくかかわっている。

多発性骨髄腫は多彩で複雑な病態を呈する。骨髄腫細胞は骨髄をはじめとする各臓器において増殖してそれらを障害するほか，Mたんぱく（特にベンス・ジョーンズ［Bence Jones］型において）により**腎障害**を引き起こしたり，サイトカインとよばれる物質を分泌して**骨に影響**を与える（図4-23）。多発性骨髄腫は高齢者に多く，一般的には緩慢な経過をとる腫瘍であるが，その一方で治癒は非常に困難である。

▶ **分類**　Mたんぱくがどのタイプの免疫グロブリンに属するかによって，IgG型，IgA型，IgD型，IgE型，ベンス・ジョーンズ型に分けられる。**ベンス・ジョーンズ型**では，**ベンス・ジョーンズたんぱく**という，免疫グロブリンの軽鎖が二量体を形成した異常な分子が検出される。

IgG型の頻度が最も高く（約半数），次いでIgA型（約20%），ベンス・ジョーンズ型（約20%）が続く。IgD型，IgE型はまれである。また，Mたんぱくがみられない症例（非分泌型）もまれに存在する。

IgM型Mたんぱくがみられる症例は原発性マクログロブリン血症という別なカテゴリーに分類され，多発性骨髄腫とは異なる臨床病態を呈する（本節E「原発性マクログロブリン血症」参照）。

▶ **症状**　骨病変に伴う腰痛や背部痛が初発症状として多い。無症状で健康診断において偶

* **Mたんぱく**：1つの抗体はある特定の抗原を1対1対応で認識し，1個の形質細胞はただ1種類の抗体を産生する。骨髄腫の場合，腫瘍細胞は1種類の抗体（あるいはその不完全な産物）を産生する。これがMたんぱくである。

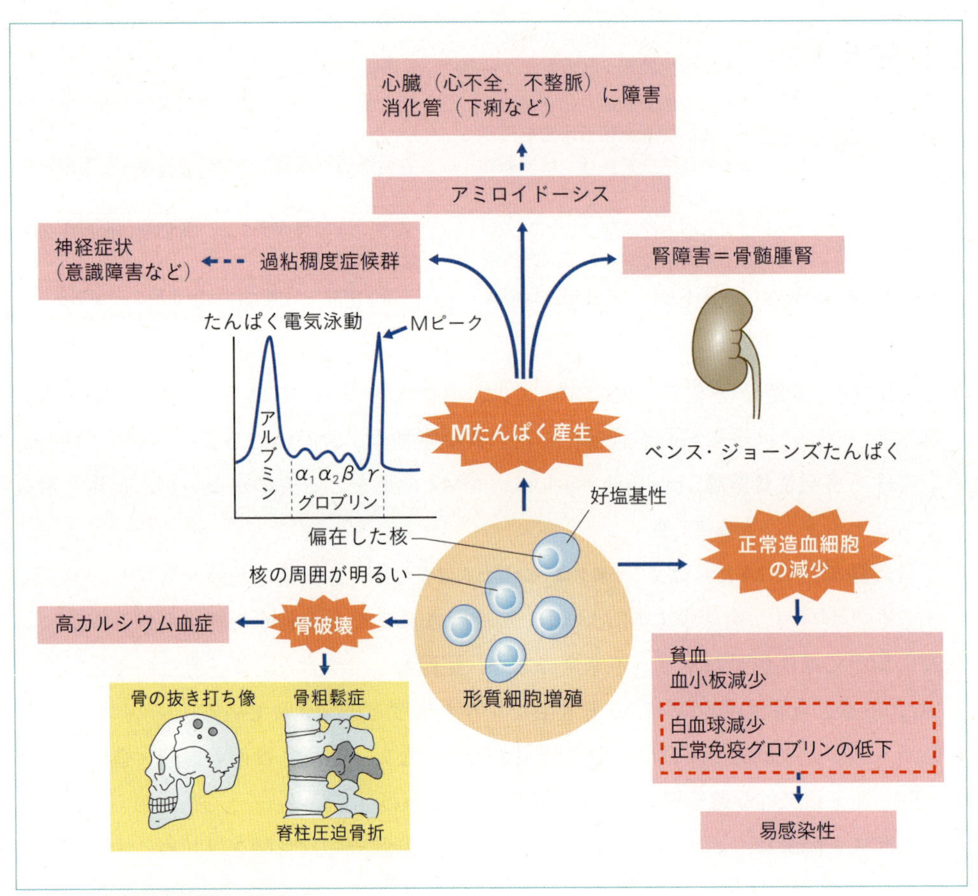

図4-23 多発性骨髄腫の病態

然発見されるケースも少なくない。病気が進行すると，Mたんぱく増加により血液の粘度が高まり，中枢神経症状などを引き起こす過粘稠度症候群，**腎機能障害**（骨髄腫腎）に伴う症状，骨病変に伴う**病的骨折**の症状（疼痛や脊椎圧迫骨折に伴う神経症状），**高カルシウム血症**，造血障害に伴う**貧血**などの症状を呈する（図4-23）。主要症状は**CRAB**（hyper<u>c</u>alcemia；高カルシウム血症，<u>r</u>enal insufficiency；腎障害，<u>a</u>nemia；貧血，<u>b</u>one lesions；骨病変）とよばれる。

▶ **検査所見・診断**　末梢血所見では様々な程度の血球減少がみられる。時に末梢血に形質細胞が出現することがある。

末梢血中の形質細胞が20%以上になると形質細胞白血病と診断される。血液生化学所見では，グロブリン分画の増加とたんぱく電気泳動でMピークを認める。Mたんぱく以外の正常な免疫グロブリン値は低下する。ベンス・ジョーンズ型ではMピークが認められない。

骨髄穿刺により形質細胞の増加が認められる。

骨病変の検索は診断および治療方針の決定に重要で，全身骨サーベイX線検査あるいは骨シンチグラフィーを行う。X線写真所見として，骨の**抜き打ち像**（punched-out lesion)，病的骨折，骨皮質の膨隆，骨粗鬆症などがみられる。骨の抜き打ち像は，特に頭蓋骨でよくみられる。PET や MRI が行われることもある。

①M たんぱくの存在，②骨髄における単クローン性形質細胞の増加，③骨髄腫に関連した臓器障害の存在（表 4-25）によって診断する。いくつかの診断基準が示されているが，2003 年に国際骨髄腫ワーキンググループ（International Myeloma Working Group；IMWG）が提唱した診断基準により病型分類されることが多い。臓器障害の存在は症候性であることの重要なポイントである。

▶ **治療**　IMWG の病型分類で症候性骨髄腫と診断された場合，治療適応となる。無症候性骨髄腫と診断された場合，治療を行わず経過観察するが，症候性骨髄腫への進展が予想される場合には治療を開始する。

治療の主体となるのは，抗がん剤である。長らく，メルファランとプレドニゾロンによる **MP 療法**（表 4-26）が標準的治療法とされてきた。MP 療法は生存を有意に延長する効果はなく，その後登場したインターフェロン療法や多剤併用化学療法も，生存について MP 療法を上回ることはできなかった。しかし，現在では様々な新規薬剤（表 4-27）により，治療成績は向上している。

新規薬剤を組み合わせて治療を行うが，非常に多くの組み合わせがあり，患者の状態に応じて使い分ける。若年者（おおむね 65 歳未満）に対しては，新規薬剤と**自家末梢血造血幹細胞移植療法**により，生存期間の延長が得られるようになった。しかし，それでも現時点では治癒困難であり，完全寛解となっても再発することが多い。現在の治療戦略の概要を図 4-24 に示す。

自家移植適応患者の場合には完全寛解を目指し，新規薬剤を含む治療レジメンで腫瘍細胞を減らし，自家末梢血造血幹細胞移植療法を行い，維持療法を行うことで，できるだけ深い奏功を達成し，かつ維持することを目指す。一方，移植非適応患者の場合には，年齢・合併症・全身状態などを考慮して，治療法を選択する。移植非適応であっても，

表 4-25 骨髄腫に伴う臓器障害

- 高カルシウム血症（血清カルシウム 11mg/dL <または，基準値より 1mg/dL を超える上昇）
- 腎機能障害（血清クレアチニン 2mg/dL <）
- 貧血（ヘモグロビン値が基準値より 2g/dL <の低下，または 10g/dL >）
- 骨病変（溶骨病変または，圧迫骨折を伴う骨粗鬆症）
- その他（高粘度症候群，アミロイドーシス，年 2 回以上の細菌感染）

表 4-26 MP 療法

		day1	day2	day3	day4
メルファラン（内服）	8mg/m^2	○	○	○	○
プレドニゾロン（内服）	60mg/m^2	○	○	○	○

- 4 ～ 6 週ごとに繰り返す。
- メルファラン，プレドニゾロンとも用量にバリエーションがある。

表4-27 多発性骨髄腫の治療に用いられる薬剤

1. 従来から使用されている抗悪性腫瘍薬（殺細胞性薬）	アルキル化薬	メルファラン，シクロホスファミド
	細胞内微小管重合阻害薬	ビンクリスチン
	アントラサイクリン系薬剤	ドキソルビシン
2. 副腎皮質ステロイド	プレドニゾロン，デキサメタゾン	
3. 新規薬剤（2000年以降使われるようになった新しい作用機序の薬剤）	プロテアソーム阻害薬	ボルテゾミブ，カルフィルゾミブ，イキサゾミブ
	免疫調節薬（IMiDs）	サリドマイド，レナリドミド，ポマリドミド
	抗体療法薬	エロツズマブ，ダラツムマブ
	HDAC 阻害薬	パノビノスタット

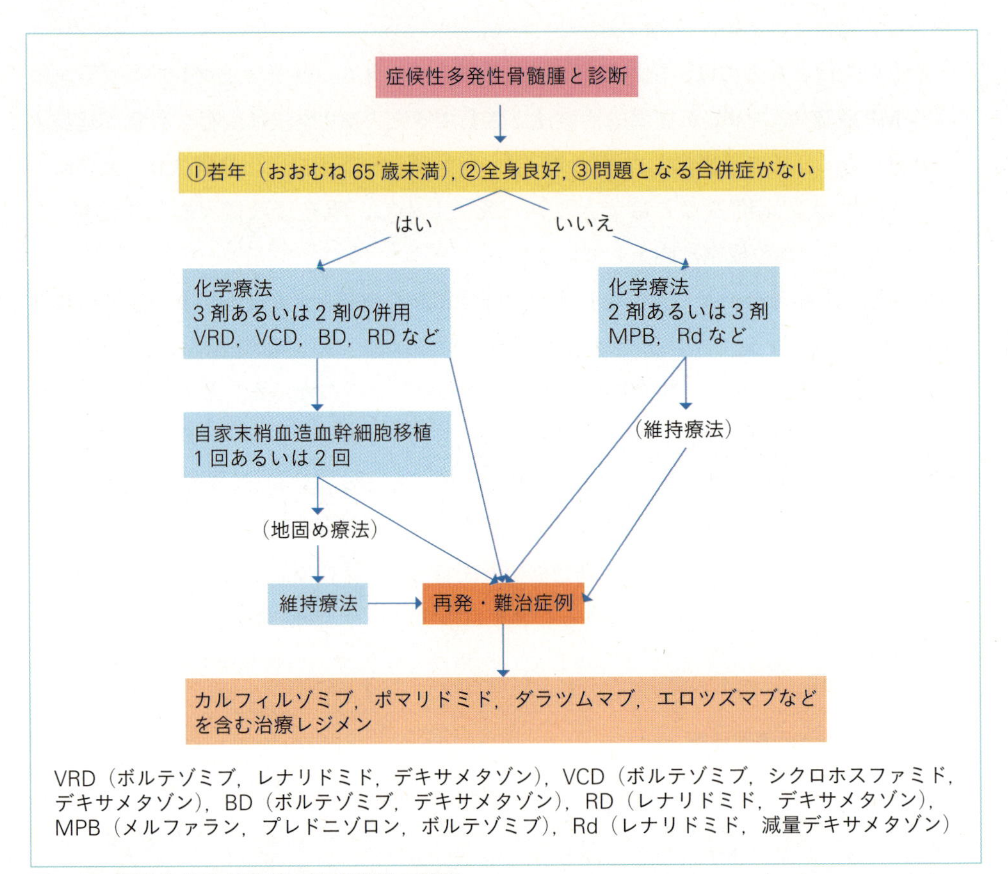

図4-24 初発多発性骨髄腫の治療戦略の概要

比較的若年で，問題となる合併症がなく，全身状態が良好な患者の治療目標は，できるだけ深い奏功とその維持であり，この点では移植適応患者と変わらない。一方，高齢で合併症が多く，体力もない患者の場合には副作用により注意し，症状の緩和などを目指した治療を行う。

形質細胞腫においては，局所病変に対して放射線療法が行われることがある。骨病変の改善や高カルシウム血症に対してはビスホスホネート製剤が用いられる。

今後も，新しい作用機序の薬剤も含めて，次々と骨髄腫（こつずいしゅ）に有効な新薬の登場が期待されており，さらなる治療効果の向上が期待されている。しかし，それでもなお現時点では治癒につながる治療法は確立されてはおらず，また高齢者に多い疾患であるために，治療が十分にできない症例も多い。

▶ **予後**　骨髄腫は一般的に緩徐に進行する疾患である。なかには年余にわたりほとんど進行がみられない症例も認められる。一方，形質細胞白血病のように比較的急速に進行する症例もある。

骨髄腫の進行度を表す病期分類として，デューリー・サーモン（Durie-Salmon）分類（表4-28）が古くから用いられているが，予後因子として重要な血清β_2ミクログロブリン値とアルブミン値の２つで病期分類をする**国際病期分類基準**（International Staging System：**ISS**）の病期分類（表4-29）が提唱されている。これらは，比較的簡便に分類が可能である。骨髄腫においては予後に影響を与える染色体異常が知られており，これらはFISH検査（特定の遺伝子座のDNAに標識し，蛍光顕微鏡で観察）により検出される。これらの染色体異常の有無を加えた**改訂版ISS**（**R-ISS**）が最近提唱された（表4-30）。平均全生存期間は３～５年とされるが，症例により差が大きい。

▶ **患者の生活への影響**　骨髄腫は多彩な臨床症状を呈し，患者の生活へ影響が及ぶ。腎障害が進行すれば，腎不全により時に透析を行わなければならなくなる。また，骨病変，骨折に伴う疼痛，さらに，治療に伴う副作用も患者の生活に影響を与える。

E 原発性マクログロブリン血症

▶ **疾患概念・病態**　**原発性マクログロブリン血症**（primary macroglobulinemia）は，**ワルデンストレームマクログロブリン血症**（Waldenström macroglobulinemia：**WM**）ともよばれる。血中に単クローン性IgM（IgM型Mたんぱく）の増加を認める疾患であり，その本態はB細胞腫瘍である。病理組織学的には非ホジキンリンパ腫の一つであるリンパ形質細胞性

Column

サリドマイド

サリドマイド（サレド®）はもともと催眠，鎮静薬として用いられていたが，妊婦に使用すると胎児に重大な障害を引き起こすことが判明し，発売中止となった。しかし近年，多発性骨髄腫において有効であることが示され，2009（平成21）年４月に日本でも承認されて健康保険適用のもと，使用できるようになった。二度と悲劇を繰り返さないために，十分な患者教育と適正使用，厳重な薬剤管理が求められており，処方可能な施設および医師は限定され，処方患者は登録される。より臨床効果の高い新薬レナリドミド（レブラミド®）やポマリドミド（ポマリスト®）は，サリドマイドの誘導体である。

表4-28 デューリー・サーモンの病期分類

病期	基準	
stage Ⅰ	次のすべての基準を満たす	
	ヘモグロビン	> 10g/dL
	血清カルシウム	正常
	骨Ｘ線像	正常または孤立性形質細胞腫
	Ｍたんぱく量	
	IgG	< 5g/dL
	IgA	< 3g/dL
	尿中ベンス・ジョーンズたんぱく	< 4g/日
stage Ⅱ	stage Ⅰでも stage Ⅲでもない	
stage Ⅲ	次の１つ以上の基準を満たす	
	ヘモグロビン	< 8.5g/dL
	血清カルシウム	> 12mg/dL
	骨Ｘ線像	広範な骨融解像
	Ｍたんぱく量	
	IgG	> 7g/dL
	IgA	> 5g/dL
	尿中ベンス・ジョーンズたんぱく	> 12g/日
亜分類（A，B）	A：腎機能が正常に近い	
	血清クレアチニン	< 2.0mg/dL
	B：腎機能異常	
	血清クレアチニン	≧ 2.0mg/dL

表4-29 国際分類基準（ISS）の病期分類

病期		生存期間中央値
1	血清 β_2 ミクログロブリン値<3.5mg/L かつ血清アルブミン値≧3.5g/dL	62か月
2	1期，3期以外	44か月
3	血清 β_2 ミクログロブリン値≧5.5mg/L	29か月

表4-30 改訂ISS（R-ISS）による分類

染色体異常（細胞間期FISHによる分析）	
高リスク群	del(17p)，t(4;14)，t(14;16) のいずれかがある
標準リスク群	上記のいずれもない
血清LD値	
正常値	基準値の上限を超えない
高値	基準値の上限を超える
R-ISS	
Ⅰ	ISSステージⅠかつ染色体異常が標準リスク群かつLDが正常値
Ⅱ	Ⅰ，Ⅲ以外
Ⅲ	ISSステージⅢで染色体異常が高リスク群あるいはLDが高値のどちらかを認める

リンパ腫の形態をとることが多い。

▶ **症状**　IgM の上昇により血液の粘度が増加し**過粘稠度症候群**を呈する。IgM は分子量が大きく，IgG や IgA などの M たんぱくと比べて過粘稠度症候群を起こしやすい。**頭痛，めまい，意識障害**を呈する。リンパ節腫大，脾腫を認めることが多い。多発性骨髄腫とは異なり，骨病変を合併することはまれである。

▶ **検査所見・診断**　IgM 型 M たんぱくの出現を伴う血清 IgM 値の上昇を認める。正常免疫グロブリンは減少しないことが多い。貧血を呈することが多い。

診断は骨髄検査で，腫瘍細胞の骨髄での増殖により診断される。この腫瘍細胞は，形態的にはリンパ形質細胞リンパ腫であり，悪性リンパ腫の 1 病型とされている。

▶ **治療**　比較的緩慢な経過をとる疾患であるが，多発性骨髄腫と同様に治癒が困難である。標準的な治療法はいまだ確立していない。以前から抗腫瘍薬のアルキル化剤による単剤

Column

MGUS

血清中に M たんぱくを認めるものの，関連した臨床症状を欠き，検査所見の異常が明らかでなく，骨髄腫としての定義には当てはまらない症例を monoclonal gammopathy of undetermined significance（**MGUS**）という。日本語では「**意義不明の単クローン性ガンマグロブリン血症**」と訳されるが，日常臨床で患者さんに説明するときには，長い名称で意味もよく理解してもらえないので，MGUS と話したうえでどのような病態かを説明する。

MGUS の定義は，①血清 M たんぱく 3g/dL 未満，②骨髄における形質細胞*比率 10％未満，③ほかの B 細胞増殖性疾患が否定される，④骨髄腫に伴う臓器障害（表 4-25）がないこと，とされる。

MGUS の頻度は 50 歳以上の人口のおよそ 3％，70 歳以上では 5％とする報告がある。かつて MGUS は良性 M たんぱく血症とよばれていたが，その一部は多発性骨髄腫などの腫瘍性疾患に移行し，必ずしも良性疾患とはいえないため，現在では MGUS という名称が使われるようになった。実際 MGUS のうち，年 1～1.5％の症例は骨髄腫やアミロイドーシス，原発性マクログロブリン血症に移行するとされている。

MGUS 症例に対しては 3～6 か月ごとに注意深く経過観察を行い，病態の変化に注意を払う。MGUS 症例に対しては，抗腫瘍薬を用いた化学療法は原則として行わない。

表　骨髄腫の病型分類

	MGUS	無症候性骨髄腫（くすぶり型）	症候性骨髄腫
血清Mたんぱく	3g/dL＞	3g/dL≦	あり（量は問わない）
骨髄中の骨髄腫細胞の増加	10％＞	10％≦	10％≦※
臓器障害（表 4-25）	なし	なし	あり

※ただし，骨髄腫細胞の比率は，5％＞の症例から 100％近い症例まであり得るとしている

* M たんぱくをつくっている形質細胞。

治療が行われている。最近はリツキシマブ（リツキサン®）単剤ないしはリツキシマブに抗腫瘍薬を併用する方法も行われる。過粘稠度症候群をきたしている症例では，**プラズマフェレシス**（血漿交換による血液浄化法）が行われる。

▶ **患者の生活への影響**　病状が進行すると，過粘稠度症候群に伴う症状や，貧血に関連する症状などが出現して日常生活に影響を与える。

F アミロイドーシス

▶ **疾患概念・病態**　**アミロイドーシス**（amyloidosis）は，アミロイドたんぱくとよばれる異常たんぱくが臓器や組織に沈着し，機能障害を引き起こす疾患である。原因により表4-31のように分類される。

▶ **症状**　アミロイドたんぱくの沈着する臓器に応じた症状が出現する。心臓に沈着すると，**心不全**，**不整脈**（時に致死的不整脈）をきたし，消化管に沈着すると**下痢**や**吸収不全**をきたす。末梢神経に沈着すると**末梢神経障害**を生じる。また舌に沈着すると**巨舌**をきたす。

▶ **検査所見・診断**　アミロイドーシスの診断には，組織や臓器へのアミロイドたんぱくの沈着を生検などにより病理組織学的に証明する必要がある。生検組織としては，腹壁脂肪組織，消化管（胃，十二指腸，直腸），骨髄などが選択される。コンゴーレッド染色という染色法により沈着アミロイドたんぱくを証明する。

▶ **治療**　すでに組織に沈着しているアミロイドたんぱくの除去に有効な薬剤はない。臓器障害に応じた対症療法が主体となるとともに，新たな沈着を防ぐことが重要である。多発性骨髄腫に合併した症例では，多発性骨髄腫に対する治療が行われる。原発性アミロイドーシスに対しても，多発性骨髄腫に準じた治療が選択されることがあるが，心臓，腎臓をはじめとする重要臓器の障害により治療困難なことが多い。

▶ **予後**　予後は原因，臓器障害の程度，進行度による。原発性アミロイドーシスおよび骨髄腫に伴う全身性アミロイドーシスは一般に予後不良である。

▶ **患者の生活への影響**　病状が進行すると，**過粘稠度症候群**に伴う症状や，貧血に関連する症状などが出現して日常生活に影響を与える。

表4-31 アミロイドーシスの原因

免疫グロブリン性アミロイドーシス	骨髄腫に伴うもの，そうでないもの（原発性）
反応性 AA アミロイドーシス	関節リウマチ，慢性炎症
家族性アミロイドーシス	遺伝性疾患
透析アミロイドーシス	透析患者
老人性 TTR アミロイドーシス	無症状

IV 出血性疾患

出血性疾患は血小板数の減少または機能の異常，内因系または外因系の凝固因子の活性の低下，血管壁の脆弱性などに起因する。後天性で頻度が多いのは特発性血小板減少性紫斑病である。

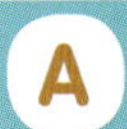 特発性血小板減少性紫斑病（血小板異常による疾患）

Digest

特発性血小板減少性紫斑病（血小板異常による疾患）

疾患概念	●明らかな原因が見いだせない，血小板減少に基づく出血傾向を主要症状とする疾患。
病態	●慢性：血小板に対する自己抗体（抗血小板抗体）に基づく自己免疫疾患と考えられる。 ●急性：ウイルス感染により血小板上で免疫複合体が形成され，補体の活性化が起こると考えられる。
症状	●血小板減少による出血傾向が唯一の症状。
検査所見・診断	●検査所見：通常は血小板のみの減少。骨髄は正～過形成，巨核球数は正常～増加。抗血小板自己抗体が血小板に結合した免疫グロブリン IgG（PAIgG）が重症度に比例して増加。 ●診断：除外診断であり，ほかの血小板減少症と鑑別する。推定発症または診断から経過が 6 か月以上遷延する場合を慢性型と定義する。
治療	●急性：80～90％は自然に軽快治癒する。血小板減少が著明でなければ対症療法のみで経過観察。 ●慢性：ピロリ菌が陽性の場合は除菌療法を行う。陰性や無効例では副腎皮質ステロイド療法を行う。ステロイド療法の効果が不十分な場合は，脾臓摘出を行う。トロンボポエチン受容体作動薬も用いられる。
患者の生活への影響	●血小板数が 5 万 /μL 以上あれば，軽度の皮膚・粘膜出血をきたす程度である。重症例では臓器出血を起こさぬよう一層の注意が必要である。

▶ **疾患概念**　**特発性血小板減少性紫斑病**（idiopathic thrombocytopenic purpura；**ITP**）は，明らかな原因が見いだせない，血小板減少に基づいた出血傾向を主要症状とする疾患である。遺伝性の要因や，血小板が減少するような基礎疾患をもつ症例は除外される。出血傾向を呈する疾患のなかでは，最も頻度の高い疾病である。

▶ **病態**　急性と慢性に分類されるが，この両者は別の疾患と考えられており，特に慢性 ITP は，血小板に対する**自己抗体**（**抗血小板抗体**）に基づく自己免疫疾患と考えられる。

慢性 ITP は，自己抗体の結合した血小板が，脾臓などの網内系組織のマクロファージに破壊されることによって減少するが，骨髄における血小板の造血能は正常に保たれている（図 4-25）。通常は赤血球や白血球の減少は認めないが，赤血球に対する自己抗体も出現して**自己免疫性溶血性貧血**（AIHA）**を合併**することもあり，これを**エバンス**（Evans）

症候群とよぶ（図 4-26）。ITP の一部はヘリコバクター・ピロリ菌に対する抗体が陽性であり，ヘリコバクター・ピロリ菌に対する抗体が，血小板とも交差反応していると考えられている。細胞傷害性 T 細胞による血小板（巨核球）の溶解の報告もある。

急性の ITP は，発疹や上気道症状などを伴うウイルス感染が先行して発症する。血小板減少の機序はよくわかっていないが，ウイルスに感染することによって血小板上で免疫複合体が形成され，補体の活性化が起こるなどの機序が考えられている。

▶ **症状**　血小板減少による出血傾向が唯一の症状である。血小板減少では主に皮膚・粘膜出血を主徴とする。皮膚出血を**紫斑**というが，点状出血（petechiae）と斑状出血（ecchymosis）がある。粘膜出血の代表は鼻出血，歯肉出血，消化管からの出血であり，女性の場合は月経過多もある。凝固因子欠乏症のときにみられるような**深部出血**（関節内，筋肉内）をきたすことはほとんどない。出血の程度は，血小板数に相関すると考えられ，打撲の記憶がないのに出血斑が出現するのは，血小板数が 5 万 /μL 未満に減少したときである。血小板数 1 万 /μL 未満では広範な点状出血がみられるようになり，まれながら頭蓋内出血を起こすこともある。血小板数が 5 万 /μL 以上では，打撲部に紫斑ができる程度である。

▶ **検査所見・診断**　末梢血では通常は血小板のみの減少で，赤血球数，白血球数は正常で

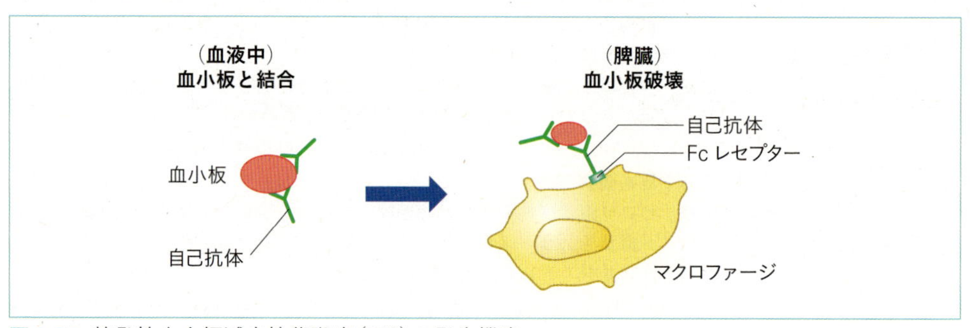

図 4-25 特発性血小板減少性紫斑病（ITP）の発生機序

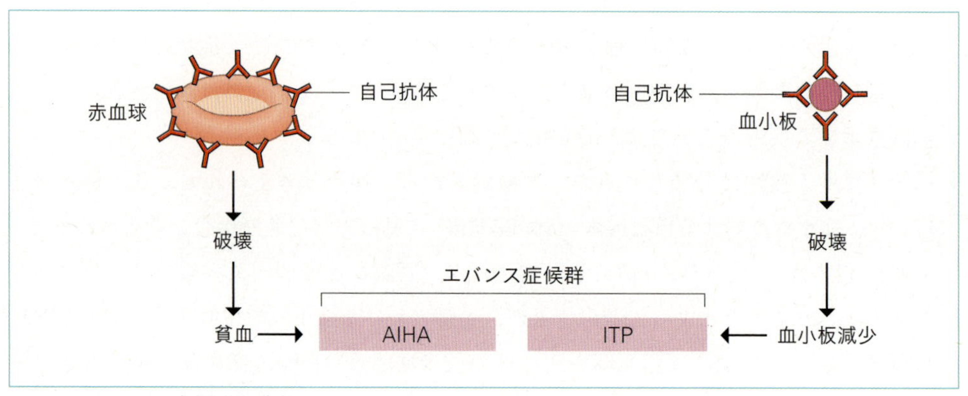

図 4-26 エバンス症候群の病態

ある。ただし，自己免疫性溶血性貧血を合併したり，出血による貧血を伴う場合は，赤血球数も減少する。慢性の ITP で白血球が減少することはなく，そのようなときはほかの疾患を考慮すべきである。

血小板の形態は大型血小板が多い。出血時間は延長するが，血小板減少が明らかであれば出血時間は測定しない。凝固因子は正常なので，凝固系の検査（プロトロンビン時間，活性化部分トロンボプラスチン時間，フィブリノゲン，フィブリン・フィブリノゲン分解産物）は，すべて正常である。

骨髄（こつずい）は反応性に正～過形成の血小板造血を示し，巨核球数は正常～増加を示す。血球の形態異常などは認められない。

抗血小板自己抗体として患者の血小板に結合した**免疫グロブリン IgG**（**PAIgG**）を測定する。鋭敏な方法では ITP 患者の 90％以上に検出され，重症度に比例して増加，すなわち血小板数とは逆相関して認められるので，有用な検査である。ただし，PAIgG は ITP に特異的ではなく，ほかの血小板減少症でも増加することがあるので，PAIgG の上昇だけでは ITP と診断できない。

ITP の診断基準（表 4-32）からもわかるように，ITP の診断はあくまでも除外診断である。鑑別しなければならない血小板減少症としては，播種（はしゅ）性血管内凝固症候群（DIC），血栓性血小板減少性紫斑病（TTP），全身性エリテマトーデス（systemic lupus

表 4-32 特発性血小板減少性紫斑病（ITP）の診断基準（厚生省研究班，2017 年改訂）

1．出血症状がある
出血症状は紫斑（点状出血および斑状出血）が主で，歯肉出血・鼻出血・下血・血尿・月経過多などもみられる。関節出血は通常認めない。出血症状は自覚していないが，血小板減少を指摘され，受診することもある

2．下記の検査所見を認める
- 1）末梢血液
  - a）血小板減少
    10×10万/μL以下
  - b）赤血球および白血球は数・形態ともに正常
- 2）骨髄
  - a）骨髄巨核球数は正常ないし増加
    巨核球は血小板付着像を欠くものが多い
  - b）赤芽球および顆粒球の両系統は形・形態ともに正常
- 3）血小板結合性 IgG（PAIgG）の増量
  ときに増量を認めないことがあり，他方，本症以外の血小板減少においても増量し得る

3．血小板減少をきたし得る各種疾患を否定できる

4．1および2の特徴を備え，さらに3の条件を満たせば，ITP の診断をくだす

5．病型診断の基準
- 1）急性型：推定発症または診断から6か月以内に治癒した場合
- 2）慢性型：推定発症または診断から経過が6か月以上遷延する場合

出典／厚生労働省「血液凝固異常等に関する研究」班：特発性血小板減少性紫斑病の診断基準，難病情報センターホームページ http://www.nanbyou.or.jp/entry/303（最新アクセス日：2018/10/26）より改変．

erythematosus；SLE），薬剤性血小板減少症，あるいは先天性のものを含む骨髄巨核球（こつずいきょかくきゅう）の低形成を示す病態（再生不良性貧血，骨髄異形成症候群）などがあげられる。慢性型の定義は，推定発症または診断から経過が6か月以上遷延する場合としている。

▶ **治療**　急性ITPに対しては，その80～90％は自然に軽快治癒（ちゆ）するので，血小板減少が著明でない限り，対症療法のみで経過観察となる。出血症状が強い症例ではステロイド療法を考慮する。劇症例で出血を伴う場合は，血小板輸血を行う。

慢性ITPでは，ピロリ菌が陽性なら**除菌療法**を行う。除菌に成功した半数以上で血小板増加が認められる。血小板数が2万/μL未満，または2万/μL～3万/μL以上で出血傾向があれば副腎皮質ステロイド療法が選択となる。体重1kg当たり1mgのプレドニゾロンを2週間～1か月間投与して，徐々に減量する。ステロイド療法のみで血小板数を10万/μL以上に維持できる症例は15％程度である。最近ではプレドニゾロンに替えてデキサメタゾンの大量療法を行うことが多くなっている。

ステロイド療法に対する反応が不十分で血小板数が5万/μL以上に維持できない症例や，副作用のためにステロイド投与が行えない症例に対しては，**脾臓（ひぞう）摘出**を考慮する。これらの症例の75％以上で有効である。近年は開腹手術をせずに，腹腔鏡下に切除することが多いが，副脾に注意が必要である。

脾臓摘出が無効の症例に対しては，近年トロンボポエチン受容体作動薬の使用が可能となった。また，これまでアザチオプリンなどによる免疫（めんえき）抑制療法は副作用の問題などもあり，あまり積極的には行われなかったが，2017（平成29）年に抗CD20抗体であるリツキシマブが慢性ITPでの保険適用が追加された。

著明な出血傾向がある緊急時や，外科的処置や出産などで止血管理が必要なときには，γ-グロブリン大量療法も行われるが，高額なうえに効果も一時的なことに留意しなければならない。

▶ **患者の生活への影響**　血小板数が5万/μL以上あれば，日常生活に支障をきたすことはほとんどない。軽度の皮膚・粘膜出血をきたす程度で，打撲しないように配慮が必要となるくらいである。重症例でも，臓器出血などを起こさない限りは大きな問題はないが，いっそうの注意が必要である。個々の出血に対する対応はそれぞれ行わなければならない。痔核出血では痔核の治療を行い，また月経過多の症例では月経のコントロールが必要なこともある。

B 血栓性微小血管障害症（血小板異常による疾患）

▶ **疾患概念**　**血栓性微小血管障害症**（thrombotic microangiopathy；**TMA**）は，①細動脈で血小板血栓が多発して，②血小板が消費されて減少し，③細血管障害性に溶血性貧血を併発する病態の総称で，急速に進行・悪化して生命を脅かす危険がある。様々な精神・神経症状が発現することが特徴であり，時に意識障害を起こすこともある。**血栓性血小板**

減少性紫斑病（thrombotic thrombocytopenic purpura；**TTP**）と，後述する**溶血性尿毒症症候群**（hemolytic uremic syndrome；**HUS**）がその代表である。

1. 血栓性血小板減少性紫斑病

Digest

血栓性血小板減少性紫斑病	
疾患概念	● 基礎疾患が明らかでない突発性のものと，妊娠，悪性腫瘍などに伴い発症する二次性の TTP がある。
病態	● 細動脈の血管内皮細胞の障害による血小板凝集が主な成因である。フォン・ウィルブランド因子（vWF）の分解酵素 ADAMTS13 の先天的欠乏，あるいはそれに対するインヒビターにより発症する。
症状	● 3 主徴：血小板減少，溶血性貧血，変動する精神・神経症状。 ● 5 主徴：3 主徴に加え，発熱，腎障害。
検査所見・診断	● 検査所見：血小板減少，貧血，網赤血球の増加，間接ビリルビンと LD 上昇，ハプトグロビン低下などの溶血所見。末梢血液で赤血球の大小不同，有核赤血球の出現，破砕赤血球がみられる。クームス試験は陰性。 ● 診断：大基準；3 主徴のうち 2 項目を数値で判断し，神経学的異常の有無を確認。小基準；発熱，腎障害に加え，微小血栓の確認，DIC の否定。
治療	● 致死的な疾患であるため，可及的すみやかに血漿交換を行う。 ● 免疫抑制剤，凍結血漿，副腎皮質ホルモンなども試みられる。
患者の生活への影響	● 急速に進展・悪化して発熱，意識障害などが現れるため，入院での集中管理となる。治療により病態進行の悪循環を断てば大きな後遺症を残さず通常の生活に復帰できる。再燃の可能性があるため，観察が必要。

▶ **分類**　血栓性血小板減少性紫斑病（TTP）には，基礎疾患がはっきりしない**特発性 TTP** と，基礎疾患または誘因として妊娠，分娩後，結合織疾患，悪性腫瘍，薬物，感染などに伴って発症する**二次性 TTP** とがある。薬剤性としては抗血小板薬のチクロピジンによるものなどが有名である。

▶ **病態**　TTP は，細動脈の血管内皮細胞の障害が引き金となって**血小板凝集**が起こることが主たる成因である。近年フォン・ウィルブランド因子（von Willebrand factor；vWF）の分解酵素 ADAMTS13 の先天的欠乏や，後天的にこの酵素に対するインヒビターにより発症することが明らかとなった。

ADAMTS13 の欠乏により超高分子量 vWF マルチマーが分解されなくなり，血小板の凝集を惹起し TTP が起こると考えられる。

▶ **症状**　TTP の 3 主徴として，**血小板減少，溶血性貧血，変動する精神・神経症状**があげられ，患者の 74％に出現する。さらに，5 主徴として**発熱，腎障害**が加わり，患者の 40％に出現する（図 4-27）。

▶ **検査所見・診断**　血小板減少に加えて，貧血，網赤血球の増加，間接ビリルビンと LD の上昇，ハプトグロビンの低下などの溶血の所見を認める。溶血は細動脈血栓による機械的な破壊によるので，末梢血液像では赤血球の大小不同，有核赤血球の出現のほかに

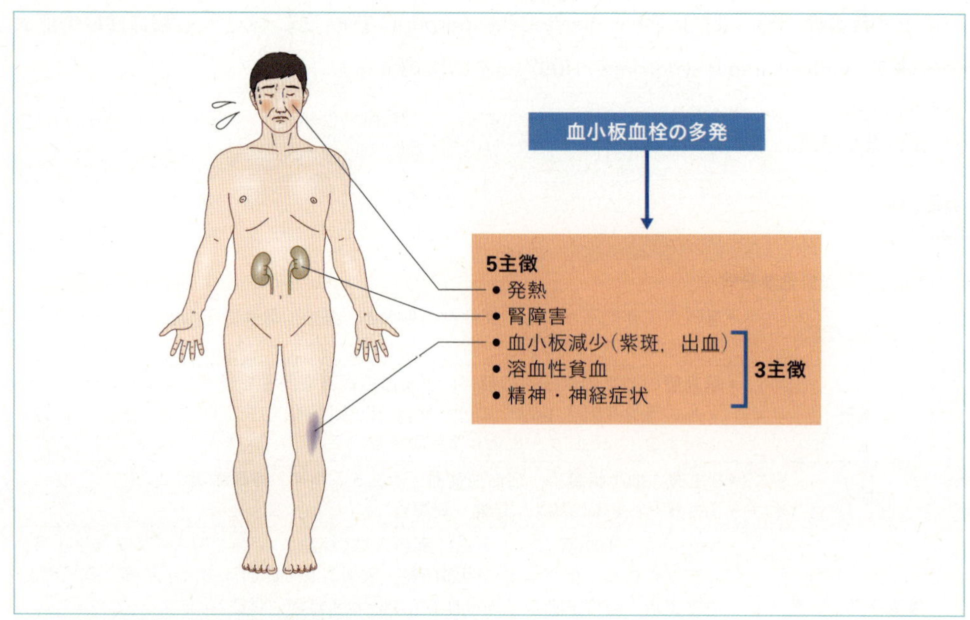

図4-27 血栓性血小板減少性紫斑病（TTP）の症状

破砕（はさい）赤血球がみられることが特徴である。クームス試験は陰性である。

診断基準では，大基準としてはTTPの3主徴のうちの2項目を数値（血小板7.5万/μL以下，ヘモグロビン10g/dL以下，網赤血球5％以上）で判断して，神経学的異常の有無をチェックするように規定している。小基準には発熱，腎障害に加えて病理所見における微小血栓の確認，DICの否定をあげている。

▶ **治療** 従来，血漿（けっしょう）中の血小板凝集因子を取り除き，血小板凝集阻害因子を補充する目的で，可及的すみやかに**血漿交換療法**が行われてきた。欠乏している因子としてADAMTS13が明らかとなり，血漿輸注だけでもある程度の効果が得られることが裏付けられている。このほかに副腎皮質ホルモンの投与，免疫抑制剤，血小板数がある程度回復した場合には抗血小板療法などが試みられ，生存率の改善が得られている。

▶ **患者の生活への影響** 本症は急速に進展・悪化して，発熱，意識障害などの症状が現れるので，日常生活を営むことは難しく，通常は入院による集中管理が必要である。治療によってひとたび病態進行の悪循環を断ち切ることができれば大きな後遺症を残すこともなく，通常の日常生活に復帰し得る。ただし再燃の可能性は残されるため，寛解後しばらくは注意深く観察しながら，意識障害などの再発に常に気を配らなければならない。

2. 溶血性尿毒症症候群

▶ **病態** 溶血性尿毒症症候群（HUS）とは，幼児期にみられる発熱，急性腎不全，血小板減少，赤血球断片の出現を特徴とする症候群である。

病態は腎血管内に**微小血栓**が形成されることによるが，その成因は不明である。病原体に対する抗体の産生や，抗原抗体複合体の生成が，血管内凝固を引き起こすと考えられる。赤血球が血栓中のフィブリン網の間を通過する際に機械的に破砕され，溶血性貧血を生じる。血小板の減少もフィブリン網（もう）への捕捉や，機械的な傷害を受けることによると考えられる。なお，成人においても，続発性の溶血性尿毒症症候群として，O157などのベロ毒素産生性大腸菌への感染後に発症する場合があり，注意を要する。

▶ **症状**　生後1年以内に起こることが多く，ピークは生後7か月目に認められる。下痢（げり）や呼吸器症状を伴った発熱が先行して，紫斑（しはん），溶血，腎不全が出現する。時にジフテリア，小児麻痺（まひ），破傷風の予防接種後に発症することもあるので注意が必要である。本症候群はTTPに類似しているが，神経症状がほとんどないこと，腎機能障害の程度が強いことなどが特徴である。溶血と腎不全が急激に発症・進行し，発熱，腹痛を伴ってヘモグロビン尿が現れ，乏尿・無尿へと進展する。急性期に出血傾向を示し，痙攣（けいれん），傾眠（けいみん），昏睡（こんすい）となることもある。

急性期の死亡率は5％で，約半数は完全に回復するが，高血圧や慢性腎不全などの後遺症を残す例もある。

▶ **検査所見**　赤血球断片を伴った溶血性貧血，血管内溶血の所見としてヘモグロビンの上昇，ハプトグロビンの低下，ビリルビンの上昇，血小板数の減少などの検査所見を呈する。凝固系検査ではフィブリン・フィブリノゲン分解産物（FDP）の増加以外に異常はなく，たんぱく尿，血中クレアチニンの急激な上昇を認める。

▶ **治療**　急性腎不全期には，人工透析（とうせき），腹膜透析を行い，電解質バランスを調整し，必要に応じて輸血などの補助療法を追加する。副腎皮質ステロイドの効果に関しては有効性が確立されていない。

▶ **患者の生活への影響**　病態の発症は急激で，腎不全へと進展して全身状態が悪化する可能性が高いので，通常は日常生活を継続することは困難である。早期に発見して適切な処置を取ることが最も大切であるが，診断後は入院して集中的な管理を受ける必要がある。

C 先天性血小板機能異常症（血小板異常による疾患）

先天性血小板機能異常症は，先天的に血小板の機能が欠損ないし低下しているために，血小板数が正常でも出血傾向をきたす。原因が血小板自体にある場合（内因性異常）と血小板以外にある場合（外因性異常）がある。

血小板が血栓を形成するまでの粘着，血小板顆粒内容物の放出，凝集（一次凝集，二次凝集）などの段階で先天的な障害がある。

1. 血小板無力症

▶ **病態**　**血小板無力症**（thrombasthenia）は，血小板膜表面とフィブリノゲンの結合に関係する血小板膜たんぱく（GPⅡb/Ⅲa）の先天的な欠損，または質的異常のために，血小板の凝集反応が欠如している疾患で，**常染色体劣性遺伝**である。小児期から出血傾向があり，皮膚・粘膜出血や女性では性器出血を認めるが，軽症型も存在する。

▶ **検査所見・診断**　血小板数も凝固系検査も正常であるが，出血時間が延長する。血小板凝集能は異常を示すが，リストセチン凝集は正常である。血小板膜たんぱく（GPⅡb/Ⅲa）の欠如ないし減少により確定診断される。

2. ベルナール-スーリエ症候群

▶ **病態**　**ベルナール-スーリエ症候群**（Bernard-Soulier syndrome）は，血小板膜のvWFレセプター（GPIb，GPⅨ，GPV）の先天的な量的・質的異常により，**血小板粘着能が低下**する疾患で，**常染色体劣性遺伝**である。小児期から出血傾向が存在し，末梢血に巨大血小板が認められる。

▶ **検査所見・診断**　血小板数は軽度低下することが多く，巨大血小板の存在，出血時間の延長を認める。血小板粘着能検査は低下し，血小板凝集能も影響を受ける（リストセチン凝集の欠如，トロンビン凝集の低下）。血小板膜たんぱく（GPIbなど）の著減により確定診断できる。

3. ストレージ・プール病

血小板が凝集過程において放出する血小板貯蔵顆粒（かりゅう）（濃染顆粒，α顆粒など）が先天的に欠乏していることによる。遺伝形式は様々で，一般に出血症状は軽く，出血時間の延長も著明ではない。

D ヘパリン起因性血小板減少症（血小板異常による疾患）

▶ **病態**　ヘパリン起因性血小板減少症（heparin-induced thrombocytopenia；HIT）は，非免疫機序で発生するⅠ型と，ヘパリン依存性の自己抗体が出現するⅡ型に分類される。Ⅰ型はヘパリン投与2～3日後に一過性の血小板減少が起こるが，血栓の合併はない。ヘパリンを中止しなくても血小板数は自然に回復する。

Ⅱ型は免疫学的機序によりヘパリン投与5～14日後（平均10日くらい）に発症し，ヘパリンを継続すると血小板は1万/μL以下に低下することもあり動静脈血栓が合併する。

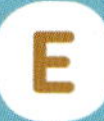 播種性血管内凝固症候群（凝固異常による疾患）

Digest

播種性血管内凝固症候群（凝固異常による疾患）	
疾患概念・分類	● 種々の基礎疾患や病態のため，全身性に微小血栓が形成され，凝固因子と血小板が消費されて出血傾向（凝固障害）を生じる。二次線溶の亢進も出血傾向を助長する。多発性の血栓形成による各臓器の循環不全のため，多臓器不全を併発。 ● 基礎疾患により凝固優位型と線溶優位型に大別される。
病態	● 誘因：①組織の傷害により組織トロンボプラスチンなどの凝固促進因子が持続的に血液中へ流入，②エンドトキシン（菌体内毒素）の産生，③血管内皮の障害。
症状	● 出血傾向，血栓症とそれに伴う臓器症状，基礎疾患による症状。
検査所見・診断	● 血小板の消費性減少，プロトロンビン時間の延長，活性化部分トロンボプラスチン時間の延長，フィブリノゲンの低下，FDP の増加，アンチトロンビンⅢの低下，D- ダイマーの増加など。 ● 診断基準にあるスコアにより確診，疑診などを判定。
治療	● 基礎疾患の治療による原因除去が基本。抗凝固療法と凝固因子補充療法を組み合わせて行う。
患者の生活への影響	● 出血症状，臓器症状が多彩で，影響も様々である。重症例では絶対安静，疑診程度で入院での全身管理が望まれる。

▶ 疾患概念　**播種性血管内凝固症候群**（disseminated intravascular coagulation：**DIC**）とは，種々の基礎疾患や病態が誘因となって全身性に微小血栓が形成（凝固促進）され，凝固因子と血小板が消費されて出血傾向（凝固障害）が生じる症候群である。凝固促進に引き続いて二次線溶が亢進することも出血傾向を助長する。また，多発性の血栓形成により各臓器の循環不全（虚血性障害）を起こして多臓器不全を併発することも重要な所見である。このようにDICでは，出血症状と臓器の虚血症状が種々の程度に混在して認められることが特徴であり，基礎疾患によって**凝固優位型**と**線溶優位型**に大別される。微小血管内の血栓形成により細血管障害性に**溶血性貧血**（**赤血球破砕症候群**）を起こす。

▶ 病態　病態としては，いくつかの誘因が複合的に関与していると考えられる。第一には，組織の傷害によって組織トロンボプラスチンなどの**凝固促進因子**が持続的に血液中に流入することがあげられる。この例としては，常位胎盤早期剝離における組織トロンボプラスチンの流入，がん細胞からの組織トロンボプラスチン様物質の流入，前骨髄性白血病における凝固線溶促進因子の流入などがあげられる。

次に，**エンドトキシン**（**菌体内毒素**）**の産生**がある。グラム陰性杆菌による敗血症では，エンドトキシンによって血管内皮細胞での組織トロンボプラスチンの産生が亢進して血管内血栓形成が促進される。

さらに，**血管内皮の傷害**も重要な誘因である。血管炎やエンドトキシンによって血管内皮細胞が傷害されると，内皮下組織が露呈して凝固が亢進する。最後に抗原抗体複合体の影響がある。抗原抗体反応は血小板凝集を引き起こすばかりでなく，血管内皮を傷害する。例として，薬物アレルギー，不適合輸血，全身性エリテマトーデス（SLE）などがあげられる。

▶ **症状**　出血と血栓による症状のほかに，基礎疾患による症状がある（図 4-28）。血小板と凝固因子の両方が減少するため，皮膚・粘膜出血から深部組織の出血まで種々の**出血**症状が認められる。紫斑（しはん），鼻出血，口腔内出血，血痰（けったん），血尿，消化管出血，頭蓋（とうがい）内出血，採血部位からの出血などである。

血栓症とそれに伴う臓器症状も重要である。上下肢深部静脈血栓症，脳神経症状（片麻痺（まひ），痙攣（けいれん）），循環器症状（心筋梗塞（しんきんこうそく），ショック），呼吸器症状（肺塞栓，急性呼吸促迫症候群），腎症状（乏尿，無尿），消化器症状（下血，肝不全）など多彩な症状が出現する。

▶ **検査所見・診断**　凝固因子や血小板の消費性減少をみるには，プロトロンビン時間の延長，活性化部分トロンボプラスチン時間（APTT）の延長，フィブリノゲンの低下，血小板数の減少を確認する。

凝固亢進（こうしん）をみるにはトロンビン・アンチトロンビンⅢ複合体（TAT）の増加とアンチトロンビンⅢの低下を，また二次線溶の亢進はフィブリン・フィブリノゲン分解産物，Dダイマー，プラスミン・α_2プラスミンインヒビターの増加を確認する。

基礎疾患や臨床症状などからDICが疑われたら，診断基準にあるスコア（表 4-33）により確診（7点以上），疑診（6点）などの判定を行う。内容的には，基礎疾患，臨床症状（出血症状，臓器症状），凝固・線溶の亢進，消費性凝固障害などの有無を考慮したスコアリングとなっている。

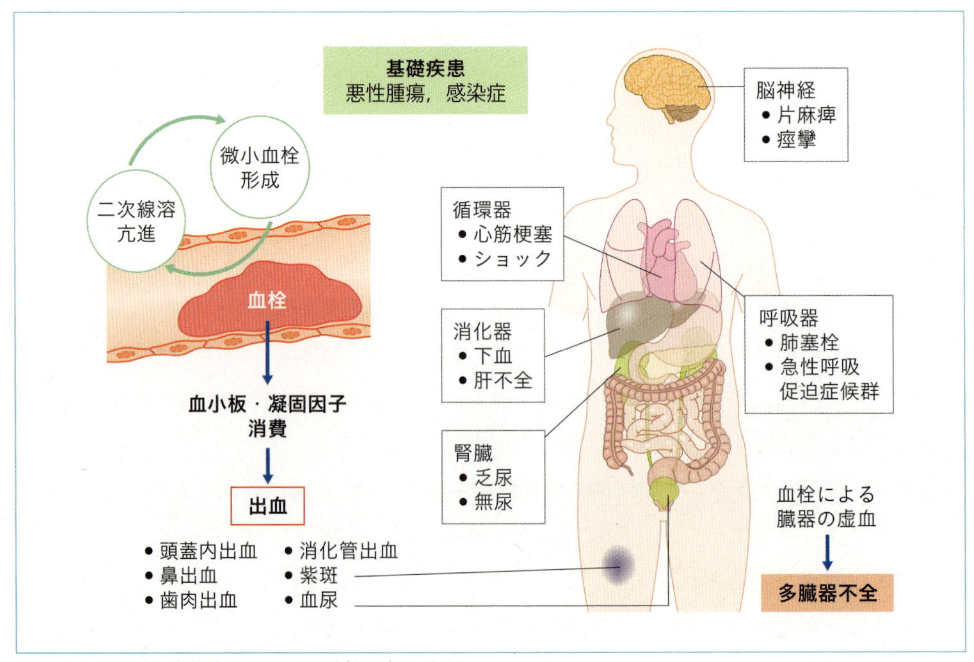

図 4-28　播種性血管内凝固症候群（DIC）の症状

表4-33 DICの診断基準（日本血栓止血学会DIC診断基準2017年版）

項目		基本型	造血障害型	感染症型
一般止血検査	血小板数 （×10^4/μL）	12< 0点 8< ≦12 1点 5< ≦8 2点 ≦5 3点 24時間以内に30％以上の減少（※1） ＋1点		12< 0点 8< ≦12 1点 5< ≦8 2点 ≦5 3点 24時間以内に30％以上の減少（※1） ＋1点
	FDP （μg/mL）	＜10 0点 10≦ ＜20 1点 20≦ ＜40 2点 40≦ 3点	＜10 0点 10≦ ＜20 1点 20≦ ＜40 2点 40< 3点	＜10 0点 10≦ ＜20 1点 20≦ ＜40 2点 40≦ 3点
	フィブリノゲン （mg/dL）	150< 0点 100< ≦150 1点 ≦100 2点	150< 0点 100< ≦150 1点 ≦100 2点	
	プロトロンビン時間比	＜1.25 0点 1.25≦ ＜1.67 1点 1.67≦ 2点	＜1.25 0点 1.25≦ ＜1.67 1点 1.67≦ 2点	＜1.25 0点 1.25≦ ＜1.67 1点 1.67≦ 2点
分子マーカー	アンチトロンビン （％）	70< 0点 ≦70 1点	70< 0点 ≦70 1点	70< 0点 ≦70 1点
	TAT, SFまたはF1+2	基準範囲上限の 2倍未満 0点 2倍以上 1点	基準範囲上限の 2倍未満 0点 2倍以上 1点	基準範囲上限の 2倍未満 0点 2倍以上 1点
肝不全（※2）		なし 0点 あり －3点	なし 0点 あり －3点	なし 0点 あり －3点
DIC診断		6点以上	4点以上	5点以上

注）
- （※1）：血小板数＞5万/μLでは経時的低下条件を満たせば加点する（血小板数≦5万では加点しない）。血小板数の最高スコアは3点までとする。
- FDPを測定していない施設（D-ダイマーのみ測定の施設）では，D-ダイマー基準値上限2倍以上への上昇があれば1点を加える。ただし，FDPも測定して結果到着後に再評価することを原則とする。
- FDPまたはD-ダイマーが正常であれば，上記基準を満たした場合であってもDICの可能性は低いと考えられる。
- プロトロンビン時間比：ISIが1.0に近ければ，INRでも良い（ただしDICの診断にPT-INRの使用が推奨されるというエビデンスはない）。
- プロトロンビン時間比の上昇が，ビタミンK欠乏症によると考えられる場合には，上記基準を満たした場合であってもDICとは限らない。
- トロンビン-アンチトロンビン複合体（TAT），可溶性フィブリン（SF），プロトロンビンフラグメント1+2（F1+2）：採血困難例やルート採血などでは偽高値で上昇することがあるため，FDPやD-ダイマーの上昇度に比較して，TATやSFが著増している場合は再検する。即日の結果が間に合わない場合でも確認する。
- 手術直後はDICの有無とは関係なく，TAT，SF，FDP，D-ダイマーの上昇，ATの低下などDIC類似のマーカー変動がみられるため，慎重に判断する。
- （※2）肝不全：ウイルス性，自己免疫性，薬物性，循環障害などが原因となり「正常肝ないし肝機能が正常と考えられる肝に肝障害が生じ，初発症状出現から8週以内に，高度の肝機能障害に基づいてプロトロンビン時間活性が40％以下ないしはINR値1.5以上を示すもの」（急性肝不全）および慢性肝不全「肝硬変のChild-Pugh分類BまたはC（7点以上）」が相当する。
- DICが強く疑われるが本診断基準を満たさない症例であっても，医師の判断による抗凝固療法を妨げるものではないが，繰り返しての評価を必要とする。

出典／DIC診断基準作成委員会：日本血栓止血学会 DIC診断基準 2017年版，血栓止血誌 28(3)，2017，p.384.

まずDICではないかと疑うことが大切で，そのためにはDICを起こし得る基礎疾患を頭に入れておくとよい（表4-34）。悪性腫瘍（しゅよう），産科的疾患，重症感染症などはその代表的なものであり，熱傷，外傷，毒蛇咬傷（こうしょう）や血管病変もDICを起こし得る。

▶ **治療** 基礎疾患の治療による原因除去が最も大切で，速やかに行わなければならない。

表4-34 DICの基礎疾患（日本血栓止血学会DIC診断基準2017年版）

1. 感染症
   - 敗血症
   - その他の重症感染症（呼吸器，尿路，胆道系など）
2. 造血器悪性腫瘍
   - 急性前骨髄球性白血病（APL）
   - その他の急性白血病
   - 悪性リンパ腫
   - その他の造血器悪性腫瘍
3. 固形癌（通常は転移を伴った進行癌）
4. 組織損傷：外傷，熱傷，熱中症，横紋筋融解症
5. 手術後
6. 血管関連疾患
   - 胸部および腹部大動脈瘤
   - 巨大血管腫
   - 血管関連腫瘍
   - 膠原病（血管炎合併例）
   - その他の血管関連疾患
7. 肝障害：劇症肝炎，急性肝炎，肝硬変
8. 急性膵炎
9. ショック
10. 溶血，血液型不適合輸血
11. 蛇咬傷
12. 低体温
13. その他

注）産科領域，新生児領域において，それぞれ特徴的なDICの基礎疾患があるが，両者とも本診断基準を適用しないので，ここには示していない．

出典／DIC診断基準作成委員会：日本血栓止血学会 DIC診断基準 2017年版，血栓止血誌 28(3)，2017，p.383.

血栓症状と出血症状のどちらが優位か（凝固優位型，線溶優位型）により，抗凝固療法と凝固因子補充療法を組み合わせて治療する。

- **抗凝固療法**：抗凝固療法の代表が**ヘパリン療法**で，抗トロンビン作用により凝固を抑制する。ヘパリン量は活性化部分トロンボプラスチン時間（APTT）でモニターしながら調節し，対照の1.5～2倍までを治療域とする。投与量は，少量（5000～1万単位）を持続点滴する。診断時にAPTTがすでに2倍以上に延長しているときは，ヘパリンは使用しない。脳出血，消化性潰瘍（かいよう），開放創があるときは禁忌（きんき）である。このほか，合成抗トロンビン薬（ガベキサートメシル酸塩，エフオーワイ®）も有用である。近年，遺伝子組み換えトロンボモジュリン（リコモジュリン®）が利用可能になった。
- **凝固因子補充療法**：補充療法としては，抗凝固療法下にまず新鮮凍結血漿（けっしょう）の投与を行う。アンチトロンビンⅢ減少時にはアンチトロンビンⅢ製剤を補う。血小板が2万/μL以下になるようであれば血小板を輸血する。線溶優位のDICには抗線溶療法も考慮する。

▶ **患者の生活への影響**　DICは基礎疾患に続発して出現し，DICによって引き起こされる出血症状，臓器症状も多彩であるので，患者の生活への影響も様々である。重症例では絶対安静が必要となるであろうし，疑診程度であれば，大きな生活上の拘束はない。ただし，いずれにせよDICは病態の急変の可能性があるので，入院して全身管理することが望まれる。

F 血友病（凝固異常による疾患）

▶ **疾患概念**　**血友病**（hemophilia）は，凝固第Ⅷ因子あるいは第Ⅸ因子の活性が遺伝的に低下している出血性素因である。**第Ⅷ因子活性欠乏**を**血友病A**，**第Ⅸ因子活性欠乏**を**血友病B**とよぶ。

遺伝形式は伴性劣性遺伝なので，原則的には患者は男性に限られ，女性は保因者になる（図4-29）。理論的には，男性患者と女性保因者の間に生まれた女子も50％の確率で患者となり得ることになる。血友病の発症頻度は世界的にほとんど変わらず，血友病Aで男子の出生人口10万人当たり5～10人，血友病Bはその1/5の頻度といわれている。血友病A，Bともに内因系凝固異常を示し，臨床症状，予後に差はない。

▶ **病態**　両因子ともに因子の量的欠乏と質的異常があり，遺伝子異常の種類としては，第Ⅷ因子遺伝子，第Ⅸ因子遺伝子に欠失，挿入，重複，点突然変異が知られている。特に血友病Bでは，抗原は存在するが活性が欠如するような質的な異常が多い。

▶ **症状**　血液凝固因子活性の低下では，一次止血は正常で二次止血が障害されるので，**筋肉内出血**や**関節内出血**などの**深部組織への出血**を起こすことが特徴である（図4-30）。出血の程度は，第Ⅷ因子，第Ⅸ因子活性の欠乏の程度，すなわち重症度により一様ではない。軽症例では発症年齢も高く，抜歯後や外傷後の異常出血で気づかれることも多い一方，重症例では通常生後6か月～3歳くらいの早い時期に異常出血が出現する。

- **関節内出血**：関節内出血は最も頻度が高く，臨床上も重要な症状である。熱感や腫脹（しゅちょう）を伴う激しい疼痛（とうつう）のため，関節の可動域の低下を招く。出血を繰り返すと関節の変形や運動障害（血友病性関節症）などの後遺症を残す。
- **筋肉内出血，皮下出血**：関節内出血に次いで，筋肉内出血や皮下出血も多い。筋肉内出血では，末梢（まっしょう）神経の圧迫のために疼痛を生じ，麻痺（まひ）や筋萎縮（いしゅく）が起こる。骨膜下血腫による骨の圧迫破壊（血友病性偽腫瘍）も起こり得る。

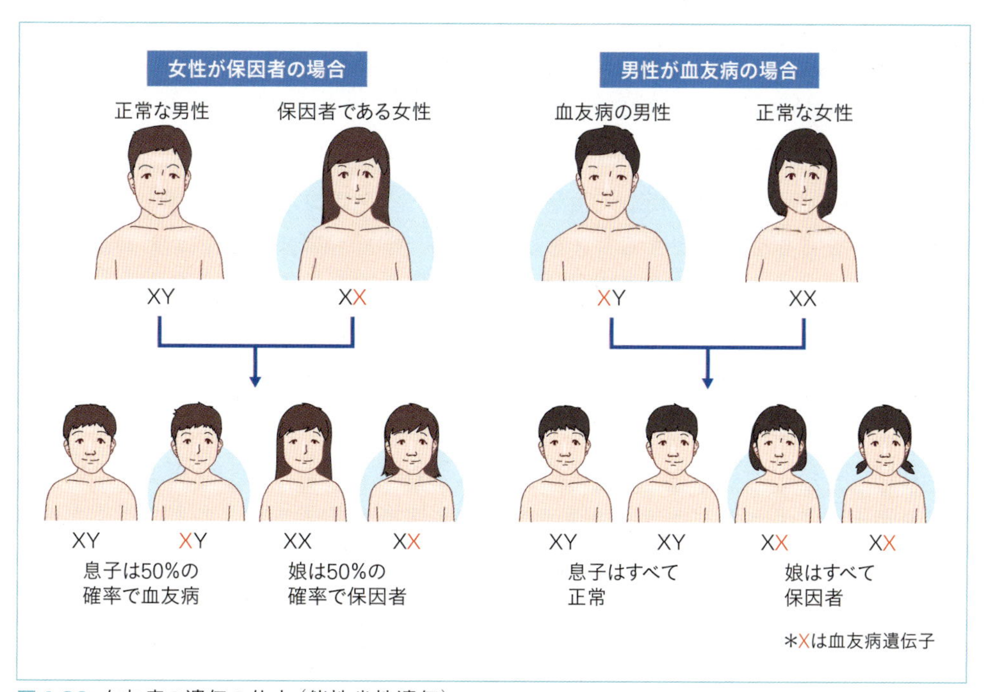

図4-29 血友病の遺伝の仕方（伴性劣性遺伝）

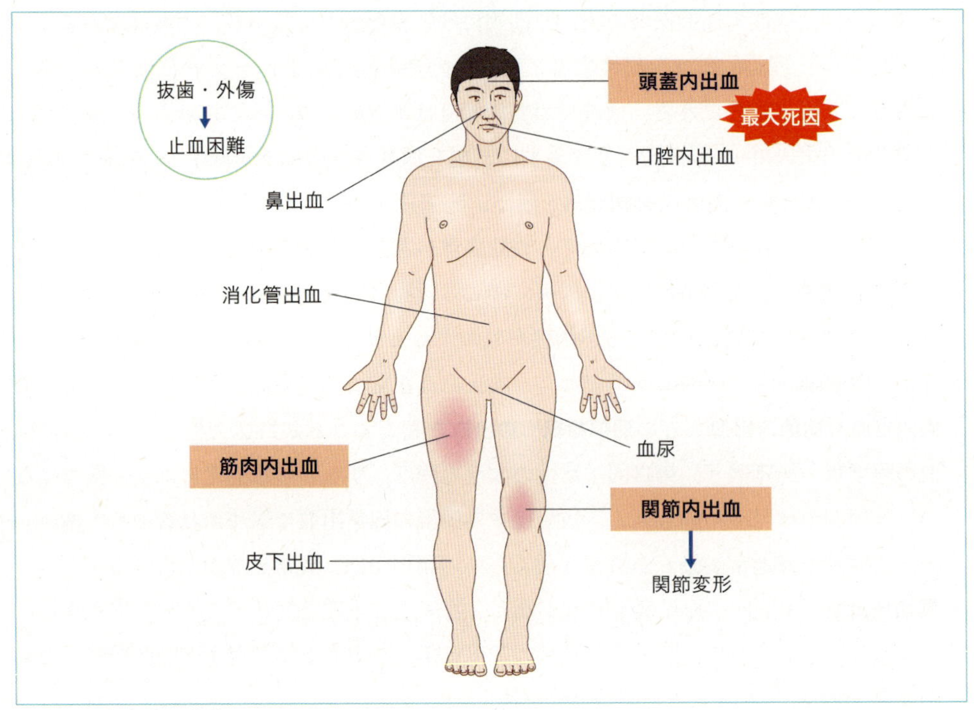

図4-30 血友病の症状

そのほかの出血 **頭蓋内出血**（とうがい）は最大の死因の一つであり，尿路系の出血や消化管出血もまれでない。

▶ **検査所見** 内因系凝固検査，すなわち活性化部分トロンボプラスチン時間（APTT），全血凝固時間が延長する。これに対してプロトロンビン時間，フィブリノゲン量，血小板数，出血時間，毛細血管抵抗試験はすべて正常である。これらは血友病 A，B に共通で，両者の鑑別にはトロンボプラスチン形成試験が有用である。

補正試験と因子活性の測定，抗原量の測定を行う。欠乏血漿（けっしょう）と被験血漿を加えて補正されるかどうかで判定できる。さらに，血友病 A では第Ⅷ因子凝固活性（Ⅷ：C）と vWF：Ag の定量を，血友病 B では第Ⅸ因子凝固活性（Ⅸ：C）の定量を行うことにより，それぞれの因子の量的な異常（低下）か，質的な異常（分子異常）かの鑑別もできる。

▶ **診断** 出血症状などの現症，伴性劣性遺伝の家族歴，前述の凝固・止血に関する検査成績などにより診断する。

鑑別診断としては**フォン・ウィルブランド病**（**vWD**）の 1 型，3 型との鑑別が問題となる。遺伝形式としては，血友病と vWD3 型が伴性劣性遺伝でほとんどが男性であるのに対して，vWD の 1 型は常染色体優性遺伝で男女ともに起こり得る。共通点としては，第Ⅷ因子活性が低下して APTT が延長するが，血友病では，関節や筋肉などの深部出血を特徴としていて，出血時間，血小板凝集能，vWF：Ag 量が正常であるのに対して，vWD の 1 型，3 型では，皮膚や粘膜出血が主体で，出血時間の延長，血小板粘着能，凝集能（特にリストセチン凝集）の低下を示し，vWF：Agが低下する。このほか，やはり遺伝性のある第XI因子欠乏症の鑑別も必要となるが，これには臨床症状（第XI因子欠乏症では出血症状は軽度），凝固因子の定量により鑑別することができる。

保因者診断に関しては，家系調査，各因子の定量（軽度減少の有無）のほか，DNA分析による遺伝子診断が行えるようになった。ただし，この場合は，並行して遺伝カウンセリングを実施して精神面の影響を考慮するとともに，社会的不利益をこうむらないように配慮することが必要である。

▶ **治療**　出血症状に対しては欠乏因子の補充療法が主体となる。血友病A，B共に正常血漿の輸注が有効であるが，第VIII因子は不安定（体内半減期：8～12時間）で，第IX因子は比較的安定（体内半減期：24時間）という違いがあるため，血友病Aに対しては新鮮血漿を用いるが，血友病Bに対しては保存血漿が有効である。循環系への負荷を考慮して，濃縮製剤を輸注するのが一般的であり，種々の処理により，肝炎やAIDSの発症のリスクは大幅に減少している。現在は，遺伝子組み換え型製剤が血友病A・Bともに使われるようになっている。出血予防のためには，VIII因子製剤，IX因子製剤共に在宅自己注射が認められている。補充療法の問題点としては，輸血に共通することとして発疹，蕁麻疹，喘息様発作などのアレルギー反応があるほか，抗凝固因子抗体やそのほかの阻止因子（インヒビター）の出現がある。

抗体価が低い場合は大量の製剤輸注で対応できるが，抗体価が高い場合は活性型プロトロンビン複合体製剤または活性型第VII因子製剤を投与するバイパス療法がある。さらに抗体産生を抑制する目的で，副腎皮質ステロイドや免疫抑制剤の投与も考慮する。

合成バソプレシンのデスモプレシン（DDAVP）は，第VIII因子の貯蔵部位からの放出を促進する働きがあり，中等症までの血友病Aに有効な場合がある。

疼痛や関節拘縮に対する治療も大切である。疼痛の緩和のためには鎮痛薬の投与が必要となる場合があるが，血小板機能を低下させるアスピリン製剤などは禁忌である。症状の軽快を待って，補充療法と並行してリハビリテーションを行い，関節拘縮を予防する。場合により整形外科的な手術が必要となる。

▶ **患者の生活への影響**　出血を予防することが大切であるが，疼痛や関節症状を伴う場合は日常生活の制約を受けるため，特に行動面での援助が必要となることがある。さらに，過去の治療によるAIDSやC型肝炎の罹患の問題があり，感染症を予防し，慢性肝炎による体調不良などに配慮しなければならない。前述のように，遺伝性疾患に共通する問題に関しては遺伝カウンセリングによるサポートが望まれる。

G フォン・ウィルブランド病（凝固異常による疾患）

▶ **疾患概念**　**フォン・ウィルブランド病**（von Willebrand disease；vWD）とは，先天的に血中の凝固因子**vWF**が量的に減少しているか，または質的に異常があるために，出血素因（一次止血障害）を示す疾患である。多くは常染色体性優性（1型など）であるが，一部は劣性（3型）の遺伝形式を示す。先天的出血性素因のなかでは血友病に次いで多く，約1人/10万人の頻度と推定される。

▶ **病態**　vWFの役割は血小板膜たんぱく質（GPⅠb/Ⅸ）に結合して，血小板の血管内皮組織（損傷により露出したコラーゲン）への粘着の橋渡しをすることである。また，vWFは血液凝固第Ⅷ因子の産生・放出を促すとともに，第Ⅷ因子と複合体を形成してその運搬・安定化作用を担っている。したがってvWF活性が低下すると，血小板粘着能が低下して一次止血が障害されるばかりでなく，第Ⅷ因子活性も低下して凝固障害をも引き起こす。流血中においてvWFは，分子量25万Daのサブユニットが重合した高分子多量体（マルチマー）の形で存在し，より高分子の多量体のほうが血小板や内皮組織への結合能が高く，止血能も良い。

▶ **分類**　vWFの多量体の量的・質的異常から大きくは4型に分類されている。

①1型：典型例で，vWF抗原量自体が症例によって種々の程度に低下している。

②2型：vWF抗原の質的異常症。

③3型：vWF抗原量がほとんど欠如している。

④血小板型：血小板がvWFを異常に吸着してしまうためにvWF抗原量が低下する。

▶ **症状**　一次止血障害による**皮膚・粘膜出血**が主体である。乳幼児期から出血傾向がみられ，加齢とともに軽減する。皮下出血，鼻出血，歯肉出血，血尿，消化管出血，月経過多，分娩時出血，黄体出血による腹腔内出血，抜歯後の止血困難などの症状の程度は，vWF活性の程度と相関する。二次止血障害による深部出血は，vWFが欠如している3型以外ではまれである。

▶ **検査所見・診断**　型によって異なるが，典型例では血小板数が正常なのに出血時間延長，血小板粘着能の低下，血小板凝集能（リストセチン凝集）の異常がみられる。第Ⅷ因子活性の低下の程度に従ってAPTTが延長する。

前述の検査成績のほか，鑑別すべき疾患がいくつかある。血友病は出血の性質，遺伝形式，vWF解析の結果で鑑別する。ベルナール・スーリエ症候群はvWF解析のほか，血小板の形態などで鑑別できる。

▶ **治療**　vWFを含む第Ⅷ因子濃縮製剤の輸注がすべてのタイプに有効であるが，遺伝子組み換え型第Ⅷ因子製剤はvWFを含まないため無効である。1型にはデスモプレシンが奏効することが多く，第一選択薬である。体表面の小出血は圧迫のみで止血する

▶ **患者の生活への影響**　一般的には皮膚・粘膜出血が主体なので，日常生活のうえで大きな障害とはならない。ただし，歯の治療，外傷，出産などの際には，場合により専門医の指導を受けなければならないこともある。

H アレルギー性紫斑病（血管障害による疾患）

▶ **疾患概念**　アレルギー性紫斑病は **IgA 血管炎**ともよばれる。かつては下血と腎障害を呈した症例を報告したヘノッホと，関節症と紫斑を呈した症例を報告したシェーンラインの二人のドイツ人医師にちなみ，ヘノッホ-シェーンライン紫斑病（Henoch-Schönlein purpura）とよばれていた。小児に多くみられる疾患で，β溶血性レンサ球菌感染，薬物，金属，食物などによるアレルギーが引き金となって，特徴的な出血を伴った**丘疹**が四肢を中心に出現する。組織像としてはアレルギー性血管炎の病状を呈する。第XIII因子活性が病態の進行とともに低下する。しばしば上気道感染症を前駆症状として急激に発症する。

▶ **病態**　β溶血性レンサ球菌感染，薬物などのアレルギーによって細小血管の**アレルギー性血管炎**が全身性に起こり，血管壁の透過性が亢進して，出血症状や臓器症状を起こす。

▶ **症状**　アレルギー性紫斑病の症状をまとめると図 4-31 のようになる。皮膚では四肢対称に点状出血（紫斑），蕁麻疹が出現し，消化器症状として，腹痛，下血，吐血などが起こるほか，関節症状として腫脹，疼痛が出現する。腎症状としては血尿，たんぱく尿がみられ，腎不全となることもある。腎症状は紫斑の出現から 2 ～ 3 週間遅れてみられることが多いので注意を要する。

▶ **検査**　出血時間，凝固系検査は基本的にはすべて正常であるが，腹部症状の強い症例で，第XIII因子活性が低下する。血清 IgA 濃度は上昇する。尿所見としてたんぱく尿，血尿がみられ，腎機能障害を認める。

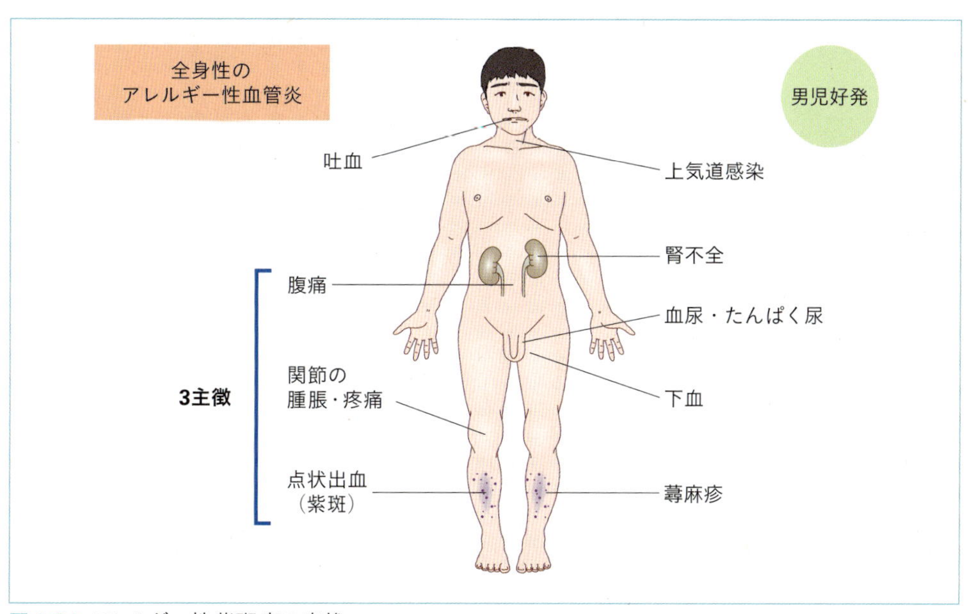

図 4-31 アレルギー性紫斑病の症状

▶ **治療**　自然軽快が多いので，通常は安静のみでよい。重症例では抗炎症薬の投与をはじめとする対症療法，副腎皮質ステロイドや第XIII因子投与が行われる。

▶ **患者の生活への影響**　自然軽快するまでの間，安静を保つことが大切である。腹痛や関節症状に対してはそれぞれ対症療法が必要であるし，特に腎機能障害に関しては十分監視を行って病態の進行に注意していく必要がある。

国家試験問題

1　疾患と所見の組合せで正しいのはどれか。（98 回 PM24）

1. 悪性貧血 ―――― ビタミンB_6低値
2. ホジキン病 ―――― ラングハンス巨細胞
3. 慢性骨髄性白血病 ―――― フィラデルフィア染色体
4. 播種性血管内凝固症候群（DIC）―――― プロトロンビン時間短縮

2　播種性血管内凝固（disseminated intravascular coagulation；DIC）で正しいのはどれか。（101 回 PM32）

1. フィブリノゲン分解産物（FDP）値の減少
2. 血漿フィブリノゲン濃度の低下
3. プロトロンビン時間の短縮
4. 血小板数の増加

▶ 答えは巻末

国家試験問題 解答・解説

血液・造血器 1章 1 解答 2

× 1：酸素の運搬を行うのは赤血球である。酸素は赤血球中のヘモグロビンと結合し，全身に運ばれる。

○ 2：白血球は主に免疫応答を担う。顆粒球（好中球，好酸球，好塩基球），リンパ球，単球に分類され，好中球と単球が感染防御に重要な貪食作用をもつ。

× 3：骨髄は造血器官のひとつであり，すべての血球（白血球，赤血球，血小板）をつくる造血幹細胞をもつ。

× 4：白血球は血液 1μL あたり 3500～8500 個存在する。個人差はあるものの，正常で 1 万 /μL を超えることはほとんどない。

血液・造血器 1章 2 解答 4

× 1：トロンビンは血液凝固の第Ⅲ相において，フィブリノゲンをフィブリンに変換する。

× 2：フィブリン形成によって生じるのは，二次血栓（フィブリン血栓）である。

× 3：プラスミンはプラスミノゲンからつくられる。

○ 4：損傷した血管内皮への血小板の粘着・凝集によって一次血栓が形成され，さらに凝集した血小板表面での凝固反応によって二次血栓が形成され，止血は完成する。

血液・造血器 2章 1 解答 1，2

鉄欠乏性貧血はヘモグロビン合成に必要な鉄の不足によって生じる，最も頻度の高い貧血である。

○ 1：ヘモグロビンの働きに，酸素の運搬がある。鉄不足でヘモグロビン濃度が低下すると酸素の運搬が十分にできなくなるため，頻脈が起こり，動悸や倦怠感が自覚される。

○ 2：鉄欠乏性貧血の進行により，組織の鉄欠乏症状としてあらわれる。

× 3：ほてり感とは異常な熱感を指す。主にホルモンバランスの乱れや自律神経の失調によって生じるが，鉄欠乏性貧血ではみられない。

× 4：運動失調はビタミン B_{12} の欠乏に伴う貧血でみられるが，貧血によるものではない。ビタミン B_{12} の欠乏による症状である。

× 5：ヘモグロビン濃度の低下により，皮膚は蒼白となる。

血液・造血器 2章 2 解答 3，4

× 1：好塩基球は白血球の一種なので，白血球減少症では減少する。

× 2：EB ウイルス（エプスタイン-バーウイルス）はヘルペスウイルスの仲間で，思春期や成年期での初感染で，伝染性単核球症を発症する。異型リンパ球の増加がみられる。

○ 3：白血球減少症は，白血球数が 3000/μL 以下の場合を指す。

○ 4：好中球は細菌や異物を貪食・殺菌する働きをもつため，減少すると細菌感染を起こしやすくなる。

× 5：無顆粒球症では，好中球数が 500/μL 以下となる。

血液・造血器 3章 1 解答 5

× 1：患者（レシピエント）と骨髄提供者（ドナー）の HLA は一致することが望ましいが，場合によっては移植日の 10 日～1 週間前不適合でも移植を行う。

× 2：全身麻酔は患者ではなく，骨髄提供者に対して行う。

× 3：移植日の 1 週間～10 日前より行う前処置によって，患者の白血球数は極度に減少し，感染しやすい状態となる。このため，患者は無菌室で過ごすことになる。

× 4：患者が退院できるのは，GVHD および感染のコントロール，点滴が不要になったときであり，移植後 1 週間では退院できない。

○ 5：移植を受けた後は，各種感染症に対する免疫が低下・消失するため，感染の危険性は存在する。

血液・造血器 3章 2 解答 4

移植片対宿主病（GVHD）は，ドナーリンパ球の免疫能が，移植を受けた患者の各臓器を攻撃することで起こるものである。

× 1, 2, 3：GVHDの症状ではない。

○4：好中球生着後の急性GVHDは，主に皮膚，肝臓，消化管などに生じるため，その症状に水様便がみられる。

血液・造血器　4章 1　**解答 3**

× 1：悪性貧血は胃粘膜の萎縮で内因子を分泌できず，ビタミンB_{12}の吸収障害を起こす。

× 2：ホジキン病はリンパ節腫脹を特徴とし，リードステルンベルグ巨細胞（大型リンパ球）を伴う。

○3：フィラデルフィア染色体は慢性骨髄性白血病に特徴的な染色体異常で，9番と22番染色体の一部が入れ替わっている。

× 4：播種性血管内凝固症候群（DIC）を発症すると，プロトロンビン時間は延長する。このほか，フィブリン・フィブリノゲン分解産物（FDP）とDダイマーの増加，フィブリノゲンの減少がみられる。

血液・造血器　4章 2　**解答 2**

× 1：播種性血管内凝固が起こると，フィブリノゲン分解産物は増加する。

○2：播種性血管内凝固では，フィブリノゲンの減少がみられる。

× 3：播種性血管内凝固では，プロトロンビン時間は延長する。

× 4：血管内凝固が起こるため，血小板は大量に消費され，減少する。

略語一覧

＊ **略語** ▶ 欧文表記／和文表記

A

AA ▶ aplastic anemia／再生不良性貧血
ACD ▶ anemia of chronic disease／慢性疾患に伴う貧血
AIHA ▶ autoimmune hemolytic anemia／自己免疫性溶血性貧血
AL ▶ acute leukemia／急性白血病
ALL ▶ acute lymphoblastic leukemia／急性リンパ性白血病
AML ▶ acute myeloid leukemia／急性骨髄性白血病
APL ▶ acute promyelocytic leukemia／急性前骨髄球性白血病
APTT ▶ activated partial thromboplastin time／活性化部分トロンボプラスチン時間
AT ▶ antithrombin／アンチトロンビン
ATLL ▶ adult T-cell leukemia/lymphoma／成人T細胞白血病/リンパ腫

C

CAD ▶ cold agglutinin disease／寒冷凝集素症
CGD ▶ chronic granulomatous disease／慢性肉芽腫症
CHS ▶ Chédiak-Higashi syndrome／チェディアック-東症候群
CLL ▶ chronic lymphocytic leukemia／慢性リンパ性白血病
CML ▶ chronic myelogenous leukemia／慢性骨髄性白血病

D

DIC ▶ disseminated intravascular coagulation／播種性血管内凝固症候群
DLI ▶ donor lymphocyte infusion／ドナーリンパ球輸注療法

E

EDRF ▶ endothelium-derived relaxing factor／血管内皮細胞由来弛緩因子
EPO ▶ erythropoietin／エリスロポエチン
ET ▶ essential thrombocythemia／本態性血小板血症
FDP ▶ fibrin fibrinogen degradation products／フィブリン・フィブリノゲン分解産物

G

G-CSF ▶ granulocyte colony-stimulating factor／顆粒球コロニー刺激因子
GVHD ▶ graft versus host disease／移植片対宿主病
GVL ▶ graft versus leukemia／移植片対白血病
GVT ▶ graft versus tumor／移植片対腫瘍

H

HA ▶ hemolytic anemia／溶血性貧血
Hb ▶ hemoglobin／ヘモグロビン
HE ▶ hereditary elliptocytosis／遺伝性楕円赤血球症
HIT ▶ heparin-induced thrombocytopenia／ヘパリン起因性血小板減少症
HIV ▶ human immunodeficiency virus／ヒト免疫不全ウイルス
HL ▶ Hodgkin lymphoma／ホジキンリンパ腫
HLA ▶ human leukocyte antigen／ヒト白血球抗原
HLH ▶ hemophagocytic lymphohistiocytosis／血球貪食症候群
HPS ▶ hemophagocytic syndrome／血球貪食症候群
HS ▶ hereditary spherocytosis／遺伝性球状赤血球症
Ht ▶ hematocrit／ヘマトクリット
HTLV-1 ▶ human T-cell leukemia virus type1／ヒトTリンパ球向性レトロウイルスI型
HUS ▶ hemolytic uremic syndrome／血性尿毒症症候群

I

IDA ▶ iron deficiency anemia／鉄欠乏性貧血
IL ▶ interleukin／インターロイキン
IM ▶ infectious mononucleosis／伝染性単核球症
INF ▶ interferon／インターフェロン
IPF ▶ immature platelet fraction／幼若血小板比率
ITP ▶ idiopathic thrombocytopenic purpura／特発性血小板減少性紫斑病

L

LAD ▶ leukocyte adhesion deficiency／白血球粘着不全症

M

M-CSF ▶ macrophage colony-stimulating factor／マクロファージコロニー刺激因子
MA ▶ megaloblastic anemia／巨赤芽球性貧血

MCH ▶ mean corpuscular hemoglobin／平均赤血球ヘモグロビン量

MCHC ▶ mean corpuscular hemoglobin concentration／平均赤血球ヘモグロビン濃度

MCV ▶ mean corpuscular volume／平均赤血球容積

MDS ▶ myelodysplastic syndrome／骨髄異形成症候群

MGUS ▶ monoclonal gammopathy of undetermined significance／意義不明の単クローン性ガンマグロブリン血症

ML ▶ malignant lymphoma／悪性リンパ腫

ML ▶ myeloid leukemia／骨髄性白血病

MM ▶ multiple myeloma／多発性骨髄腫

MPN ▶ myeloproliferative neoplasm／慢性骨髄増殖性腫瘍

N

NHL ▶ non-Hodgkin lymphoma／非ホジキンリンパ腫

P

PA ▶ pernicious anemia／悪性貧血

PA ▶ plasminogen activator／プラスミノゲンアクチベーター

PAI-1 ▶ plasminogen activator inhibitor-1／プラスミノゲンアクチベーターインヒビター 1

PI ▶ plasmin inhibitor／プラスミンインヒビター

PIC ▶ plasmin-α2 plasmin inhibitor complex／プラスミン−α2 プラスミンインヒビター複合体

PL ▶ plasmin／プラスミン

PLG ▶ plasminogen／プラスミノゲン

PMF ▶ primary myelofibrosis／原発性骨髄線維症

PNH ▶ paroxysmal nocturnal hemoglobinuria／発作性夜間ヘモグロビン尿症

PRCA ▶ pure red cell aplasia／赤芽球癆

PT ▶ prothrombin time／プロトロンビン時間

PV ▶ polycythemia vera／真性赤血球増加症

R

RBC ▶ red blood cell[count]／赤血球数

RIST ▶ reduced intensity stem cell transplantation／骨髄非破壊的移植

S

SA ▶ sideroblastic anemia／鉄芽球性貧血

SLE ▶ systemic lupus erythematosus／全身性エリテマトーデス

T

t-PA ▶ tissue plasminogen activator／組織型プラスミノゲンアクチベーター

TAT ▶ thrombin-antithrombin complex／トロンビン−アンチトロンビン複合体

TIBC ▶ total iron binding capacity／総鉄結合能

TMA ▶ thrombotic microangiopathy／血栓性微小血管障害症

TNF ▶ tumor necrosis factor／腫瘍壊死因子

TPO ▶ thrombopoietin／トロンボポエチン

TTP ▶ thrombotic thrombocytopenic purpura／血栓性血小板減少性紫斑病

TXA2 ▶ thromboxane A2／トロンボキサン A2

U

u-PA ▶ urokinase- type plasminogen activator／ウロキナーゼ型プラスミノゲンアクチベーター

UIBC ▶ un-saturated iron binding capacity／不飽和鉄結合能

V

vWD ▶ von Willebrand disease／フォン・ウィルブランド病

vWF ▶ von Willebrand factor／フォン・ウィルブランド因子

W

WM ▶ Waldenström macroglobulinemia／ワルデンストレームマクログロブリン血症

X

X-SCID ▶ X-linked severe combined immunodeficiency／X連鎖重症複合免疫不全症

XLSA ▶ X-linked sideroblastic anemia／X連鎖性鉄芽球性貧血

索引

欧文

和文

あ

に

ね

の

は

ひ

ふ

へ

ほ

ま

む

め

も

ゆ

よ

り

る

れ

ろ

わ

新体系看護学全書
疾病の成り立ちと回復の促進❽　疾病と治療 5

血液・造血器

2018年11月30日　第1版第1刷発行　定価（本体1,500円＋税）

編　集｜泉二　登志子©　〈検印省略〉
発行者｜小倉　啓史
発行所｜株式会社メヂカルフレンド社

http://www.medical-friend.co.jp
〒102-0073 東京都千代田区九段北3丁目2番4号 麹町郵便局私書箱48号
電話｜(03) 3264-6611　振替｜00100-0-114708

Printed in Japan　落丁・乱丁本はお取り替えいたします
ブックデザイン｜松田行正＋日向麻梨子
印刷｜(株) 加藤文明社　製本｜(有) 井上製本所
ISBN 978-4-8392-3333-4　C3347　000694-076

新体系看護学全書

専門基礎分野

人体の構造と機能❶ 解剖生理学
人体の構造と機能❷ 栄養生化学
疾病の成り立ちと回復の促進❶ 病理学
疾病の成り立ちと回復の促進❷ 微生物学・感染制御学
疾病の成り立ちと回復の促進❸ 薬理学
疾病の成り立ちと回復の促進❹ 疾病と治療1 呼吸器
疾病の成り立ちと回復の促進❺ 疾病と治療2 循環器
疾病の成り立ちと回復の促進❻ 疾病と治療3 消化器
疾病の成り立ちと回復の促進❼ 疾病と治療4 脳・神経
疾病の成り立ちと回復の促進❽ 疾病と治療5 血液・造血器
疾病の成り立ちと回復の促進❾ 疾病と治療6 内分泌／栄養・代謝
疾病の成り立ちと回復の促進❿ 疾病と治療7 感染症／アレルギー・免疫／膠原病
疾病の成り立ちと回復の促進⓫ 疾病と治療8 運動器
疾病の成り立ちと回復の促進⓬ 疾病と治療9 腎・泌尿器／女性生殖器
疾病の成り立ちと回復の促進⓭ 疾病と治療10 皮膚／眼／耳鼻咽喉／歯・口腔
健康支援と社会保障制度❶ 現代医療論
健康支援と社会保障制度❷ 公衆衛生学
健康支援と社会保障制度❸ 社会福祉
健康支援と社会保障制度❹ 関係法規

専門分野Ⅰ

基礎看護学❶ 看護学概論
基礎看護学❷ 基礎看護技術Ⅰ
基礎看護学❸ 基礎看護技術Ⅱ
基礎看護学❹ 臨床看護総論

専門分野Ⅱ

成人看護学❶ 成人看護学概論／成人保健
成人看護学❷ 呼吸器
成人看護学❸ 循環器
成人看護学❹ 血液・造血器
成人看護学❺ 消化器
成人看護学❻ 脳・神経
成人看護学❼ 腎・泌尿器
成人看護学❽ 内分泌／栄養・代謝
成人看護学❾ 感染症／アレルギー・免疫／膠原病
成人看護学❿ 女性生殖器
成人看護学⓫ 運動器
成人看護学⓬ 皮膚／眼
成人看護学⓭ 耳鼻咽喉／歯・口腔
経過別成人看護学❶ 急性期看護：クリティカルケア
経過別成人看護学❷ 周術期看護
経過別成人看護学❸ 慢性期看護
経過別成人看護学❹ 終末期看護：エンド・オブ・ライフ・ケア
老年看護学❶ 老年看護学概論／老年保健
老年看護学❷ 健康障害をもつ高齢者の看護
小児看護学❶ 小児看護学概論／小児保健
小児看護学❷ 健康障害をもつ小児の看護
母性看護学❶ 母性看護学概論／ウィメンズヘルスと看護
母性看護学❷ マタニティサイクルにおける母子の健康と看護
精神看護学❶ 精神看護学概論／精神保健
精神看護学❷ 精神障害をもつ人の看護

統合分野

在宅看護論
看護の統合と実践❶ 看護実践マネジメント／医療安全
看護の統合と実践❷ 災害看護学
看護の統合と実践❸ 国際看護学

別巻

臨床外科看護学Ⅰ
臨床外科看護学Ⅱ
放射線診療と看護
臨床検査
リハビリテーション看護
生と死の看護論
病態と診療の基礎
治療法概説
看護管理／看護研究／看護制度
看護技術の患者への適用
ヘルスプロモーション
機能障害からみた成人看護学❶ 呼吸機能障害／循環機能障害
機能障害からみた成人看護学❷ 消化・吸収機能障害／栄養代謝機能障害
機能障害からみた成人看護学❸ 内部環境調節機能障害／身体防御機能障害
機能障害からみた成人看護学❹ 脳・神経機能障害／感覚機能障害
機能障害からみた成人看護学❺ 運動機能障害／性・生殖機能障害

基礎分野

基礎科目 物理学
基礎科目 生物学
基礎科目 心理学
基礎科目 社会学
基礎科目 教育学